MONOGRAPHIE

DU TABAC

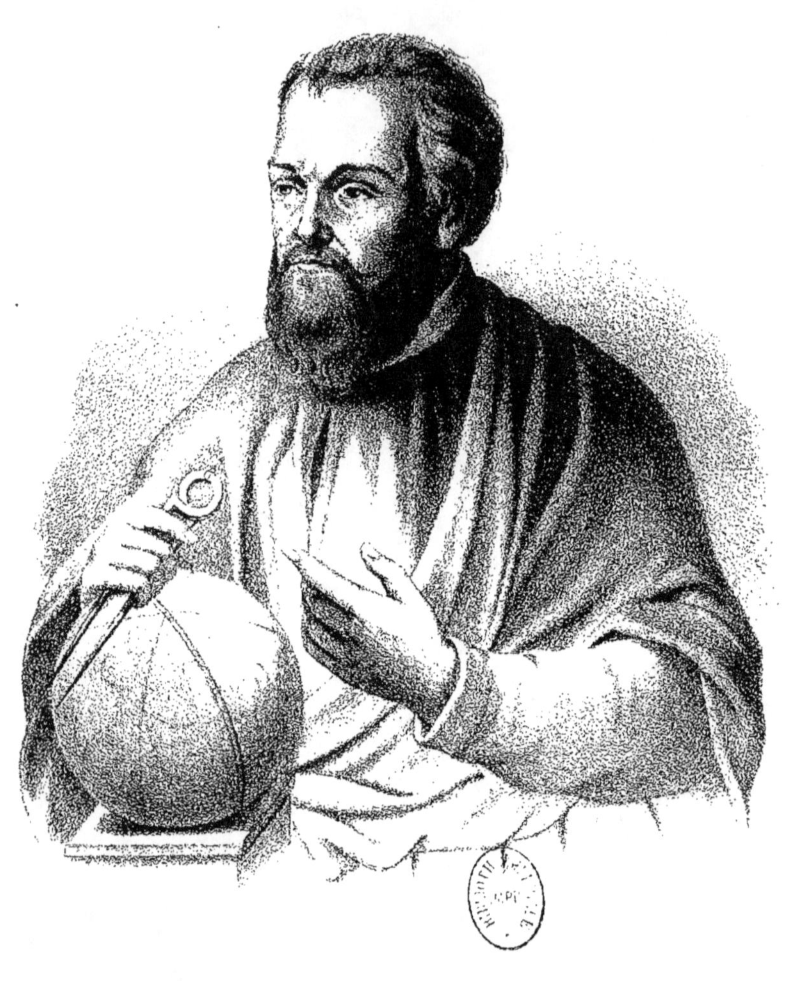

THEVET (ANDRÉ)

HISTORIOGRAPHE DE FRANCE & COSMOGRAPHE DU ROI.

Lith. N^{me} Chaix et Cie s Bergère 50, à ...

MONOGRAPHIE

DU TABAC

COMPRENANT

L'HISTORIQUE, LES PROPRIÉTÉS THÉRAPEUTIQUES, PHYSIOLOGIQUES,
ET TOXICOLOGIQUES DU TABAC;

LA DESCRIPTION DES PRINCIPALES ESPÈCES EMPLOYÉES;

SA CULTURE, SA PRÉPARATION ET L'ORIGINE DE SON USAGE;

SON ANALYSE CHIMIQUE, SES FALSIFICATIONS, SA DISTRIBUTION GÉOGRAPHIQUE,
SON COMMERCE ET LA LÉGISLATION QUI LE CONCERNE,

PAR

CH. FERMOND,

PHARMACIEN EN CHEF DE LA SALPÉTRIÈRE,

Vice-Président-Fondateur de la Société d'émulation pour les Sciences pharmaceutiques,
membre de la Société botanique de France et de la Société d'hydrologie
médicale de Paris, etc.

PARIS

IMPRIMERIE CENTRALE DE NAPOLÉON CHAIX ET Cᵉ,

RUE BERGÈRE, 20, PRÈS DU BOULEVARD MONTMARTRE.

1857

AVANT-PROPOS.

—

L'importance qu'a pris l'usage du tabac en Europe, et particulièrement en France, surtout dans ces dernières années, nous oblige à donner à cet article une extension dont nos lecteurs nous sauront gré, au moins nous l'espérons.

D'ailleurs, en parcourant les écrits des auteurs qui ont parlé du tabac, nous n'en avons trouvé aucun qui ait traité complétement la question. Un auteur a plus particulièrement insisté sur son historique; un autre, sur celui de tel pays; un troisième, sur le monopole du tabac; celui-ci, sur le tabac du Paraguay; celui-là, sur la nécessité d'étendre la culture du tabac. Il en est qui ont traité du tabac plus spécialement au point de vue de sa fabrication; d'autres, au point de vue de sa culture; d'autres enfin se sont plu à chanter les louanges des vertus extraordinaires de la plante, tandis que certains auteurs écrivaient dans un sens diamétralement opposé; mais aucun des ouvrages que nous avons consultés ne nous a paru offrir le travail complet que doit comporter un sujet pareil.

C'est pourquoi nous avons cru utile, après avoir parcouru un grand nombre d'ouvrages qui traitent de cette importante substance, d'essayer un travail complet, et comme une sorte de monographie où se trouveront réunis à peu près les documents les plus utiles à l'étude de cette intéressante question.

Nous avons été surtout conduit à ce travail par l'espoir que nous serions un de ceux qui, un jour ou l'autre, réussiront à faire rapporter à son véritable auteur, le cordelier André Thevet, natif d'Angoulême, l'honneur d'avoir le premier introduit et cultivé le tabac en France.

D'un autre côté, nous sentons qu'au milieu des nombreux écrits qui se publient sur une seule matière, et qui tous contiennent des choses différentes, mais utiles, il est bien difficile à celui qui veut avoir une idée complète de telle ou telle question, de recourir à tous ces ouvrages qu'il pourrait être d'ailleurs dans l'impossibilité de se procurer. Une monographie aussi complète que possible sur une matière est donc un travail fort utile, en ce qu'elle peut résumer tous les points de la question qu'elle envisage jusqu'au moment où elle vient d'être faite, ce qui épargne à beaucoup de personnes la peine de recourir à des ouvrages rares, ou dont elles n'auraient même pas connaissance. Selon nous, les *monographes* sont appelés à rendre de très-grands services aux sciences, en réunissant en un seul faisceau tous les documents qui se trouvent si diversement éparpillés dans les ouvrages de tous les âges comme de toutes les langues.

Parmi les nombreux auteurs qui ont écrit sur le tabac, les uns se sont laissés aller à des louanges exagérées ; les autres, à des calomnies manifestées par des assertions reconnues aujourd'hui comme mensongères. Nous éviterons autant que possible de tomber dans de pareils excès. Sans doute, ceux qui ont critiqué le tabac dans le but d'en restreindre l'usage ont présenté quelques vérités incontestables ; mais, alors même qu'ils auraient plus raison encore, nous nous garderions bien de les imiter ici, tant nous sommes persuadé que non-seulement ce serait peine complétement perdue, mais encore, en admettant que nous réussissions à empêcher l'usage du tabac, nous doutons fort que nous aurions rendu un grand service à l'humanité.

MONOGRAPHIE

DU TABAC

—

SYNONYMIE.

Nous croyons utile de commencer par rapporter
tous les noms qui sont ou qui ont été donnés au tabac
par les différents peuples et à différentes époques.

Garcie du Jardin (1) et Magnenus (2) assurent que le
vrai nom de cette plante chez les Indiens est *picielt*.

Au Paraguay, où le tabac paraît avoir existé de
tout temps, il est connu par les Guaranis sous le
nom de *pety*, qui est le même mot que *petun* employé pour le désigner sur les bords de l'Amazone

---

(1) *Histoire des drogues*, épiceries, etc., qui naissent ès
Indes et en Amérique, par Garcie du Jardin, traduct. d'Ant.
Colin ; 2ᵉ édition, Lyon, 1619.

(2) *De tabaco exercitationes*, auctore J.-Ch. Magneno.
Hagæ-Comitis, 1658.

et des plaines du Brésil. Ces deux mots sont onomatopéens, car par la manière de les prononcer ils indiquent assez parfaitement le bruit que produisent les lèvres lorsqu'elles laissent échapper la fumée du cigare ou de la pipe.

Nous empruntons à M. Alfred Demersay les diverses dénominations par lesquelles on désigne le tabac, en Amérique, en Afrique et dans l'Océanie.

Pety, tabac (1); d'où les noms de *petÿguⁿ*, ustensile dont on se sert pour humer le tabac; *petynguara*, buveur de tabac; *apetymbù*, qui exprime l'action qui consiste à chasser la fumée du tabac par la bouche et par les narines, chez les Guaranis du Paraguay (2).

Au Brésil, on le nomme *petun* ou *petum*. En constatant son antiquité aux Indes occidentales, Pison, le premier qui ait bien décrit les plantes du Brésil, lui a donné le nom de *petume* ou *tabacum*. Suivant le dictionnaire de la *lingoa geral*, publié en 1795, la plante est désignée sous le nom de *pytyma*. *Pytyma cui* est le nom du tabac en poudre, et le mot *pytyma tyba* en exprime la culture.

Les habitants du Nicaragua l'appellent *ynpoqueto* (3).

---

(1) Les Jésuites, auxquels on doit plusieurs vocabulaires Guaranis, ont exprimé par le signe (ꙍ) la prononciation à la fois gutturale et nasale de sa dernière syllabe. La finale (ў) assez commune est en même temps une des grandes difficultés de la langue. (*Du tabac au Paraguay*, par Alfred Demersay, Paris, 1851, notes.)

(2) Voir Ruiz de Montoya, *Arte de la lingua Guarani*, 1734, in-4°.

(3) Oviedo, Collect. de documents publiés par Ternaux-Compans.

Il se nomme encore :

Quavhyelt (*Hern*) *quauhietl* ou *quauryell*, en mexicain (1);

Y oculi (selon Laborde),
Youli (d'après Raymond Bre-
ton),
Yoli (suivant l'orthographe de
Du Tertre),
} par les Caraïbes.

Tamoui (selon Ant. Biet), dans la Guyane;

Cozobba ou *cazoba*, à Haïti
Uppuvoc, dans la Virginie
} (2).

Siré, par les Bagnouns, les Cassangues et les Mandingues.

L'altération du mot *tabaco* a produit les dénomi-nations suivantes :

Tawac (d'après Dupetit-Thouars), chez les Esqui-maux;

Ou-baco, nom de la plante, chez les Papels et les Brames;

E-baqué, nom de la plante chez les Feloupes ;

Tammako, chez les habitants des iles Carolines (3).

Kapada, tabac haché, et *dunkol* (feuille fumante), dans l'île de Ceylan, d'après Strachan (4).

Tumac, Bengali.

Tambacu et *Bujjirbhang*, hindustani.

Voici, d'ailleurs, le nom du tabac chez différents autres peuples :

Oroonoko, dans le Maryland (5);

---

(1) *Collection de lord Kingsborough*, par Bernardino de Sahagun.
(2) Magnenus, *loc. cit.*
(3) Alf. Demersay, loc. cit., notes.
(4) *De la culture du tabac dans l'île de Ceylan*, 1702.
(5) *Dict. port. de comm.*, tom. IV, pag. 537.

Toback, allemand, danois, suédois;
Tobacco et *snuff*, anglais;
Dukan, arabe;
Bujjerbhang et *tumbroco*, japonais;
Sang-yen, chinois;
Thuoc, chinois et cochinchinois;
Tumbaku, dukanais, hindou;
Tabaco, espagnol, italien, portugais;
Tabak, hollandais, polonais, russe;
Tambracu, malais;
Tiotion, russe;
Zchichir, circassien;
Dhumrapatra et *Tamrakoota*, sanscrit;
Poghei elley, tamoul;
Tamer et *Tutun*, Tartarie;
Poghako, Tellinga;
Doonkola, cyngali;
Tüttün, arabe, turc;
Ταμπαχος, grec.

« Chose étrange, dit M. Alf. Demersay (loc. cit., notes), pendant que l'ancienne dénomination haïtienne du tabac se répand dans l'univers, celle qui fut adoptée jadis par les habitants du Paraguay et du Brésil se conserve dans nos provinces. Les Bretons désignent encore le tabac sous le nom de *betum* ou *betun* (Legonidec, *Dict. breton-français*).

En France, la plante a reçu différents noms qu'il importe de rappeler : c'est ainsi qu'André Thevet, qui, le premier, en 1556, l'a importée, lui a donné le nom d'*herbe angoulmoisine*, du nom de la province française où furent faites les premières tentatives de culture de cette plante.

Quatre ans plus tard, l'herbe angoulmoisine n'étant sans doute pas encore parvenue à la cour où Jean Nicot la fit connaître, reçut le nom de *Nico-*

tiane, que le duc de Guise proposa en souvenir du nom de Jean Nicot qui l'avait envoyée de Portugal.

Un peu plus tard, la reine Catherine de Médicis s'étant déclarée protectrice de cette plante, un courtisan ne manqua pas de dire qu'il fallait la nommer *herbe à la reine*, nom qui fut adopté et sous lequel le tabac, pendant quelque temps, fut plus spécialement désigné.

Plus tard, Jacques Gohori, Parisien, auquel on doit un petit ouvrage sur le tabac (1) a cherché à faire prévaloir les noms de *Médicée* ou *Catherinaire* du nom ou du surnom de la reine, en même temps qu'il avait à cœur de faire adopter son livre par la cour. Dans ce but, il s'adressa à Botal, *médecin et chirurgien singulier qui avait entrée au Louvre :* « Botal prit la chose en considération particulière, dit Gohori, et lui récita comment le livre fut présenté à sa requeste à la royne mère du roi, avec son docte médecin, M. Vigor, son ancien amy, pour entendre de Sa Majesté, s'il luy seroit agréable que ce discours fust publié et duquel de ses noms il luy plairoit que l'herbe fust appelée ou *Catherinaire*, de son propre nom, ou *Médicée*, de son surnom. »

Nous avons cru devoir rapporter ce passage pour démontrer que ce n'est pas de la reine que vint l'idée de ces deux noms pour l'adoption desquels elle fit néanmoins de grands efforts sans y parvenir.

Quelques mémoires du temps rapportent que le grand prieur de France, de la maison de Lorraine. était un priseur infatigable, et son avidité était à ce

---

(1) *Instruction sur l'herbe petun*, Paris, 1572.

point remarquable, surtout au moment où le tabac commençait à être employé, qu'il en consommait trois onces par jour. Les priseurs, dans l'enthousiasme du néophytisme, désignèrent le tabac sous le nom d'*herbe du grand prieur*, lequel eut pendant quelque temps les honneurs de la vogue (1).

Les amateurs exaltés de l'Espagne ont appelé le tabac *panacée antarctique, herbe à tous les maux*, sans doute à cause des vertus que l'on croyait lui reconnaître. Herbe *sainte, sacrée* ou *divine*, « parce que certaines personnes, dit Brunet (2), croyent qu'elle rend ceux qui en usent avec discrétion sains et purs, en modérant les mouvements de la concupiscence, et corrige les humeurs du corps qui troublent les organes des sens et qui excitent trop ceux de la volupté (page 33). »

. Le cardinal de Sainte-Croix, nonce en Portugal, et Tornabon, légat en France, l'ayant les premiers introduite en Italie, la plante y fut connue sous les noms d'*herbe de Sainte-Croix* et de *Tornabonne*. ce dernier nom lui ayant été donné par Cæsalpin.

Quelques auteurs l'ont appelée *buglosse antarctique*, et les ennemis acharnés du tabac lui ont donné le nom de *jusquiame du Pérou*, afin sans doute de la faire regarder comme un poison, et ainsi jeter sur elle de la défaveur.

Oviedo, au livre XI, chap. **v** de ses histoires, écrit que dans l'île espagnole où de son temps le tabac croissait à foison, les habitants l'appellent *perebeçenue*. Mais la description qu'il en donne semble

---

(1) *Le tabac vengé*, Paris, 1845.

(2) *Le bon usage du tabac en poudre*, par Brunet, Paris, 1700.

à Garcie du Jardin se rapporter au bannebane (*jus-quiame*) noir.

Enfin c'est aux Espagnols, qui la connurent les premiers, que l'on doit le nom de *tabac*, tiré, au dire de plusieurs auteurs, du nom de *Tabago*, l'une des petites Antilles, ou de *Tabaco*, province du royaume du Yucatan, où ils la rencontrèrent, dit-on, pour la première fois, ou bien encore de *Tabasco*, ville faisant partie de l'ancienne intendance du Mexique. Cependant, nous lisons une lettre pleine d'érudition de M. Ferdinand Denis, qui cherche à prouver que le nom du tabac est tiré de *tabacco*, nom que les habitants de Saint-Domingue donnaient à leur pipe primitive, ainsi que le rapporte Oviedo.

D'un autre côté, Christophe Colomb, avant d'aborder à Tabago, avait déjà débarqué sur la plage de Cuba en 1492. L'historien de ce grand homme dit positivement que Christophe Colomb envoya des éclaireurs dans l'île de Cuba, et que ceux-ci rencontrèrent en chemin beaucoup d'indiens, hommes et femmes, avec un petit tison allumé, composé d'une sorte d'herbe dont ils aspiraient la fumée. Or, ces petits tisons, cigares ou pipes, portent le nom de *tabagos*.

Barthélemy de Las Cazas écrivait, en 1527 : « Les Indiens ont une herbe dont ils aspirent la fumée avec délices. Cette herbe est dans une feuille sèche, comme dans un mousqueton pareil à ceux que font les enfants pour la Pâque du Saint-Esprit.

» Les Indiens l'allument par un bout et sucent ou hument par l'autre extrémité, en aspirant intérieurement la fumée avec leur haleine, ce qui produit un assoupissement dans tout le corps et dégénère en une espèce d'ivresse. Ils prétendent qu'alors on ne sent presque plus la fatigue. Ces mousque-

tons ou *tabagos*, comme ils les appellent eux-mêmes, sont en usage parmi nos colons ; et comme on
les réprimandait sur cette vilaine coutume, ils ré-
pondaient qu'il leur était impossible de s'en défaire.
Je ne sais quel goût et quel profit ils pouvaient y
trouver. »

Enfin nous présenterons, d'après la vieille traduction française d'Oviedo, la description de l'instrument primitif auquel le tabac doit son nom :

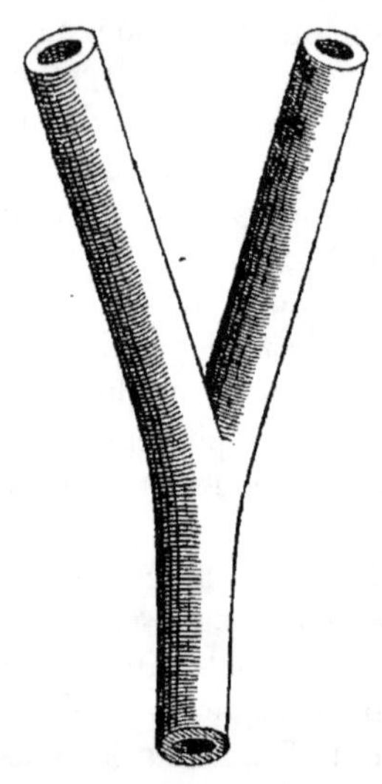

TABACCO.

« Les Indiens de ceste isle, entre autres uices
auxquels ils sont addonnez, en ont un fort mauuais.
C'est qu'ils prennent ie ne sçay quelles, qu'ilz appellent *tabaccos*, quand ilz veullent sortir hors du

sens. Ce qu'ilz faisoient auec la fumée ou parfum d'une certaine herbe, qui est a ce que iay pu entendre comme un arbrisseau qu'on appelle en castillan *Veléno,* uulgairement hanebane ou iusquiame qu'ilz prênent en ceste sorte. Les caciques et principaux auaient petits bastons creux fort polis et bien faicts de la grandeur d'enuiron une paulme et de la grosseur du petit doigt de la main, qui ont deux petits tuyaux respondant à un, comme il est icy peinct, le tout d'une pièce, ainsi les mettoient en leurs narines et l'autre bout simple en la fumée de l'herbe qui ardoit. Ilz brusloient les feuilles de la dicte herbe fort entremeslées et enuelopées, comme les pages de court ont coustume se donner des fumées ou chamouflets, et ainsi prenoient et receuoient la uapeur et fumée, une, deux, trois et plusieurs fois tant qu'ilz pouuoient iusques à ce qu'ilz demeuroient sans aucun sentiment, longtéms estendus en terre, yures et endormis d'un griëf et fort pesant sommeil mais ceula qui ne pouuoient auoir ces petits bastons prénoient et receuoient cette fumée avec tuyaux ou petites cannes de glayeulz ou roseaux, ilz appellent cet instrument à deux tuyaux et petites cannes auec lequel ilz reçoiuent le dict parfum *tabacco* (1). »

Comme on le voit, le mot *tabago* ou *tabacco* était connu bien avant l'île qui porta plus tard un nom semblable, et par conséquent il est plus que probable que le mot espagnol est emprunté à l'instrument ou à la substance dont les naturels se servent pour fumer.

---

(1) Voyez *Hist. nat. et génér. des Indes,* traduite du castillan par J. Poleur. Paris, 1536; petit in-folio.

HISTORIQUE.

Quoi qu'il en soit, il n'est plus douteux que le tabac est originaire du Nouveau-Monde, et que les
hardis navigateurs sous la conduite de Christophe
Colomb en apprirent l'usage de ses premiers habitants (1).

Bien que Liébaut, au dire de de Prade (2), ait
avancé que le tabac était originaire de l'Europe, et
qu'avant la découverte du Nouveau-Monde on l'a
rencontré dans les Ardennes, cependant Garcias ab
Horto (3) et J. Ch. Magnenus (4) disent positivement
qu'il est originaire de l'Amérique. Remarquons cependant que l'opinion de Liébaut n'a rien d'impro-
bable, puisque chaque partie du monde paraît avoir
son espèce de tabac ; mais rien ne prouve que Liébaut ait raison.

S'il est certain que, découvert par les Espagnols
vers l'année 1520, ce fut le docteur François Her-
nandez, de Tolède, qui, le premier, l'envoya en Espagne et en Portugal, que l'Italie en dut l'introduction au cardinal de Sainte-Croix et à Tornabon, que
ce fut par les soins du capitaine François Drake,

---

(1) *Collections de Voyages*, par Martin Fernandez de Na-
varrete.
(2) *Histoire du tabac*, Paris, 1691.
(3) Loc. cit.
(4) Loc. cit.

ue l'Angleterre s'enrichit de cette plante (1), il semble plus difficile pour qui n'a pas pris la peine de
faire des recherches suffisantes, de savoir au juste
à qui, d'André Thevet ou de Jean Nicot, revient
l'honneur d'avoir introduit le premier le tabac en
France. Or, non-seulement de vieux ouvrages rapportent cet honneur à Thevet, tel que Magnenus,
qui dit positivement : « *Primus in Galliam semen
detulit Thevetus* » (2); mais M. Ferdinand Denis,
dans sa *Lettre sur l'introduction du tabac en France,*
nous prouve que Thevet est le premier qui ait apporté les graines de l'*herbe estrange* de laquelle
nous parlons, et il est temps de réparer l'injustice
qui lui fut faite malgré ses réclamations incessantes.
« Quant aux amateurs de tabac, quant aux fumeurs
de tous les pays, dit M. Ferdinand Denis, ils doivent avoir pour André Thevet une gratitude sentie
et une sorte d'affection chaleureusement expliquée,
le culte en un mot que l'on rend à la mémoire de
tout homme qui a étendu le cercle de nos jouissances (3). »

Or, si l'on consulte l'ouvrage que Thevet a publié
en 1558 (4), on trouve ce passage extrêmement remarquable qui prouve que, reconnaissant les propriétés singulières du petun, il dut en effet rapporter les graines du pays qu'il avait visité.

---

(1) Oxenstiern prétend, cependant, que c'est Rawlegh qui,
sous le règne d'Élisabeth, en 1584, introduisit le premier le
tabac à Londres, et que sous le prétexte que c'était *une plante
amusant le peuple et le distrayant d'autres occupations,*
il fut fait mourir.

(2) Loc. cit.

(3) Ferdinand Denis, loc. cit. p. 12.

(4) *France antarctique,* édition d'Anvers p. 57.

« Il y a, dit Thevet, aultre singularité d'une herbe, qu'ils nomment en leur langue, *petun*, laquelle ils portent ordinairement avec eux, parce qu'ils l'estiment merveilleusement profitable à plusieurs choses; elle ressemble à notre buglosse.

» Or, ils cueillent soigneusement ceste herbe, et la font seicher à l'ombre dans leurs petites cabanes. La manière d'en user est telle : ils enveloppent, estant seiche, quelque quantité de ceste herbe en vne feuille de palmier qui est fort grande, et la rollen comme de la grandeur d'une chandelle, puis mettant le feu par un bout, en reçoivent la fumée par le nez et par la bouche. *Elle est fort salubre*, disent-ils, *pour faire distiller et consumer les humeurs superflues du cerveau*. Davantage prise en ceste façon, *fait passer la faim* et *la soif* pour quelque temps. Par quoi ils en vsent ordinairement, mesme quand ils tiennent quelques propos entre eux; ils tirent cette fumée et puis parlent : ce qu'ils font coustumièrement et successivement l'un après l'aultre en guerre, où elle se trouve très-commode. Les femmes n'en usent aucunement. Vray est que si l'on prend trop de ceste fumée ou parfun, elle enteste et enyvre comme le fumet d'un fort vin. *Les chrestiens estant aujourd'hui par delà, sont devenus merveilleusemeut frians de ceste herbe et parfun.* »

Est-il possible de supposer qu'un homme puisse reconnaitre de telles propriétés à une plante, sans qu'aussitôt il lui vienne à l'idée d'en rapporter des plants ou de la semence, afin d'en faire profiter son pays ?

En effet, M. Ferdinand Denis nous apprend qu'un moine de l'ordre respectable des Cordeliers, fort ami de Villegagnou et qui n'était autre que Thevet, rapporta soigneusement, dans le pan de sa robe, des graines de petun prises à Nicterohy, si l'on veut parler l'idiome des Tamoyos, ou de Guanabara, si l'on préfère la langue des Tupis. Les graines de tabac brésilien ont germé, grâce à ses soins, sur notre sol, quatre ans avant l'époque indiquée par tous les historiens. Toutefois, il est certain que la culture du petun ne s'est pas immédiatement répandue ; selon toutes probabilités, quelques matelots de Rouen ou du Havre ont profité incognito de la précieuse importation ; et cette circonstance si concluante est attestée par quelques ouvrages postérieurs, il est vrai, à la publication de la *France antarctique*, mais qui ne laissent guère de doute sur le point qui nous occupe (1).

Ainsi nous sommes de ceux qui cherchent à rendre à Thevet toute la gloire qu'il mérite dans cette circonstance. Mais si ce moine a rapporté d'Amérique les semences du petun, s'il les a fait germer, et si, le premier, il a cultivé le tabac en France, il faut bien le dire, c'est à Jean Nicot que l'on doit de l'avoir, par sa haute position, pour ainsi dire rendu populaire. Voici, au dire de Neander, comment a été faite cette seconde introduction du tabac dans le cœur de la France. Jean Nicot, ambassadeur de Charles IX près de la cour de Portugal, se trouvant à cette cour, s'avisa d'aller visiter l'officine de Lisbonne ; là, *un gentilhomme flamand*, qui n'était autre que le célèbre Damian de Goes (2), *alors garde des papiers royaux, lui fit présent de cette plante estrangère*, apportée depuis peu de la

----

(1) Ferdinand Denis, loc. cit., p. 14.
(2) Ferdinand Denis, loc. cit., p. 18.

Floride. Le diplomate l'accepta volontiers « comme plante transmarine, non jamais veue, » la fit soigneusement entretenir, et bientôt il ne fut bruit que de l'*herbe à l'ambassadeur*. (Ferd. Denis.)

L'histoire rapporte que Nicot envoya de Lisbonne à Catherine de Médicis, en même temps que des graines de tabac, une petite boîte pleine de tabac en poudre; que cette reine y prit tant de plaisir, qu'elle ne tarda pas à contracter la passion de priser.

Comme on le voit, à André Thevet revient l'honneur d'avoir, le premier, introduit le tabac en France. Mais à cette époque où les relations de la province avec Paris étaient extrêmement difficiles, l'*herbe angoulmoisine* ne fut sans doute connue à la cour que par les soins de Jean Nicot. Quiconque se rappelle et tienne pour vrai cet adage latin : *Regis ad exemplar totus componitur orbis*, comprendra que la reine Catherine de Médicis, ayant mis le tabac à la mode par le plaisir qu'elle éprouvait à priser, et le prenant sous sa protection, des essais de culture, qui réussirent, furent tentés; que les courtisans, qui prisèrent d'abord pour complaire à leur reine, en contractèrent bientôt l'habitude, et que peu à peu l'exemple gagnant de la cour à la ville, le tabac parvint peu à peu à une très-grande faveur.

Au reste, on dit aussi que François Drack, capitaine anglais, en avait fait transplanter en France, plusieurs années avant Nicot. (Brunet, loc. cit. p. 37.) Mais M. Grenet fait judicieusement observer que cela ne peut être, puisque Drack fit son premier voyage en 1567, époque où le tabac était déjà connu en Espagne et en France (1).

---

(1) *Influence du tabac sur l'homme*, Paris, 1841.

Les anciens connaissaient-ils le tabac? Cette question bien difficile à résoudre l'a pourtant été affirmativement par Jean Ménandre (1). Cet auteur, qui paraît avoir consulté les anciens écrivains, confiant dans le témoignage d'Alexandre de Tyr et d'Hérodote, dit que les Scythes et les Thraces s'enivraient avec la fumée d'une herbe qu'ils jetaient dans le feu, et que les Babyloniens se servaient de cette même herbe et en aspiraient la fumée. Il n'hésite pas à assurer que cette herbe n'était autre que du tabac. Mais nous verrons plus loin que l'habitude de fumer des herbes était déjà ancienne, et que cette coutume appliquée à diverses plantes aura pu induire en erreur le savant médecin de Brême.

POLÉMIQUE SUR L'USAGE DU TABAC.

Il n'est peut-être aucune substance qui, depuis son introduction en France, ait, plus que le tabac, suscité d'écrits : les uns, pour exalter fanatiquement ses propriétés; les autres, par esprit de contradiction peut être ou plutôt par impuissance de comprendre l'espèce de jouissance que cause son usage habituel, ont mis de la passion à le critiquer. C'était assurément, en France surtout, le moyen le plus actif de faire la fortune du tabac.

Sans parler ici des auteurs anciens qui énumèrent toutes les maladies dans lesquelles le tabac est

---

(1) *La Tabacologie* ou description du tabac ou nicotiane, etc., par J. Ménandre, édit. Elzévir, 1622.

employé avec succès, nous citerons particulièrement
un passage de Jaques Gohori, Parisien (loc. cit.
page 6, *b*) : « Icy donques ses propriétés sont
éprouvées à guarir les playes, les vlcères apos-
thumes, contusion, morphée, mesme la piqûre de
la *vive*, appelée par les Latins *Draco marinus*, qui
est bien souvent mortelle : comme est apparu n'a
pas longtemps en la vefve du feu lieutenant particulier Bragelonne qui en est morte...

» Le docte advocat de la Cour, Tusan, ne forli-
gnant (1) de son oncle Tusanus ès langues grecque
et latine, m'a affirmé cette piqûre de vive avoir été
guarie en sa maison par cette herbe (tabac) dont il
en avait esleué de belles et plantureuses en vn jardin. Quant à la cure des playes, j'en ai fait souvent
l'expérience de la feuille seule pilée, dont m'a
fourny abondamment le sieur de la Brosse, mathé-
maticien du roy, très-docte, de son beau jardin
garny d'vne infinité de simples rares et de fleurs
exquises. J'en ai guary vne contusion de plus de
deux ans tournée en pourriture en vne vieille
femme passementière, près la cheville du pied ; et
à plusieurs hommes et femmes des rougeurs de visage et des galles farineuses invétérées au front.
Un Sicilien s'est vanté à moy d'en avoir extirpé par
l'eau distillée la racine des écrouelles en maintes
personnes. » (J. Gohori, p. page 7 *a.*)

Dans sa *Tabacologie*, Jean Ménandre parle avec
enthousiasme de la vénération que les insulaires de
l'Amérique avaient autrefois pour le tabac ; ils
croyaient, dit-il, que fumer était le plaisir habituel
de leurs dieux. Il rapporte que Thomas Horiot, voya-

---

(1) Ne dégénérant pas des vertus et qualités.

geur, qui a donné une description de la Virginie,
dit que les sauvages jetaient du tabac en poudre
dans les feux sacrés; que, dans leurs navigations,
s'ils étaient assaillis par une tempête, ils en jetaient
en l'air et dans la mer, pour apaiser le courroux
du ciel et celui des vagues; que le considérant
comme un préservatif contre les mauvais génies et
les armes de leurs ennemis, ils en portaient tous un
paquet supendu à leur cou; qu'en le fumant ou le
prisant, ce qu'ils faisaient avec une grande avidité,
ils se délassaient des fatigues d'une longue course.

Plusieurs auteurs ont rapporté plus ou moins
textuellement ce passage, que nous reproduisons
sans altération, et qui prouve la confiance aveugle
que les Indiens avaient dans la fumée du tabac :

« C'est ceste plante (le tabac) tant célébrée par
les prestres indiens, de laquelle ils souloyent (avaient
coutume de) user pour donner responces; car la
coustume estoit entre eux qu'on demandoit conseil,
et s'enquestoit-on des prestres, touchant l'issue et
événement des guerres et des affaires de grande
importance. Le prestre donc à qui on demandoit
advis brusloit les feuilles seiches de ceste plante,
recevant la fumée dedans sa bouche par un petit
tuyau ou canne, puis après il tomboit comme ravi,
en extase, sans se mouvoir aucunement, demeurant
ainsi quelque tems; la vertu et faculté de ceste fumée ayant faict son action, il revenoit à soy, racon-
toit qu'il avait parlé avec le malin esprit, et donnoit
des responces ambiguës; en sorte que, de quelque
manière que les choses advinssent, il leur peut facilement persuader et faire accroire qu'il les avoit
prédites. » (Garcie Du Jardin. loc. cit., liv. V,
p. 39.)

Le même auteur, livre V, page 37, écrit que les

feuilles de tabac « résistent au venin et à ceste
poison très-pernicieuse dont les Cannibales empoi-
sonnent leurs flèches, comme quèlques-uns ont ex-
périmenté despuis peu de temps en ça; car auparavant ils avoient accoutumé de sinapiser les plaies
avec du sublimé. Mais a présent les Espagnols ont
appris en ceste matière de rompre la force de ceste
poison.

» Il advint un jour que quelques Cannibales se
mirent dedans leurs nascelles, pour aller vers Saint-
Jean, port riche, en intention que s'ils abordaient
quelques Espagnols ou Indiens, de les tuer avec
flèches empoisonnées. Comme ils y abordèrent, ils
tuèrent quelques Indiens et Espagnols, et en bles-
sèrent plusieurs: mais n'ayant point de sublimé, ils
furent enseignés par un certain Indien qu'ils missent
sur leurs playes le suc de tabaco, et puis y appliquer dessus le marc des feuilles broyées : par ce
moyen furent appaisées, Dieu mercy, les douleurs des
playes et tous les symptômes qui ont accoutumé de
suivre et accompagner ce venin, et le venin surmonté, les playes par après guéries. Despuis ce
temps là on a commencé à mettre en vsage les
feuilles de ceste plante contre les poisons. Le Roy
Catholique mesme voulant expérimenter les vertus
de ceste plante, commandas que l'on blessat un
chien au gozier, et qu'on frottast la playe avec la
poison de laquelle les chasseurs se servent, et peu
après qu'on fist distiller dedans bonne quantité de
suc, et qu'on lui attachast sur les playes les mes-
mes feuilles broyées : le chien fut guéri avec une
grande admiration de tous. »

Everhart et Mouart, contemporains de Ménandre
ont été aussi les apologistes du tabac.

Nous n'en finirions pas, si nous voulions passer

en revue tous les ouvrages qui ont été faits pour vanter les propriétés singulières du tabac. On a été jusqu'à prétendre qu'il guérissait les écrouelles, les cancers, les dartres, et d'autres maladies incurables que les médecins de nos jours, il faut bien l'avouer, n'ont pas encore trouvé le moyen de guérir.

Mais, à côté de tous ces prôneurs exaltés, il y avait un bon nombre de détracteurs non moins opiniâtres qui ont mis tout en œuvre pour dénigrer les qualités du tabac. Ils ont avancé sans preuves que le tabac, pris sous quelque forme que ce soit, exerçait une influence fâcheuse sur le physique et sur le moral, que la mémoire et les autres facultés intellectuelles étaient affaiblies. C'est ainsi que de nos jours encore, un écrivain qui du reste n'est pas sans quelque mérite, émettait cette singulière idée *que la décadence de certains peuples, les Chinois et les Turcs, était due à l'usage du tabac.* C'est une assertion qu'il convient de relever, car elle n'est pas exacte.

A ce compte, il ne serait plus une seule nation florissante, un seul peuple fort et vigoureux, puisque le tabac a pénétré partout. Le monde irait ainsi s'amoindrissant, pour ne pas dire plus, par l'usage du tabac, ce qui ne nous paraît nullement prouvé. Il y a d'ailleurs fort loin des effets produits par le tabac, quelle que soit la forme sous laquelle on l'emploie, à ceux que produit l'opium, et les auteurs auxquels nous faisons allusion seraient bien mieux venus de dire que c'est à l'opium qu'il faut attribuer cette décadence de laquelle ils parlent. Sous ce rapport, les Chinois, les Persans et les Turcs, qui en font un fréquent usage, seraient la justification la plus exacte de ce que nous venons d'avancer. En France, en Belgique, en Angleterre, en Hollande, en Russie, on fume tout autant, sinon davantage, qu'en Orient, et pourtant on n'a pas coutume de dire que le physique ou le moral de ces divers peuples se soient abâtardis; nous en trouvons la preuve sous mille formes (1).

M. A. Toussenel, auteur d'un article, fort spirituel d'ailleurs, inséré sous forme de feuilleton dans la *Démocratie pacifique*, en mars 1844, n'a pas craint d'affirmer que la révolution de 89 serait encore à faire, si l'impôt du tabac eût rapporté 50 millions en France, il y a 72 ans. En 1830, les bénéfices sur les tabacs ont fortement approché de ce chiffre, et la révolution de juillet ne s'en est pas moins faite avec une énergie et une intelligence bien supérieure à ce qui a eu lieu en 89. Le chiffre des bénéfices sur le tabac a dépassé 80 millions, et la révolution de février, comme celle de juillet, ne s'en est pas moins effectuée en trois jours. Il y a mieux, c'est qu'il est reconnu par tout le monde que ces révolutions se sont faites avec plus de sagesse qu'en 89, ce qui eût dû être le contraire si le tabac avait abruti la population. La bonne conduite de la masse, dans ces moments de guerre civile, ne peut guère être logiquement mise sur le compte de l'abrutissement ou de l'abâtardissement du peuple.

Il ne faut donc guère s'étonner si, de temps en temps, en présence d'idées aussi fausses, on voit surgir des brochures ayant pour but de les combattre et de venger les médisances débitées sur le

---

(1) L'auteur fait allusion aux progrès si manifestes que l'on peut constater dans les sciences, les arts, l'industrie, l'agriculture, etc., et dont les Expositions universelles d'Angleterre et de France ont fourni de si nombreux spécimens bien de nature à appuyer l'idée qu'il avance.

compte du tabac. Voilà pourquoi vous pourrez rencontrer une thèse du docteur Contugi ayant pour titre : *Non ergo nocet cerebro tabacum*, dans laquelle le jeune docteur prouve d'une manière péremptoire que la fumée du tabac, loin de nuire au cerveau, exalte l'imagination en le dégageant de ses humeurs superflues.

Nous l'avons dit, les défenses produisent bien souvent un effet opposé à celui que l'on en attend ; elles donnent immédiatement aux choses cette saveur prestigieuse du fruit défendu dont l'Écriture nous a fourni un premier exemple. Aussi peut-être faut-il un peu attribuer la grande vogue du tabac aux mesures sévères que prirent les puissants dont nous allons dire un mot.

Un des plus grands ennemis du tabac a été Jacques 1er, roi d'Angleterre, qui composa une violente dissertation contre le tabac, (*Misocapnos* de μῖσος, et de καπνὸς, fumée), devenu en Angleterre d'un usage extrêmement commun Quoique écrite sous l'inspiration de la colère, il fit peu d'impression, et les amateurs de tabac n'en continuèrent pas moins l'exercice de leur distraction favorite.

Quelques souverains allèrent même jusqu'à prononcer des peines extrêmement sévères et barbares contre l'usage du tabac.

Le sultan Amurat IV, empereur des Turcs, ayant fait, dit-on, des efforts pour s'habituer à fumer, sans pourtant y être parvenu, prononça les peines les plus rigoureuses contre les priseurs et les fumeurs. Ceux qui étaient convaincus d'avoir usé du tabac recevaient cinquante coups de bâton sur la plante des pieds, et quand ils recommençaient, on leur coupait le nez.

Le Grand Sophi, souverain des Persans, non moins

acharné contre le tabac, et non moins cruel que le
sultan Amurat, faisait couper la lèvre à tout homme
surpris ayant une pipe ou un cigare à la bouche,
et le nez à ceux qui osaient se procurer la jouissance d'une prise de tabac.

Tavernier (1) raconte que le roi de Perse Sha-Séphi défendit l'usage du tabac à fumer, et que deux
marchands indiens ayant été surpris en flagrant délit de désobéissance, furent saisis, liés et menés au
roi, qui leur fit verser du plomb fondu dans la bouche, jusqu'à ce qu'ils fussent morts.

Chardin dit aussi que Cha-Abas Ier, grand-père
de Sha-Séphi, avait déjà tenté par divers moyens
d'empêcher l'usage du tabac, sans y avoir réussi ;
que, pour punir les grands de sa cour qui en usaient,
à la suite d'un festin, il leur fit offrir des callions
(sortes de pipes), dont le godet ou foyer, au lieu de
tabac, était plein de crotte de cheval séchée et broyée.
Le roi leur demandait de temps en temps : « Comment trouvez-vous ce tabac ? C'est un présent de
mon visir d'Hamadan qui, pour m'en faire prendre,
mande que c'est le plus excellent tabac du monde. »
Il lui fut répondu : « Sire, c'est un tabac merveil-
leux, il ne peut s'en trouver de plus exquis. » Enfin, s'adressant au général des *Courtches* (ancienne
milice de Perse), qui passait pour être d'un esprit
ferme et droit, le roi lui dit : « Seigneur, je te prie,
dis-moi librement et au vrai comment tu trouves ce
tabac. — Sire, répondit-il, je jure sur votre tête
sacrée qu'il sent comme mille fleurs. » Le roi les
regardant tous avec indignation, s'écria : « Maudite
soit la drogue qui ne se peut pas discerner d'avec la
fiente de cheval ! »

------

(1) *Voyages en Turquie, en Perse et aux Indes.*

Disons pourtant, pour l'honneur des fumeurs persans, que rien ne doit nous étonner dans cette manière de penser de la fumée de fiente de cheval, qui, n'étant après tout que des débris de végétaux. particulièrement de graminées, devaient, pendant la combustion, donner des produits empyreumatiques assez analogues à ceux que produit la combustion du tabac, et de plus, qu'un grand nombre de graminées brûlées donnent en même temps une odeur qui ne s'éloigne pas beaucoup de l'odeur de la vanille. On sait, par exemple, que l'avoine torréfiée a été proposée comme pouvant remplacer la vanille. Enfin, l'urine des chevaux, qui contient l'acide hippurique, facile à transformer en acide benzoïque, ne doit cette propriété qu'aux graminées dont ils font leur nourriture ordinaire.

En Russie, où le tabac a promptement été en grande vogue, le nombre des fumeurs devint si grand que l'autorité s'en alarma ; mais on n'osa pas d'abord le proscrire ; on se contenta de classer les fumeurs dans la catégorie des suspects (1). Alors la passion de fumer était telle que les dames moscovites fumèrent du tabac dans d'élégantes pipes ornées de tous les agréments et de tout le luxe possible. Seigneurs et bourgeois s'endormaient souvent la pipe à la bouche. Un malheureux fumeur, en s'endormant, laissa tomber sa pipe, qui communiqua le feu à quelques meubles, et peu à peu la maison du fumeur devint la proie des flammes, lesquelles ne tardèrent pas à envahir plusieurs quartiers qui furent de cette manière entièrement détruits.

En présence de cet affreux accident, l'empereur

---

(1) *Le tabac vengé.* Paris, 1845, page 42.

de Russie, Michel Fédérowith, en prit occasion pour rendre un ukase qui défendait à tous les Moscovites de fumer ou de priser, sous peine de recevoir soixante coups de bâton sur la plante des pieds ou d'avoir le nez coupé. On ne fuma ni ne prisa pendant quelque temps, mais, à l'avènement de Pierre le Grand, le tabac reprit son empire avec une nouvelle fureur.

Quelques auteurs prétendent qu'un grand-duc de Moscovie, dont ils ne disent pas le nom, défendit, sous peine de mort, l'introduction du tabac dans ses États.

Après son introduction en Italie, le tabac ne tarda pas beaucoup à devenir d'un usage général, et l'on fumait même dans les églises. Le pape Urbain VIII, ennemi du tabac, par une bulle lancée en 1604, excommunia toutes les personnes qui fumeraient dans les églises, disant que c'était un sacrilége. Effrayés un instant, les fumeurs reprirent bientôt leur pipe, et le tabac fit encore plus vite la fortune des marchands.

Des évêques et des moines voulurent imiter le saint pontife; ils parvinrent bien à effrayer le peuple, qui n'osa pendant quelque temps ni fumer ni priser, mais les seigneurs et le clergé n'en continuèrent pas moins l'usage du tabac.

Abusant de leur puissance spirituelle, les évêques usèrent d'intolérance, comme le moyen le plus sûr d'arriver à leurs fins. L'évêque de la Grande Canarie, don Bartholomè de la Camara, en 1629, adressa à son clergé et aux fidèles de son diocèse un mandement dans lequel il défendait aux prêtres de priser ni avant de dire la messe, ni deux heures après. De plus, il interdisait au clergé et aux paroissiens de priser dans les églises, sous peine d'être excommuniés et de payer une amende de 1,000 maravédis.

Comme on le voit, le tabac a de tout temps eu ses partisans et ses détracteurs. En présence d'un pareil conflit, les médecins ne devaient pas rester inactifs : aussi voit-on de temps en temps sortir de leurs cerveaux des discours, des thèses ou autres écrits, les uns exaltant les vertus et les propriétés extraordinaires du tabac; les autres, au contraire, inventant toute espèce de fables ou d'idées ridicules les plus propres à le faire tomber en discrédit, selon qu'ils sont ou ne sont pas amateurs de tabac.

En 1699, Claude Berger, au dire du père Labat, soutint à l'École de Paris une thèse sur la question de savoir *si le fréquent usage du tabac abrège la vie*, et conclut pour l'affirmative. Fagon, premier médecin du roi, présidait à la thèse du candidat, et l'on sait que ce médecin publia aussi une dissertation contre le tabac, intitulée : *Ergo ex tabaci usu vita brevior*. Or, quoique d'accord sur le fond, le juge et le candidat n'avaient pas les mêmes vues sur certains points de la question; et ce qu'il y a de remarquable, c'est que l'un et l'autre, pour mieux défendre leurs opinions, allaient incessamment puiser leurs arguments au fond d'une tabatière.

A peu près à la même époque, une inconséquence du même genre se présenta, que nous devons rapporter ici, parce qu'elle est devenue populaire. Un médecin du nom de Poirson fit connaître dans Paris qu'il soutiendrait une thèse en faveur du tabac dans la grande salle de l'Académie de Médecine, et défia ses confrères à un combat à outrance. Fagon regarda l'annonce de cette thèse comme une injure directement à son adresse. Quoique désirant répondre lui-même au défi qui lui était jeté, Sa Majesté se trouvant ce jour-là indisposée, il ne put quitter

Versailles, et se contenta d'envoyer à sa place un de ses acolytes, nommé Barbin.

La salle de l'Académie était pleine de docteurs, de chirurgiens, d'apothicaires et de gens du monde. Le fervent défenseur du tabac parla longtemps avec une véritable éloquence et une telle volubilité, qu'il était impossible de l'argumenter; mais, Barbin, fier de tenir la place du médecin du roi dans cette solennelle circonstance, se leva avec impatience, interpella vivement l'orateur, et la lutte s'engagea. Des flots d'arguments furent lancés de part et d'autre, et la victoire semblait indécise, quand Barbin, qui, tout le temps de la discussion, reniflait d'énormes prises de tabac, dans un mouvement de colère, ferma sa tabatière avec bruit. Ce fut un trait de lumière pour Poirson, qui s'en aperçut, et qui lui cria aussitôt : « Maître Barbin, vous argumentez contre le tabac, vous calomniez cette plante divine sans vous apercevoir que vous prisez comme un gentilhomme lorrain. » Ce piquant à-propos souleva dans l'assemblée un tonnerre d'applaudissements; Barbin fut hué et bafoué; sa tabatière fut le sujet de mille quolibets, et le bruit de cette plaisante discussion étant arrivé à la cour, Louis XIV ne manqua pas de railler son médecin Fagon, lequel congédia aussitôt son maladroit représentant.

Nous ne pouvons passer en revue toutes les publications qui ont été faites et qui se font encore contre le tabac, très-souvent avec un aveuglement tel que la plus mauvaise foi s'y trahit sous des assertions les plus mensongères. Que penser, par exemple, d'un médecin italien, nommé Pauli, qui vient dire qu'*il a vu le crâne d'un fumeur que la fumée avait rendu tout noir* ? Comment juger un certain Borry qui assure avoir connu un priseur *dont le cer-*

veau était tellement desséché, qu'il ne formait plus qu'un grumeau noir, composé de membranes? Pauvre humanité, que de sottises les passions te font dire ou faire !

« Malgré toutes les oppositions, dit M. Grenet (1), le tabac a été reconnu une utilité publique, sans doute, puisqu'il a conquis le monde. Les anciens poëtes grecs prétendaient que Bacchus, c'est-à-dire le vin, avait subjugué les Indes ; les conquêtes du vin ne sont rien en comparaison de celles du tabac : on le cultive sous toutes les latitudes ; il plait au nègre, au Hottentot, au Samoïede de la Nouvelle-Hollande ; chez les peuples soi-disant civilisés il a plus de vogue que le café, le thé, l'eau-de-vie, etc. Le blé n'est pas si répandu que lui sur le globe. »

USAGES ET PROPRIÉTÉS DU TABAC.

Si, d'un côté, quelques hommes ont été beaucoup trop loin dans leurs critiques sur le tabac, il faut bien reconnaître que, de l'autre, les prôneurs de cette plante ont aussi exalté outre mesure ses effets, et l'on doit sourire d'incrédulité à cette exagération de quelques médecins fanatiques du tabac qui, « *pour luy faire l'honneur qu'il mérite, veulent*

---

(1) Loc. cit.. p. 32.

*qu'il soit receu dans le cerveau, et luy assignent un
même logement qu'à l'âme (1). »*

La panacée universelle est un être impossible, et
les gens raisonnables doivent la traiter à l'égal de
la pierre philosophale, de la quadrature du cercle,
du mouvement perpétuel et tant d'autres rêves, qui
n'ont d'existence que dans l'esprit de quelques pau-
vres cerveaux malades qu'il faut plutôt plaindre
que blâmer.

C'est donc bien à tort que l'on a voulu trouver dans
le tabac les vertus capable de guérir toute espèce de
maladies, et dans son usage journalier, une substance
convenant à tous les tempéraments.

Le tabac, comme toutes les substances actives,
est doué de propriétés médicales bien déterminées,
et qui, peut-être, mériteraient d'être plus souvent
mises à contribution ; mais l'exagération même où
sont tombés les médecins anciens à l'égard de son
efficacité dans quelques maladies, ont dû mettre en
défiance les médecins modernes, qui, à leur tour,
ont peut-être tort de laisser tomber en désuétude
un médicament évidemment utile. De même, au
lieu de se passionner pour ou contre son usage habituel, il serait mieux d'avouer que le tabac peut
convenir à quelques natures, et qu'au contraire il
peut être fort pernicieux à certains tempéraments.
Mais quel est le médecin qui saura à coup sûr que
l'usage habituel du tabac convient à telle personne?
N'est-il pas à craindre, d'ailleurs, qu'il arrive alors
pour le tabac ce que nous avons vu arriver pour
des fraises? Une dame malade avait été forcée de
voir deux médecins ; quand vint sa convalescence,

---

(1) *Histoire du tabac*, par de Prade, Paris, 1691. p. 35.

et éprouvant une violente envie de fraises, elle demanda à l'un des médecins si elle pouvait en manger. « *Gardez-vous-en bien, madame, lui dit-il, ce serait votre mort!* » Le lendemain, le second médecin venant voir la malade, la même question lui fut faite : « *Mais*, répondit celui-ci, *c'est un excellent fruit, et je n'y vois aucun inconvénient.* » La malade en mangea sans le dire au premier médecin, et ne s'en trouva pas plus mal. A quelque temps de là, les deux médecins furent invités à dîner par la dame; il y avait des fraises au dessert; l'un deux les refusa, prétextant qu'elles ne lui réussissaient pas; tandis que l'autre en mangea abondamment. Nous eûmes dès lors le secret de la défense de manger des fraises : celui qui l'avait faite ne pouvait les digérer..... Il est à croire que bon nombre de médecins ont été et seront encore de même pour le tabac.

Heureusement que le médecin n'est pas nécessaire pour décider si l'usage du tabac peut ou non convenir à tel tempérament. Aujourd'hui que toutes les parties de notre globe connaissent cette substance, que toutes les nations fument, prisent ou mâchent le tabac, il est impossible que les enfants qui vivent, pour ainsi dire, au milieu d'une atmosphère de fumée de tabac, ne sentent pas à peu près instinctivement si leur tempérament est ou non réfractaire à l'usage de cette substance. N'est-il pas vrai, en effet, que l'odorat commence l'éducation du goût? Et si l'olfaction se trouve agréablement affectée, il est certain que l'enfant fumera; tandis qu'au contraire il ne tentera jamais de fumer pour peu que l'odeur de la fumée lui soit antipathique.

D'ailleurs chacun de nos sens est susceptible de son éducation spéciale qui fait qu'ils peuvent appré-

cier certaines choses qui tout d'abord les avaient
médiocrement impressionnés. Pour le cas particulier
dont il s'agit ici, pour l'odorat et le goût, il n'est
pas un homme qui n'ait été à même de faire sur
lui des observations très-propres à l'éclairer sur ce
qui se passe dans le développement de son goût
pour une chose qu'au début il n'aimait pas. Si nous
voulions préciser, nous choisirions l'huître comme
l'exemple le plus propre à nous montrer la marche
de l'éducation de notre goût. La première fois que
l'on mange des huîtres, on est étonné du goût
qu'elles ont plutôt que du plaisir que l'on éprouve;
cependant, comme elles n'ont rien de désagréable,
si on en voit une seconde fois, on en mange encore,
et déjà on y trouve un plaisir que l'on n'avait point
aperçu la première fois; si l'on reste quelque temps
sans en manger dans un de ces moments où l'idée
d'huître vient coïncider avec une faim prononcée,
on se rappelle sa saveur, et le désir d'en manger
encore prend naissance. Alors on les mange avec
un plaisir qui était inconnu et qui fait naître le
désir d'en manger une quatrième fois quand la faim
se fait sentir. Enfin, le goût se prononce de plus en
plus, à ce point que ce n'est plus la faim qui fait
désirer les huîtres, mais on les désire pour retrouver la faim que souvent on n'a plus.

Il en est de même de toutes choses et particulièrement de la fumée de tabac, non-seulement à
cause de l'odeur et de la saveur qu'elle possède,
non-seulement parce que cette fumée en s'élevant
dans l'air prend mille formes capricieuses qui amu-
sent l'œil qui les suit dans leurs évolutions, mais
aussi parce que de son usage résulte un léger engourdissement du cerveau qui le repose en tout ou
partie; repos extrêmement utile dans beaucoup de

circonstances que nous examinerons plus tard. Ainsi le jeune homme qui est habitué à sentir le tabac est déjà, par cela même, disposé à le goûter d'une autre façon. S'il s'agit de le fumer, la première fois il est très-étonné de ne pas lui trouver une meilleure saveur, il en est désagréablement affecté; soit qu'il s'y prenne mal ou que son estomac ne puisse le tolérer il éprouve une sorte de dégoût, et des nausées surviennent fort souvent qui seraient suivies de vomissements s'il continuait. Mais il est rare qu'il en arrive là, parce que la cause du malaise qu'il éprouve, il la connaît et la fait cesser aussitôt. Il reste ainsi quelque temps sans recommencer à fumer; mais bientôt la force de l'exemple, ou l'idée qu'il s'y est mal pris, ou plutôt le souvenir d'une jouissance nouvelle qu'il n'a fait qu'entrevoir au milieu même de son malaise, ou peut-être encore une sorte de tendance de son goût vers cette nouvelle éducation, chacune de ces raisons ou toutes ensemble, à son insu, lui font recommencer l'expérience de la fumée, et il s'aperçoit avec plaisir qu'il s'en acquitte mieux que la première fois. Dès lors il recommence à fumer, et fier d'avoir pu forcer son estomac à supporter le tabac, il le regarde déjà comme sa conquête, et il en attend des jouissances qu'il voit goûter par la plupart de ceux qui en font usage. Bientôt son goût se perfectionne, ce n'est plus qu'en connaisseur qu'il fume, et dans l'étude qu'il fait de la fumée de tabac, il est tout surpris de voir que son cerveau et tout son corps sont dans une douce quiétude qui a un charme indéfinissable; que cependant son esprit reste actif, tandis que son corps se reposerait doucement si la volonté ne le contraignait à agir. Il s'aperçoit bientôt que la fumée de tabac plonge son esprit, quand il le veut, dans une douce somnolence qui lui fait oublier ce qu'a de cuisant une peine ou un chagrin récents. Il s'aperçoit encore que si son esprit est préoccupé d'une chose, d'un travail, d'une idée à poursuivre, la fumée lui permet de ne s'occuper que de cette chose à l'exclusion de toutes les autres, et, sans distraction, qu'il raisonne vite et avec plus de sûreté (1). Si ses occupations sont de celles qui occupent vivement l'intelligence, il reconnaît que la fumée de tabac repose promptement et avec efficacité son esprit longtemps tendu vers un même travail. Si ses occupations sont au contraire de celles qui exigent le travail physique des muscles, soit que la fumée du tabac stimule la volonté qui préside aux mouvements, soit qu'elle agisse directement sur les muscles, il est certain que s'il y est habitué il y trouve des forces nouvelles qui lui permettent de continuer son travail. Tous les auteurs sont d'accord sur ce point, et il nous suffira de ces quelques exemples pour le démontrer.

Guillaume Pison, pendant ses voyages à travers les déserts, assure qu'il ne ressentait ni lassitude ni faim après avoir mâché du tabac (Mérat).

Le tabac soutient les forces d'un malheureux au moment des crises les plus douloureuses. Moreau, blessé à mort et sur le point d'être amputé des deux jambes, se borna à dire pendant l'opération : « Donnez-moi un cigare ! » (Barthélemy, *l'Art de fumer*, p. 120.)

Avec le tabac. l'esclave supporte plus patiemment

---

(1) Lorsqu'ils doivent traiter un sujet qui mérite réflexion, les Hollandais disent : « *Nous fumerons quelques pipes sur cette affaire.* »

la servitude, la misère; parmi les hommes qui se disent civilisés, son recours est souvent invoqué contre l'ennui, la tristesse. Il soulage quelquefois momentanément les grandes souffrances et console les malheureuses victimes du sort et de la justice humaine. La prison cesserait d'être insupportable si l'usage du tabac n'était pas interdit aux détenus (Chamberet, *Flore médicale*).

« De mesme, dit Garcie du Jardin, nos Indiens lassés de porter des fardeaux ou d'austres travaux, ils hument la fumée du tabac et tombent tout soudain comme privés de sens, puis, estant éveillés, ils se trouvent tous allégés par tel sommeil, et leurs forces restaurées. » Seulement, Garcie du Jardin attribue la privation de sens à l'effet du tabac, et ne tient pas compte de l'habitude où sont les Indiens, comme les peuples des contrées méridionales, de s'endormir pendant le plus fort de la chaleur, ce qu'ils font après avoir fumé ou tout en fumant. Mais dans les pays tempérés, et surtout dans les pays septentrionaux, où la chaleur est plus tolérable, l'habitude de dormir au milieu de la journée n'existe plus, et l'homme qui fume ne tombe pas privé de sens. Au contraire, il retrouve dans cette action de nouvelles forces ou un nouveau courage.

Les personnes riches et oisives, les dames surtout, qui ont, pour ainsi dire, le temps de s'occuper d'elles du matin jusqu'au soir, qui écoutent le moindre sentiment qu'elles éprouvent, prennent très-souvent pour de la faim quelques tiraillements de l'estomac : dans ce cas, elles se mettent à manger ou à goûter à toutes les heures de la journée; si elles sont en course, surtout à Paris, on les voit entrer chez les pâtissiers, et là, se remplir l'estomac de petits gâteaux beurrés et sucrés qui l'embarrassent et déter-

minent chez elles des accidents qui les rendent fort
souvent très-gravement malades. Le tabac est un
excellent moyen contre ces tiraillements de l'estomac que les femmes surtout prennent pour de la
faim, et si au lieu de manger elles pouvaient fumer,
ces symptômes disparaîtraient peu à peu, et les
accidents dont nous avons parlé n'auraient souvent
pas lieu. Il semble d'ailleurs que le besoin d'occuper notre esprit et notre corps soit une des principales conditions de bonne existence de notre nature,
et c'est peut-être là le secret des habitudes que
nous contractons souvent par oisiveté à l'égard de
choses qui tout d'abord n'ont aucun attrait. C'est
dans les pays chauds, plus énervants que les pays
froids, que l'on prend ces habitudes qui, peu à peu,
s'introduisent dans nos contrées, où elles sont accep-
tées d'abord par les oisifs, puis par les classes la-
borieuses, toujours par esprit d'imitation. Ce besoin
de s'occuper fait à tout propos manger les femmes
et fumer les hommes qui n'ont aucune occupation
sérieuse ou continuelle.

En Perse, les femmes ont pris l'habitude de fumer, et ne paraissent pas se porter aussi mal que
nos dames françaises, surtout nos Parisiennes, qui
craindraient même de sentir la fumée du tabac.
Toutefois, il en est qui ne dédaignent pas de suivre
à la piste, sur les boulevards, un fumeur, afin que
de temps à autre un parfum de tabac vienne chatouiller agréablement leur muqueuse olfactive. Voici
ce que Tavernier (1) nous apprend touchant l'usage
du tabac en Perse : « Les Persans sont tellement

____

(1) *Les six voyages de J.-B. Tavernier*, en Turquie, en
Perse et aux Indes. Utrecht, 1712 ; 1re partie, pag. 714 et 715.

accoutumés au tabac, qu'il leur est impossible de s'en passer. La première chose qu'on sert à table est ordinairement la pipe, le tabac et le café, et c'est par là qu'ils commencent quand ils veulent faire la débauche. Ils le prennent en fumée par un artifice bien singulier. C'est dans une bouteille de verre, avec un col gros de trois doigts, dans laquelle entre un canal de bois ou d'argent. Ils remplissent le col de la bouteille où il y a une platine dehors, sur laquelle ils mettent leur tabac un peu mouillé, avec un charbon dessus. Sous cette platine il y a un trou où est accommodée une longue canne; puis, en tirant son haleine, la fumée du tabac vient par force en bas, le long du canal, et entre dans l'eau qu'ils font de toutes sortes de couleurs, cette bouteille en étant à moitié pleine. Cette fumée étant dans l'eau remonte pour venir à la surface; lors, en tirant, elle vient à la bouche de celui qui fume, et ainsi, la force du tabac est tempérée par l'eau, vû qu'autrement ils ne pourraient pas subsister à en prendre incessamment comme ils font... Ils chantent fort peu dans la débauche; mais, en revanche, ils récitent quantité de méchants vers qu'ils prononcent avec une grande gravité, et ainsi ils passent la journée à fumer et à discourir jusqu'à ce que, vers le soir, on leur apporte les viandes.

» Les Persans, tant les hommes que les femmes, s'accoutument si bien dès leur jeunesse à fumer, qu'un artisan qui n'aura que 5 sols à dépenser en emploie 3 en tabac. Ils disent que s'ils n'en avaient point, ils n'auraient point le *damaqué*, c'est-à-dire, l'allégresse au cœur. De fait, au temps de la rhamazan ou de leur grand jeûne, le soir, c'est la première chose qu'ils préparent que la pipe de tabac. Plusieurs avouent bien que cette quautité de tabac leur est nuisible; mais, quand on le leur représente, ils répondent simplement : *adedehoud*, c'est la coutume. »

Tournefort (1) nous apprend que dans les simples visites turques on ne fait que porter la main sur le cœur; on se place les pieds croisés sur un sofa, sorte d'estrade un peu élevée. On présente ordinairement des pipes tout allumées, très-propres, et dont les tuyaux ont 2 ou 3 pieds de long, lesquels, par conséquent, ne laissent monter à la bouche que la fumée la moins âcre, déchargée de cette huile fétide qui brûle la langue et enflamme le palais lorsqu'on fume avec des pipes courtes. D'ailleurs on fume, dans le Levant, le plus agréable tabac du monde ; ordinairement c'est du tabac de Salonique ; mais celui des côtes d'Asie est encore meilleur, et surtout celui de Syrie, qu'on appelle tabac de l'*Ataxi* ou *Lataquie*, parce qu'on le cultive autour de l'ancienne ville de Laodicée. Les Turcs mêlent du bois d'aloës ou d'autres parfums parmi ce tabac; mais cela le gâte.....

« Le tabac en fumée, ajoute Tournefort, convient à l'asthme, aux maux de dents et à plusieurs maladies causées par des sérosités, lesquelles trouvent trop de facilité à s'imbiber en certaines parties : en ce sens-là, le tabac est assez propre pour les Turcs, que le turban rend fluxionnaires, par son épaisseur qui empêche la transpiration, et parce qu'il ne couvre pas les oreilles. Le tabac, d'ailleurs, flatte leur fainéantise. On ne conçoit pas comment ils crachent si peu en fumant; ils avalent leur salive par habitude et par propreté, sans en être incommodés.»

____

(1) *Relation d'un voyage du Levant*, par Pitton de Tournefort. Amsterdam, 1718, t. 1er, p. 54 *b*.

Dans son voyage en Égypte, Sonnini nous apprend que les Égyptiens fument également du matin au soir, et que le tabac de Turquie est fort doux, qu'il n'a point cette âcreté qui, dans nos pays, provoque une continuelle salivation D'ailleurs, dit-il, on tient dans la bouche un morceau de succin ou d'ambre jaune, dont l'odeur suave contribue à corriger le goût du tabac.

Selon M. de Laborde (1), à Madrid, à Barcelone, à Valence, on fume aujourd'hui partout : dans les rues, les promenades, dans l'intérieur des maisons, au jeu, au bal, dans la société, et même auprès des dames. Les médecins fument pendant leurs consultations et les gens d'affaires dans les conseils. Quelquefois, ceux qui fument présentent leur *cigarro* à leurs voisins, qui se le passent les uns aux autres et s'en servent chacun à son tour. Un grand nombre de femmes, en Andalousie surtout, ont aussi contracté cette habitude.

Le père P..., dans son *Nouveau voyage aux îles de l'Amérique*, nous apprend que chez les Indiens de l'isthme de Darien, lorsque les anciens s'assemblent pour traiter une affaire, un jeune homme se présente avec *un gros bout de tabac* à la bouche, dont il souffle la fumée sur le visage des assistants les uns après les autres, et ils reçoivent ce parfum avec tant de plaisir, que pour n'en perdre que le moins possible, ils font de leurs mains une espèce d'entonnoir pour conduire cette fumée dans leurs narines. (Rapporté par Grenet.)

Enfin, M. Alf. Demersay (2) dit qu'au Paraguay

---

(1) *Itinéraire de l'Espagne.*
(2) Du tabac au Paraguay.

la consommation intérieure est énorme, et ne peut être évaluée à moins de 6 kilog. par individu et par an. « Le tabac, ajoute-t-il, y est en effet d'un usage général, et pour ainsi dire, sans exception. Les enfants apprennent à faire un cigare avant de savoir parler. Les hommes, énervés par un climat brûlant, sans souci du lendemain, sans stimulant capable de vaincre leur indolence et de les pousser au travail; les femmes, soumises à des habitudes plus sédentaires encore, cherchent dans l'abus de cette feuille une ressource contre l'ennui, des jouissances et un passe-temps sans fatigue. »

Nous l'avons déjà dit, on a besoin d'occuper ou d'amuser son esprit et son corps, et c'est pour cela que les distractions, les jeux et les fêtes ont été imaginés. Pendant ces occupations ou ces amusements on pense à toute autre chose qu'à soi, et le corps s'en trouve mieux. Parmi ces moyens de distraction, le jeu tient à coup sûr une très-vaste place, et toutes choses égales d'ailleurs, on peut dire que plus on fume, moins on joue, et réciproquement.

M. J. Janin a dit avec beaucoup de raison que le cigare avait cela de bon qu'il permettait à deux amis de rester deux heures ensemble sans se parler. Avant le tabac, il aurait fallu jouer pour passer ce temps. Or, le tabac a sur le jeu un avantage incontestable qu'il convient de faire ressortir. Sans parler ici de la misère dans laquelle se trouve plongée, par le fait du jeu, une famille d'abord riche ou aisée; sans rappeler les tristes péripéties précurseurs des nombreux suicides qui ont été la conséquence de cette funeste passion, nous pouvons tracer le tableau de deux amis intimes jouant ensemble : si le hasard favorise l'un d'eux avec une certaine constance, ils se querellent ou se disputent avec violence, et souvent ils en arrivent à des voies de fait toujours fort regrettables. Celui qui gagne, toujours de bonne humeur, la manifeste par des plaisanteries qui ne sont pas toujours du goût de celui qui perd, et qui, par cela même, n'est pas de bonne humeur, malgré la contrainte qu'il impose à son tempérament ou à son esprit pour paraître gai et *bon joueur*, comme on dit dans le monde, où depuis longtemps déjà, *par extrême bon ton*, on a pris l'habitude de cacher hypocritement toutes ses impressions et d'être tout autre que la nature nous a faits. La somme des avantages l'emporte-t-elle sur celle des inconvénients? c'est ce que nous ne nous engageons pas à décider. Quoi qu'il en soit, voyez les mêmes amis fumer ensemble : loin de se fâcher et de prendre de la haine l'un pour l'autre, il semble qu'une plus douce amitié, une sorte de confraternité dans leurs goûts les unisse davantage; au lieu de se diviser par un vil intérêt, ils mettent tous leurs soins à éloigner ce sentiment d'égoïste, en faisant partager à celui qui n'en a pas, la petite quantité de tabac qui pourtant devait lui servir pour toute la journée. C'est donc avec une grande vérité que Molière fait dire à Sganarelle, en commençant sa comédie intitulée : *Don Juan* ou *le Festin de Pierre*.

« Quoi que puisse dire Aristote et toute la philosophie, il n'est rien d'égal au tabac : c'est la passion des honnêtes gens, et qui vit sans tabac n'est pas digne de vivre. Non-seulement il réjouit et purge les cerveaux humains, mais encore il instruit les âmes à la vertu, et l'on apprend avec lui à devenir honnête homme. Ne voyez vous pas bien, dès qu'on en prend, de quelle manière obligeante on en use avec tout le monde et comme on est ravi d'en donner à droite et à gauche, partout où l'on se trouve? On n'attend pas même que l'on en demande , et l'on court au-devant du souhait des gens : tant il est vrai que le tabac inspire des sentiments d'honneur et de vertu à tous ceux qui en prennent (1). »

Nous sommes loin d'être fumeur, nous ne prisons jamais et n'avons jamais compris la mastication du tabac; nous aimons au contraire le jeu comme la plupart des hommes : eh bien! malgré cela, nous sommes forcé de convenir qu'une seule maison de jeu fait plus de mal que mille boutiques de marchands de tabac. L'homme qui sort d'une maison de jeu qui lui a été fatale roule en son esprit mille projets sinistres; tandis que l'homme qui sort de chez le marchand de tabac a des idées riantes. Le joueur, longtemps encore après sa perte, est sombre et taciturne; il ne rêve plus que le moyen de reconquérir le lendemain ce qu'il a perdu la veille, et cette préoccupation d'esprit le rend brusque , quinteux, bizarre pour sa femme, ses enfants ou ses amis;

---

(1) Thomas Corneille, qui a mis en vers la pièce de Molière, a parfaitement rendu ce passage par ces jolis vers bien connus :

> Quoi qu'en dise Aristote et sa docte cabale,
> Le tabac est divin, il n'est rien qui l'égale ;
> Et par les fainéants, pour fuir l'oisiveté,
> Jamais amusement ne fut mieux inventé.
> Ne saurait-on que dire ? On prend sa tabatière ;
> Soudain à gauche, à droite, ou devant ou derrière ,
> Gens de toutes façons, connus et non connus,
> Pour y demander part sont les très-bien venus.
> Mais c'est peu qu'à donner instruisant la jeunesse ,
> Le tabac l'accoutume à faire ainsi largesse ;
> C'est dans la médecine un remède nouveau :
> Il purge, réjouit, conforte le cerveau ;
> De toute noire humeur promptement le délivre ;
> Et qui vit sans tabac n'est pas digne de vivre.
> Ô tabac , ô tabac, mes plus chères amours !

au contraire, l'homme qui vient de fumer ne pense qu'à son travail ou à sa famille, pour laquelle n'ayant aucun sujet de préoccupations fâcheuses, il est tout dévouement. Le jeu est un abîme sans fond où peuvent s'engloutir les fortunes les plus considérables. Le fumeur ne peut consommer qu'une quantité de tabac déterminée par son tempérament ou ses habitudes. Le jeu laisse après lui une sorte de malaise moral, un mécontentement de soi-même, peut-être parce que l'on sent que pendant un certain temps son esprit a été très-inutilement occupé ; ce qui n'a point lieu après le même temps passé à fumer. Le joueur se passionne tellement pendant le jeu, que toute conversation en dehors du jeu, toute autre chose que le jeu le contrarie ; tandis que le fumeur est en mesure, par la liberté de sa pensée, de faire face à toutes les questions qui peuvent surgir dans la conversation. Enfin, nous pourrions pousser presqu'à l'infini ce parallèle entre le jeu et le tabac, et l'on verrait presque toujours que l'usage du tabac est plus avantageux que celui du jeu.

Or l'observation de tous les jours nous prouve que les personnes qui fument, trouvant dans l'action de fumer une distraction suffisante, ne pensent souvent pas à jouer ; tandis que celles qui ne fument pas sont forcées de chercher dans le jeu une distraction indispensable quand elles doivent passer plusieurs heures ensemble, et surtout quand elles sont complétement inoccupées d'ordinaire.

Nous avons dit plus haut que l'usage de fumer donne à celui qui l'exerce la faculté de poursuivre avec fruit ses idées et de les mener à bien. Cette année (1856), M. Victor Mabille est venu, dans son genre, nous en fournir la preuve par la publication d'un recueil de poésies intitulé : *les Cigarettes.*

C'est dans la fumée du tabac qu'il paraît avoir puisé la plupart de ses inspirations dont nous devons quelques exemples à nos lecteurs. Ainsi il s'écrie dans une des strophes de sa pièce ayant pour titre : *Que j'en ai vu casser!* sorte de parodie de l'ode si belle de Victor Hugo intitulée : *les Fantômes* (1) :

> « Il est beau d'aspirer les vapeurs enivrantes,
> » De sentir, en fumant, ses sens multipliés,
> » Et, suivant du regard les vagues odorantes,
> » De rêver que l'on a cent mille francs de rente
> » Et que nos vers sont publiés. »

Et plus loin il s'excuse de l'habitude de fumer de la manière suivante :

> « Puisque dans ce monde tout fume,
> » Puisque tout fume dans les cieux :
> » Chez les mortels le vil bitume,
> » L'encens pur chez les bienheureux ;
> » Puisqu'en fumant le quinquet brûle,
> » Puisqu'en brûlant fume l'enfer,
> » Le soleil dans la canicule,
> » Et la cheminée en hiver ;
>
> » Puisque Dieu lance sur la terre
> » Ce bout de cigare fumant
> » Que nous appelons le tonnerre ;
> » Puisque du couchant au levant
> » Et du mont Vésuve à la lune
> » Tout fume en haut, tout fume en bas :
> » Suivant cette règle commune,
> » Pourquoi ne fumerions-nous pas ? »

Enfin le sonnet suivant n'exagère en aucune fa-

---

(1) *Les Orientales.*

çon le charme dans lequel le tabac à fumer plonge
celui qui en use :

> Doux charme de ma solitude,
> Fumante pipe, ardent fourneau,
> Qui purges d'humeurs mon cerveau
> Et mon esprit d'inquiétude.
>
> Tabac dont mon âme est ravie,
> Lorsque je te vois perdre en l'air
> Aussi promptement qu'un éclair,
> Je vois l'image de ma vie.
>
> Je remets dans mon souvenir
> Ce qu'un jour je dois devenir,
> N'étant qu'une cendre animée.
>
> Tout d'un coup je m'aperçoi
> Que courant après ta fumée,
> Je me perds aussi bien que toi.

Indépendamment de ces effets que le tabac peut
exercer sur le moral de l'homme, le tabac possède
d'autres propriétés non moins utiles qu'il est bon de
signaler.

Le docteur Ramazzini dit que plusieurs voyageurs
assurent que, mâché ou fumé, le tabac ôte l'appétit,
et que l'on peut faire alors beaucoup de chemin
sans être tourmenté par la faim.

M. Chamberet dit aussi que, par l'usage du tabac,
le sauvage endure avec courage la faim, la soif et
toutes les vicissitudes de l'atmosphère.

Le docteur Willis conseille l'usage du tabac dans
les armées, comme pouvant suppléer à la disette des
vivres, outre, dit-il, que c'est un remède capable
de préserver les soldats de leurs maladies tant in-
ternes qu'externes.

Van-Helmont prétend aussi que le tabac apaise la faim, non en la satisfaisant, mais en détruisant cette sensation et en diminuant l'activité des autres fonctions.

Le médecin Plempius a observé également que le tabac diminue le sentiment de la faim ; mais il suppose que c'est par l'abondance de sérosités ou de salive qui s'écoule dans l'estomac et qui remplit plus ou moins ce viscère, que cette sensation se trouve apaisée, mais non détruite, par suite de l'absorption qu'il en fait, et non par son énervation ou engourdissement, comme quelques auteurs l'ont supposé.

Voici comment s'exprime Garcie du Jardin sur cette propriété du tabac :

« Les Indiens aussi se servent du tabaco pour chasser la faim et la soif en ceste manière. Ils bruslent certaines coquilles d'huistres de rivière, puis les mettent en poudre comme chaux, de ceste poudre et des feuilles de tabaco, ils en prennent autant de l'un que de l'autre et le maschent (pilent) jusques à ce que des deux en soit faict une certaine masse, laquelle ils forment en pilules un peu plus grosses qu'un pois, et les ayant faict seicher à l'ombre, ils les serrent pour s'en servir. Lorsqu'ils veulent faire quelques voyages par des lieux déserts où ils pensent qu'ils ne trouveront ni à boire ni à manger, ils portent avec eux de ses pilules, et ayant mis l'vne d'icelles entre la lèvre de dessoubs et les dents, ils sucent continuellement le suc d'icelle, laquelle estant toute fondue, ils en remettent vne autre à sa place et puis vne autre, jusqu'à ce qu'ils ayent faict trois et parfois quatre journées de chemin, et par ce moyen ils assurent que durant tout ce temps-là ils ne sentent ny faim ny soif... »

On sait de reste que, toutes circonstances égales

d'ailleurs, les personnes qui font un usage habituel du tabac en fumée sont généralement reconnues comme n'étant pas d'un aussi fort appétit que celles qui ne fument pas. Ainsi se trouvent pleinement confirmées les assertions des auteurs touchant cette propriété du tabac.

On paraît s'accorder généralement pour regarder l'usage du tabac par les hommes habitués à vivre sur mer, comme, un excellent moyen de prévenir le scorbut, que l'on sait être la maladie la plus particulière aux marins. D'ailleurs, là où la vie de relation est vue en raccourci, où les événements ne sont pas assez nombreux pour offrir un aliment suffisant aux conversations intimes, le tabac devient un des objets de première nécessité.

Les propriétés narcotico-âcres du tabac l'ont fait mettre au nombre des meilleurs médicaments de la thérapeutique.

Parmi les nombreuses maladies dans lesquelles le tabac a été employé, dit-on, avec succès, on a signalé particulièrement la paralysie, l'hémiplégie, l'apoplexie, la léthargie, l'asphyxie, l'iléus, les hernies étranglées; on en a tiré de bons usages pour détruire les ascarides. A l'extérieur, il a été employé contre la gale, la teigne et autres maladies de la peau. Il est conseillé avec avantage en poudre, comme sternutatoire, c'est-à-dire pour déterminer un ébranlement souvent salutaire qui secoue les organes et surtout les vaisseaux cérébraux et y facilite la circulation. Mais le plus souvent il est employé pour déterminer ou augmenter la sécrétion de la muqueuse nasale, et, de cette façon, résoudre ou diminuer les céphalalgies, l'enchifrènement, les douleurs de dents, les maux d'oreilles et diverses fluxions que l'on suppose produites par accumulation de cette sécrétion.

C'est comme calmant et en topique que le tabac, à l'état frais, a été conseillé pour la guérison des migraines, des maux de dents ou des fluxions. Il est surtout mis ainsi en usage dans les pays où l'on cultive cette plante, et l'on assure que ce traitement est toujours efficace. Enfin, on a encore employé les feuilles de tabac frais pour déterger les vieux ulcères sordides.

Fowler, médecin anglais, l'a employé dans l'hydropisie avec assez de succès pour que nous devions indiquer ici quelques-uns de ses résultats. Voici comment il l'administrait. Il faisait infuser 30 grammes de feuilles de tabac dans une livre d'eau qu'il entrenait bouillante pendant une heure au bain-marie. Après le refroidissement, il passait la liqueur et y ajoutait la moitié de son poids d'alcool rectifié. Cette *teinture de tabac* était ensuite employée deux fois par jour à la dose de 40 à 80 gouttes, que l'on augmentait peu à peu jusqu'à la dose de 100 à 200 gouttes, que l'on ne devait pas dépasser. Fowler assure que sur trente et un malades atteints d'hydropisie générale, avec gonflement de pieds, dix-huit ont été guéris, dix ont été bien soulagés, et trois seulement n'ont pu recouvrer la santé. Les premiers symptômes qui suivent l'administration de ce médicament sont des nausées et des vertiges. L'évacuation urinaire qui se produit sous son influence n'a lieu qu'après l'apparition de ces phénomènes, et cette évacuation est d'autant plus abondante, qu'ils sont eux-mêmes plus prononcés. Le docteur Fouquier a d'ailleurs observé (*Bulletin de la Faculté de médecine*) qu'un galeux qui se frottait avec une décoction de tabac, eut plusieurs jours de fréquents besoins d'uriner, et des évacuations abondantes d'urine.

Le tabac a depuis longtemps été regardé par les médecins, surtout les Allemands, comme un excellent remède contre les maladies scrofuleuses. Voici à ce sujet une histoire que nous a transmise le célèbre Monard.

Un général allemand avait un fils atteint de cette affreuse maladie désignée sous le nom d'*écrouelles*. Comme à cette époque les rois de France passaient pour avoir le don de les guérir, le général envoya son fils à Paris, muni d'une lettre de l'empereur pour Louis XIII. Ce fut le cardinal de Richelieu qui le reçut, et qui, après avoir beaucoup ri de cette bonhomie allemande, dit au jeune homme que les successeurs de saint Louis avaient perdu la faculté de faire de semblables miracles. Mais il lui conseilla de se confier à M. Nicot. Celui-ci employa du tabac en poudre, en décoction, en feuilles ; en un mot, lui fit suivre un traitement dont la base était le tabac, et parvint à délivrer le jeune Allemand de son infirmité.

Nous avons reconnu que plusieurs personnes extrêment lymphatiques s'étaient parfaitement trouvées de l'usage du tabac fumé. Nous avons constaté entre autres qu'un garçon de sept ans, extrêmement scrofuleux, qui était depuis longtemps soumis à un traitement iodé, sans qu'aucune amélioration dans sa santé se fît remarquer, et à qui nous avions conseillé de fumer quelques petites cigarettes, ne tarda pas à se trouver bien de l'usage du tabac : une fistule lacrymale qu'il avait s'améliora ; ses engelures, dégénérant en ulcères difficiles à guérir, finirent par disparaître ; ses ganglions lymphatiques du cou cessèrent de s'engorger ; son ventre, dur et

bouffi, reprit son état normal, et toute son économie se trouva singulièrement, mais favorablement
modifiée. Il avait, dès l'âge de douze ans, contracté
la laide habitude de fumer; mais il s'était à peu près
débarrassé d'une maladie plus laide encore. Aujour-
d'hui on ne se douterait pas qu'il ait été dans un
état si déplorable.

Ménandre et quelques autres médecins rapportent
comme vraie l'assertion suivante. Un jeune chanoine de Louvain avait un cancer ou un ulcère à la
joue, contre lequel la médecine était impuissante.
Ayant entendu vanter les guérisons étonnantes ob-
tenues à l'aide du tabac, il avait cru plus sûr de
s'adresser à M. Nicot. Des lotions répétées plusieurs
fois pendant quelques jours, suffirent pour soulager
tellement le chanoine, qu'il revint à Louvain, disant partout que Dieu avait retiré aux rois de France
le don de guérir les écrouelles et les ulcères pour le
transmettre à M. Nicot.

Ménandre rapporte aussi un cas d'épilepsie guéri
par le tabac. Un de ses cousins, affecté de cette
cruelle maladie depuis son enfance, guérit parfaitement en buvant chaque matin un verre d'une forte
décoction de tabac.

Plusieurs médecins, particulièrement le célèbre
J. Hivernius, racontent plusieurs cures merveilleuses
opérées par le suc de tabac frais. Il le prescrit pour
combattre l'atonie des intestins; pour cela il conseille d'envelopper le ventre du malade avec des
feuilles de tabac légèrement chauffées. Enfin, il
pense que le sirop de tabac convient aux personnes
asthmatiques.

On a avancé que les émanations du tabac ralen-
tissaient la marche de la phthisie, et même pouvait

dans quelques cas la guérir chez les ouvriers qui le fabriquent.

M. Ruefz, de Strasbourg, croit que la phthisie est plus rare chez les ouvriers qui travaillent le tabac; mais le docteur Mélier ne pense pas que l'on puisse avoir une aussi bonne opinion de cette substance.

Dans un rapport fort intéressant fait à l'Académie de médecine, M. le docteur Mélier dit que les ouvriers des manufactures de tabac sont persuadés que les émanations de cette substance sont efficaces contre les douleurs rhumatismales. Quand ils sont pris de douleurs après un refroidissement, ils ne connaissent pas de meilleur remède que de faire un bon somme sur un tas de tabac. Ce savant rapporte à ce propos et à l'appui de ce fait une série d'observations qui lui ont été communiquées par le docteur Berthelot, desquelles il résulte que des cataplasmes de farine de graine de lin délayée dans une décoction de tabac calment promptement les douleurs rhumatismales, et amènent une guérison aussi prompte que la plupart des modes de traitements généralement employés contre cette maladie.

Dans la *Tabacologie* de Ménandre on trouve une foule de formules différentes d'*onguent de tabac*. L'auteur assure s'être servi avec le plus grand succès de cette forme pharmaceutique du tabac pour la guérison de la surdité, des tintements et des douleurs d'oreilles. Selon lui, il agirait en raffermissant les nerfs et en nettoyant les canaux acoustiques, dont la malpropreté émousse d'ordinaire la sensibilité et la finesse de l'ouïe.

Le travail du tabac paraît être propre à préserver des fièvres intermittentes; par exemple, on a observé qu'à Tonneins, les ouvriers des manufactures de tabac ont été presque tous respectés par la suette; que les ouvriers de Morlaix ont été préservés d'une dyssenterie épidémique, et ceux de Lyon des fièvres typhoïdes qui ont violemment sévi dans cette ville à diverses époques. Enfin, le célèbre chimiste Fourcroy avait déjà remarqué que les ouvriers de la ferme de Cette échappaient le plus souvent à la fièvre putride qui d'ordinaire règne dans cette localité vers la fin de l'été. Mais, par contre, on a observé qu'à Londres, les habitants des maisons où se prépare le tabac n'ont été en aucune façon soustraits aux ravages de la peste.

Le célèbre médecin Monard prétend avoir souvent employé le tabac pour guérir les polypes. Il raconte qu'un consul de Leyde, affecté d'un énorme polype au nez, vint le trouver pour prendre ses conseils; qu'il se servit d'huile de tabac, et que le remède eut un plein succès.

Melchiort Friccius signale le sirop de tabac comme un excellent médicament contre la vomique du poumon.

Les fumigations du tabac peuvent être employées avec succès dans les rhumatismes, les gouttes et quelques maladies de la peau.

Éverarth cite une dame espagnole habitant Leyde, qui lui amena une demoiselle, sa pupille, dont le visage était couvert de taches rousses qui la rendaient difforme. Des lotions ou des applications de décoction de tabac les firent disparaître complétement dans l'espace d'une quinzaine de jours, et il ajoute que la demoiselle recouvra tous ses charmes, et qu'elle épousa un prince allemand qui s'éprit de sa beauté.

La fumée de tabac est très-fréquemment employée contre l'asphyxie par submersion. Pia, le célèbre pharmacien qui a mis ce moyen en vogue et l'a rendu populaire, a inventé divers instruments à l'aide desquels on pouvait introduire la fumée dans le rectum des noyés. Cet usage du tabac contre l'asphyxie par submersion est depuis très-longtemps en pratique chez les Mexicains, ainsi que Diereville l'a observé chez les Acadiens.

Ménandre ne craint pas d'assurer que la fumée du tabac fortifie et rétablit la mémoire. Il cite le fait d'un chimiste du nom de Pavins, qui avait perdu la mémoire pendant ses opérations chimiques ; ayant pris pendant quelque temps, tous les matins, deux onces de décoction de tabac, il recouvra complétement la faculté de se ressouvenir.

Enfin tout le monde sait que ceux qui usent du tabac en fumée et en masticatoire sont fort peu sujets aux maux de dents. Selon Monard, cette substance conserve les dents, parce que la fumée, par sa nature âcre et corrosive, purifie la bouche et rend impuissants les corps étrangers qui détérioreraient l'émail des dents.

Selon nous, deux causes peuvent concourir à cet effet : la première, c'est que l'huile empyreumatique qui se produit pendant la combustion du tabac et qui se répand dans la bouche avec la fumée, finit par recouvrir tellement les dents, comme une sorte de vernis, que l'air ou les acides qui se trouvent dans les aliments ou dans la salive ont bien moins d'action sur la substance calcaire qui constitue les dents ; la seconde, c'est que précisément cette huile empyreumatique contenant une certaine quantité de *créosote*, en agissant comme caustique sur les nerfs dentaires, peut les rendre à peu près insensibles ; peut-être bien aussi que la nicotine et la nicotianine ont une action à peu près analogue à la créosote. Il est bon toutefois d'ajouter

que M. Zeise (1) n'a pas trouvé cette dernière substance dans les produits de la distillation sèche du
tabac.

Quoi qu'il en soit, Mullérus, dans son livre intitulé : *Des Secrets de la médecine*, dit positivement que le suc ou la décoction de tabac est un
préservatif et même un médicament infaillible contre
tous les maux de dents, et qu'il a employé dans
quelques cas et avec succès le sel de tabac dissous
dans du blanc d'œuf.

Au reste, dans la Flandre, il n'est pas rare de voir
employer le remède suivant : dans un petit verre
rempli de genièvre en liqueur on introduit le tuyau
d'une pipe allumée; on chasse la fumée du tabac
par le foyer de la pipe que l'on a recouvert de
linge; le genièvre une fois en ébullition, on cesse
d'y faire arriver la fumée; on laisse refroidir. Cette liqueur, appliquée sur la dent malade, calme à l'instant les douleurs les plus aiguës. (*Le Tabac vengé*,
page 55.) Dans cette opération, la nicotine, principe
actif volatil, la nicotianine, sorte d'huile volatile, et
l'huile empyreumatique provenant de la combustion,
sont dirigées dans la liqueur alcoolique, qui a la
propriété de les dissoudre, de sorte que l'on a ainsi
un moyen de placer directement sur la dent malade
les principes actifs du tabac qui se trouvaient divisés dans sa fumée.

Le tabac a été encore conseillé à l'intérieur contre
la constipation opiniâtre, l'hystérie, la manie, les
fièvres intermittentes, les vers intestinaux, etc.; et
à l'extérieur, contre les bubons, les engorgements
glanduleux, le tétanos, la colique de plomb, l'is-

____

(1) *Ann. de chim. et phys.* 1843, t. IX, p. 115.

churie, la rétention d'urine, le resserrement de l'urètre. Enfin on s'en est servi dans les catarrhes chroniques et dans certaines affections asthéniques des poumons.

PROPRIÉTÉS TOXIQUES ET PHYSIOLOGIQUES DU TABAC.

En présence des nombreuses vertus racontées avec quelque peu d'enthousiasme par les prôneurs du tabac, particulièrement par ceux qui ont le plus anciennement écrit sur cette matière, nous ne devons guère nous étonner de trouver dans la plupart des vieux ouvrages, des recettes propres à faire employer le tabac sous toutes les formes possibles (1) : c'est ainsi qu'il a été employé sous forme de sucs simples ou composés, de bains, de pilules, de conserves, de sirops simples et composés, d'onguents, de potions purgatives, de décoction, d'oxymel, de suppositoires, de lavements, de pessaires, de loochs. On en a fait une eau distillée, une huile médicinale, un baume, des extraits alcooliques et éthérés, un sel par incinération. Enfin il n'était pas de formes pharmaceutiques usitées alors qui ne fussent empruntées pour faciliter l'administration du tabac.

---

(1) Voir *l'Agriculture* et *Maison rustique*, Magnenus, de Prade, etc.

Le tabac est un médicament aujourd'hui tombé en désuétude, parce que les médecins modernes le regardent comme très-infidèle. Cependant on l'emploie encore quelquefois, mais seulement en lavements, à la dose de 2 à 5 grammes seulement, ou bien encore en décoction, à l'extérieur, dans quelques maladies de la peau.

Ce qui n'a pas dû peu contribuer à faire oublier l'emploi du tabac comme agent thérapeutique, ce sont les accidents qui sont survenus à la suite de l'administration de ce médicament héroïque. A l'exemple de plusieurs auteurs, nous pourrions considérablement grossir la liste de ces empoisonnements suivis de mort qui ont été observés plus ou moins anciennement par Hoffmann (1), Ugard, Murray, Ansiaux, etc.; mais nous nous contenterons de rappeler ici les deux faits suivants.

M. le docteur Chantourelle, en 1823, a rapporté une série d'accidents sérieux produits par l'administration d'une infusion de 45 grammes de poudre de tabac. M. Tavignot a signalé un cas de mort qui a suivi de près l'administration du tabac à la dose de 60 grammes. Les symptômes se succédèrent avec une effrayante rapidité dans l'ordre suivant : pâleur, stupeur, pupille dilatée normalement, respiration de plus en plus gênée, intelligence complétement abolie; tremblements convulsifs d'abord des bras, puis des jambes et ensuite de tout le corps, qui allèrent progressivement en augmentant pendant six minutes et auxquels succéda un état d'extrême prostration. Le coma et la résolution de tous les

----

(1) Thèse soutenue aux écoles de méd. de Paris, *Journal écon.*, p. 127, septembre 1755.

membres terminèrent l'agonie. En douze minutes
tout fut fini. Il n'y eut aucun vomissement.

M. le docteur Bouchardat (1) rapproche ces deux
faits avec intention comme fournissant l'occasion de
remarquer que la proportion de 30 grammes de
tabac qui entrent dans le lavement de tabac du
Formulaire des hôpitaux est beaucoup trop considérable. Il faut la réduire à 5 grammes. Il pense
aussi que dans les cas d'asphyxie, la fumée de
tabac est beaucoup plus utile que les lavements, et
ne peut leur être substituée comme on le pense
généralement.

Personne n'ignore que Santeuil, le célèbre poëte,
après avoir bu un verre de vin dans lequel on avait
mis du tabac d'Espagne, fut pris de vomissements
et de violentes coliques au milieu desquelles il ex-
pira.

D'un autre côté, MM. Laycock et Wrigth, tous
deux séparément, ont fait un grand nombre d'observations, longtemps continuées et qui concordent
assez bien, desquelles il résulte que l'usage immodéré du tabac fumé ou prisé peut apporter des changements très-notables dans l'économie animale (2).
Le docteur Liébault (*Recherches sur le tabac*,
thèse, 1851), dit aussi que les organes qui sont le
plus souvent influencés par le principe actif du tabac sont : 1° le système nerveux; 2° les organes
digestifs; 3° les organes de sécrétion; 4° ceux de
la circulation.

L'action du tabac sur les animaux a été étudiée
par MM. Orfila, Brodie et Macartney. Ils ont fait une

---

(1) *Manuel de matière médicale*, Paris, 1846, 2ᵉ édition,
p. 71.
(2) *Ann. d'hyg. et de méd. lég.*, t. XXXVIII, p. 337.

foule d'expériences sur des chiens, des chats et des lapins, et les résultats ont été à très-peu près les mêmes, en introduisant le tabac dans le rectum, dans l'estomac, appliqué sur des surfaces dénudées, sur le cerveau, inséré dans le tissu cellulaire ou injecté dans les veines. De quatorze expériences, M. Orfila tire les conclusions suivantes :

1° Les feuilles de tabac, entières ou réduites en poudre, telles qu'on les emploie journellement dans le commerce, sont douées de propriétés vénéneuses énergiques.

2° Leur partie active paraît résider dans la portion soluble dans l'eau, qui est absorbée et portée dans le torrent de la circulation.

3° Leurs effets délétères paraissent dépendre d'une action spéciale sur le système nerveux, et elles déterminent presque constamment un tremblement général qui s'observe rarement lorsqu'on emploie d'autres poisons.

4° Leur action est beaucoup plus énergique lorsqu'on injecte la portion soluble dans l'anus, que lorsqu'on l'applique sur le tissu cellulaire, et à plus forte raison que dans le cas où on l'introduit dans l'estomac.

5° Indépendamment des phénomènes dont nous venons de parler, elles exercent une action locale capable de produire une inflammation plus ou moins intense.

6° Elles paraissent agir sur l'homme comme sur les chiens.

7° L'huile empyreumatique n'agit pas directement sur le cerveau ni sur le tronc des nerfs, mais elle porte son action sur le système nerveux d'une manière qu'il n'est pas encore facile de déterminer.

'8° L'extrait de *Nicotiana rustica* agit de la même manière que le tabac, mais il est moins actif.

Enfin, une aiguille chargée d'un fil trempé dans l'huile essentielle de tabac et traversant la partie vivante d'un animal, suffit pour le faire périr (Murray). Selon Jaucourt, rien qu'en débouchant la fiole qui la contient, cette huile produit des vomituritions. Quelques gouttes de cette huile mises au contact d'une plaie déterminent des accidents mortels (Redi et Hardens). Albinus, Fontana et Arvers ont fait des expériences analogues sans obtenir les mêmes résultats.

L'huile dont se sont servis ces divers auteurs contenait sans doute de la nicotine; mais il serait intéressant de savoir si la véritable huile essentielle, ou *nicotianine* pure, est vénéneuse d'une manière plus ou moins approchée de la nicotine. On sait que sous l'influence des alcalis elle donne cette dernière base alcaline; il n'y aurait donc rien d'étonnant quand elle serait délétère.

Nous rapporterons plus loin quelques expériences faites par MM. Mélier et Bernard (de Villefranche) pour étudier l'action de la nicotine sur les animaux.

Il ne nous reste plus, pour compléter cet article sur les propriétés toxiques et physiologiques du tabac, qu'à rapporter ici un excellent article sur ce sujet, dû à M. Giacomini. « Pour bien connaître les effets de la nicotiane sur l'homme bien portant, il suffit de jeter un coup d'œil sur les faits les plus triviaux. Nous voyons les feuilles sèches de la nicotiane réduites en poudre, préparées de différentes manières, aspirées dans les narines, chatouiller l'odorat; ces mêmes feuilles, fumées dans la pipe, produire une sorte d'excitation ou d'ivresse; mâchées en petite quantité, faire affluer dans la bouche une grande quantité de salive et picoter l'organe dégustateur. Cette plante occupe aujourd'hui une place considérable dans les habitudes et les besoins de presque tous les peuples. L'habitude diminue de beaucoup et éteint les effets du tabac; de sorte que, pour les observer dans leur pureté, il faut les examiner chez les personnes qui en font usage pour la première fois ou qui en prennent excessivement.

» Chez les priseurs, il faut d'abord distinguer l'effet primitif d'irritation locale dans les narines, qui détermine une cuisson, l'éternument, l'écoulement d'une mucosité par les narines et le larmoiement. Ces effets ne sont pas exclusifs au tabac, une poudre quelconque pouvant les produire par ses seules qualités mécaniques ou chimiques. A côté de ces phénomènes locaux produits par le tabac s'en présentent d'autres; ce sont : une céphalalgie d'abord légère, des étourdissements et une sorte d'ivresse. Il n'est pas nécessaire d'avaler le tabac pour éprouver des nausées accompagnées d'angoisses, à l'estomac et même le vomissement. Il est vrai que ces symptômes ne sont pas de longue durée, quoique Ramazzini les ait vus persister plus ou moins longtemps chez les fabricants de tabac, lesquels éprouvent souvent une toux opiniâtre et des tremblements dans les membres. Un ami du docteur Chomel, en flairant du tabac d'Espagne, tomba en défaillance, et son corps se couvrit d'une sueur froide. Ce sont là les effets dynamiques en opposition avec les premiers; ils sont la conséquence de l'absorption de quelques parcelles de nicotine. Les différentes espèces de tabac offrent des effets soit dynamiques, soit physico-chimiques fort variables. Toujours, cependant, l'intensité de l'un de ces effets est en raison inverse de celle de l'autre. Ces différences de pendent principalement du climat que la plante habite, du terrain où elle végète, de la manière de la préparer, de l'état plus ou moins avancé de sécheresse, etc. On comprend que si la poudre de tabac n'est pas humide, la pituitaire ne peut l'absorber ; alors il n'y a pas d'effets dynamiques, et l'action seulement mécanique consiste dans le chatouillement de la muqueuse ; l'effet inverse a lieu si la poudre est fine et un peu humectée. La fermentation influe beaucoup aussi sur la nature de l'action du tabac, car elle développe des principes salins nouveaux qui irritent les narines et qui donnent lieu à des effets dynamiques divers. J'ai observé qu'à conditions égales, la poudre fermentée chatouille, il est vrai, et irrite vivement les narines, mais produit moins d'effet sur l'encéphale. On peut s'en convaincre en se servant comparativement de la poudre de feuilles non fermentées et de celles de feuilles fermentées au même degré d'humidité.

» L'action mécanique irritante du tabac, chez les fumeurs, est excessivement faible ; on pourrait presque la regarder comme nulle. On se tromperait si on voulait s'expliquer ce fait par la salivation abondante qu'éprouvent les fumeurs. Si on réfléchit qu'en tenant entre ses dents un fétu de paille ou un caillou dans la bouche, la salive est sécrétée en abondance, on doit déduire que le surcroît de sécrétion qui a lieu chez les fumeurs tient à la présence d'un corps étranger entre les dents. Effectivement, on n'éprouve pas de salivation abondante lorsqu'on a l'habitude de tenir la pipe ou le cigare du bout des lèvres. La fumée de tabac n'est pas du tout irritante, je ne cesserai de le répéter, puisque je vois plusieurs personnes en inspirer à pleins poumons sans en éprouver la moindre toux ni la moindre irritation à la gorge; et moi-même, qui ai une aversion prononcée pour la fumée de tabac, je me suis trouvé dans un lieu où l'air était fortement imprégné de vapeurs de nicotiane, et j'ai respiré pendant quelque temps sans autre gêne que l'aversion particulière pour cette odeur. Il en est autrement quand la vapeur de la nicotiane est absorbée. De la langueur générale, de l'engourdissement, un trouble dans les idées, frappent celui qui, pour la première fois, inspire la fumée du tabac ou s'en trouve enveloppé. Il éprouve de la pesanteur à la tête, des vertiges; il chancelle, pâlit, a de fréquentes envies d'uriner, des nausées, des douleurs à l'estomac, une faiblesse générale, du froid à la peau, des sueurs vers le front. Ces phénomènes sont les avant-coureurs du vomissement, qui s'effectue sans aucun soulagement des autres symptômes. On ne doit pas en accuser la salive qu'on aurait pu avaler, car la même chose a lieu chez les personnes renfermées dans des chambres closes, et même aux meilleurs fumeurs qui y restent comme simples spectateurs. Ces symptômes peuvent empirer au point de donner lieu à la défaillance, à l'assoupissement, à l'asphyxie et même à la mort. On connaît le fait relatif aux deux frères dont parle Helwing, qui moururent dans un état léthargique pour avoir vidé, en fumant, l'un dix-sept et l'autre dix-huit pipes de tabac.

» Ceux qui chiquent en éprouvent des effets très-prononcés, savoir : une copieuse salivation, de la chaleur dans la bouche, et quelquefois même une véritable inflammation aux gencives, au gosier, à la langue. Les effets dynamiques en sont fort légers, si l'on n'avale pas la salive; dans le cas contraire, on éprouve les mêmes effets que si l'on prend la nicotiane par la bouche. Les petites doses des feuilles ou du suc de la nicotiane par la bouche augmentent la sécrétion de l'urine; mais, pour peu que la dose soit élevée, la pupille se dilate, il survient de l'obscurcissement dans la vue, des vertiges et une tendance à l'assoupissement. Plusieurs auteurs disent, contradictoirement à ce fait, que la pupille se resserre par l'effet de la nicotiane : nous avons voulu nous en assurer par l'expérience directe, qui nous a prouvé ce que nous venons d'avancer. On éprouve, en outre, des nausées, des vomissements, de la diarrhée, avec tremblement dans les muscles; la figure devient pâle, les extrémités froides; sueurs abondantes sur tout le corps; pouls petit et lent; faiblesse générale; les membres sont comme paralysés; délire, syncope, asphyxie, mort. Tous ces effets, qui se développent en prenant la nicotiane par la bouche, se manifestent d'une manière plus intense encore si elle est appliquée à la peau dénudée de l'épiderme ou dans une plaie. On rapporte des cas de mort par les simples lotions pratiquées sur la tête avec une infusion de nicotiane, dans le but de guérir la teigne, ou appliquée dans d'autres régions pour la guérison d'une autre maladie cutanée. Walterhat a été témoin d'un cas de mort survenue en trois heures par une friction faite avec une préparation de nicotiane. Une malheureuse mère a vu ses trois enfants sur le point de périr en vingt-quatre heures, pour leur avoir enduit la tête avec un liniment de beurre de nicotiane, dans le but de les guérir de la teigne et des poux. » (*Traduct. de la Pharmacol.*, p. 548.)

Nous craignons bien qu'il ne se soit glissé quelque peu d'exagération dans quelques-unes des assertions de M. Giacomini, particulièrement quand il dit que la fumée de tabac n'est pas du tout irritante, et quand, plus loin, il semble se contredire en avançant que les personnes qui restent dans des chambres closes peuvent éprouver de la défaillance, de l'assoupissement, de l'asphyxie, et enfin la mort.

Il y a, ce nous semble, bien des choses à distinguer dans tout ce qui vient d'être dit. La fumée qu'on lance par la bouche contient fort peu de *nicotine*, si tant est qu'elle en contienne; car, volatile à 250° seulement, et engagée d'ailleurs dans l'huile empyreumatique qui l'accompagne, elle arrive dans la bouche du fumeur et s'y condense pour ainsi dire entièrement. Au contraire, la *nicotianine*, plus volatile, a l'odeur du tabac, et son activité, infiniment moins grande que la nicotine, rend raison de la première assertion de M. Giacomini. Mais alors à quoi rapporter cette sorte d'empoisonnement dans le second cas indiqué plus haut? A la nicotianine? C'est au moins douteux, et nous aimons mieux croire que l'air, vicié par l'absence d'une suffisante quantité d'oxygène, ou par la grande proportion de fumée composée d'huile empyreumatique, et surtout d'oxyde de carbone, non pas tant parce qu'elle provient du tabac, puisque toute autre fumée pourrait produire le même effet, est la seule cause des symptômes annoncés par M. Giacomini. Cet observateur s'en est peut-être un peu trop rapporté à l'odeur que produit la fumée du tabac. D'ailleurs, tous les jours on voit des hommes et des femmes même vivre au milieu d'une atmosphère de cette fumée sans qu'elles éprouvent les symptômes qu'il décrit. Enfin, l'exemple des deux frères morts léthargiquement, qu'il semble donner comme preuve à l'appui de ce qu'il avance, ne se sont pas trouvés dans le cas simple qu'il semble indiquer, puisqu'il avoue ingénument qu'ils ont fumé, l'un

dix-sept, l'autre dix-huit pipes de tabac. Nous pensons que ce fait, très-véridique d'ailleurs, doit être
attribué moins à la fumée produite, ou, pour être
plus explicite, à l'atmosphère dans laquelle les victimes étaient plongées, qu'à la forte proportion de nicotine que la muqueuse de la bouche a dû absorber.
(Voir plus loin *Recherches chimiques sur la fumée
de tabac.*)

Mais parce que des accidents toujours regrettables
sont la conséquence d'une mauvaise administration
du tabac, s'ensuit-il que l'on ne doive pas tenter
de tirer parti d'un médicament dont les anciens,
quelque exaltés qu'ils soient, nous ont fait connaître
des propriétés si importantes? Quelle bizarrerie!
les hommes ne font aucune attention aux choses
qu'ils ont sous la main, tandis que les substances
les plus insignifiantes qui viennent de l'étranger
sont l'objet de leurs préoccupations, alors même
qu'elles pourraient être sans utilité possible ou probable. Aujourd'hui que nous possédons des méthodes d'expérimentations que l'on n'employait pas autrefois, il ne serait pas difficile de soumettre le tabac
à une étude minutieuse, afin de savoir au juste à
quoi s'en tenir sur les assertions des médecins qui
ont trouvé au tabac des propriétés qui lui ont valu
les noms d'*herbe sainte*, d'*herbe divine*, d'*herbe
du paradis*, *plante céleste*, *panacée*, etc.

Maintenant, faut-il ajouter une foi entière à ce
que disent quelques médecins ennemis évidents du
tabac? A les en croire, le tabac serait la drogue la
plus pernicieuse qui se pût voir. S'ils examinent
le tabac à priser, ils vous diront qu'il suscite des

(1) *De l'action du tabac sur la santé et de son influence
sur le moral et l'intelligence de l'homme,* par le docteur
B. Boussiron, Paris, 1844.

changements organiques dans le nez (1), que le ca-
tarrhe nasal, coryza, rhume de cerveau sont dus à
la poudre de tabac; que l'ozène est produite par la
même substance; que la fistule lacrymale pourra
bien souvent prendre naissance à la suite de son
usage; que les polypes des fosses nasales reconnais-
sent fréquemment une semblable cause. S'ils abor-
dent la question du tabac fumé, ils vous prouveront
que les fumeurs sont exposés aux plus graves maladies; que ceux des régions humides du Nord meurent
d'hydropisie, d'anasarque; que la pipe à trop court
tube détermine souvent un carcinome de la lèvre
inférieure; que ceux qui en prennent l'habitude
finissent presque toujours par mourir d'un cancer
au pylore; qu'ils ont vu périr une multitude de
fumeurs, jeunes et vieux, d'épuisement, de con-
somption, etc. (Boussiron.)

« *Qui veut trop prouver ne prouve rien,* » et
ce proverbe populaire reçoit ici sa plus juste application. Les médecins qui écrivent ainsi contre le tabac ne nous font pas l'effet de raisonner avec la plus
saine logique. En effet, si toutes les maladies que
nous venons de citer n'avaient pris naissance que
depuis l'emploi du tabac, si elles ne se développaient
que sur les personnes qui font usage de cette substance, nous comprendrions qu'ils fussent en droit de
conclure aux inconvénients signalés; mais bien loin
de là, le coryza, l'ozène, les fistules lacrymales,
les hydropisies, le cancer du pylore, etc., sont des
maladies connues de tout temps, par conséquent le
tabac n'a pu contribuer à leur apparition. Il y a
mieux, c'est que nous ne pensons pas que l'on
puisse prouver que l'usage du tabac prédispose à
telle maladie plutôt qu'à toute autre; il n'existe
aucune statistique sur ce sujet; sans cela les en-

nemis du tabac n'auraient pas manqué de nous la mettre sous les yeux ; ils ne l'ont pas fait, donc elle n'existe pas.

Il ne faudrait pas penser que nous fussions de ceux qui ne veulent pas croire aux maladies précitées chez les priseurs, fumeurs ou masticateurs ; mais nous n'y voyons rien autre chose que de simples coïucidences, et, sous ce rapport, les auteurs auraient pu augmenter leur liste d'un bien plus grand nombre de maladies, puisque, comme nous l'avons dit autre part, le tabac n'est ni une panacée ni un prophylactique universels.

D'ailleurs le tabac, comme substance éminemment active, doit être employé avec précaution, non-seulement dans la pratique médicale, mais aussi dans les usages journaliers que l'on en fait. En matière de tempérament, il y a des capacités aussi diverses pour le tabac qu'il y en a pour le vin et les liquides alcooliques. De même que tel homme ne peut supporter qu'une très-petite quantité de vin, tandis que tel autre peut en boire des quantités effrayantes sans paraître s'en apercevoir, de même aussi il y a des personnes qui ne sauraient fumer plus d'une ou deux pipes ou cigares sans être incommodées, alors que d'autres fument pour ainsi dire toute la journée sans s'en douter.

Là est le secret des bons effets du tabac : pris à doses convenables, il peut être infiniment utile.

Après avoir parlé des effets physiologiques du tabac, il convient de faire la part de l'influence que l'habitude, l'âge, le sexe, le climat et les saisons exercent dans ces effets.

Habitude. — Hippocrate a écrit dans ses aphorismes « qu'il y avait moins de dangers à craindre des choses auxquelles on est habitué depuis longtemps et qui pourraient passer pour mauvaises en elles-mêmes, que des choses auxquelles on n'est pas habitué et cependant meilleures. »

Les exemples abondent de la vérité de ce précepte. On sait que les Orientaux peuvent sans inconvénient prendre de très-fortes doses d'opium. Le fameux Mithridate, roi de Pont, s'était tellement habitué à boire de la ciguë, que cette substance était restée par la suite sans effet sur lui. Dans quelques endroits, la manne, qui est purgative, finit par ne plus agir comme telle, et est au contraire employée comme aliment. Mais de tous les poisons, les végétaux sont ceux qui se prêtent le mieux à cette tolérance excessive de notre tempérament; sans doute parce que leur nature plus complexe les rend d'une décomposition plus facile sous l'influence de la vie et peut-être aussi sous celle des forces organiques nouvelles nées elles-mêmes de l'habitude. Au contraire, les poisons minéraux, quoique pouvant aussi être tolérés, ne peuvent jamais être élevés par l'habitude aux proportions relatives énormes auxquelles les poisons végétaux peuvent arriver.

Le tabac, comme poison végétal, peut donc, par l'habitude, arriver à être employé à des doses très élevées, sans qu'il en résulte d'accidents immédiatement regrettables. Effectivement, nous avons des exemples de personnes qui absorbent par le nez de fortes proportions de tabac en poudre, et de personnes qui fument jusqu'à huit onces de tabac par jour sans en être incommodées; d'ailleurs, non-seulement l'habitude finit par en atténuer considérablement les effets, mais encore, dans le cas de tabac à fumer, il faut dire qu'une grande partie du principe actif est détruit ou volatilisé et perdu pendant la combustion.

Age. — Faut-il accepter comme un bien les idées émises dans ces quatre vers de Barthélemy ?

> On dirait qu'il suffit de ce puissant arome
> Pour mûrir la pensée et compléter un homme,
> Qu'il donne à l'enfant même un aspect de raison,
> Et d'un air juvénil rehausse le grison.

Nous ne le pensons pas, et sauf quelques exceptions rares, nous croyons qu'il faut que l'homme ait passé sa première jeunesse pour essayer de l'usage du tabac. Fénelon a dit que « la jeunesse était la fleur d'une nation, et que c'était dans la fleur qu'il fallait cultiver le fruit. » Cette pensée est extrêmement juste, et c'est pour cela qu'il faut laisser l'homme se former lentement, de façon à ce qu'il puisse jouir de toutes les sensations nouvelles que développent chez lui les changements d'âge, de tempérament, de milieux et de circonstances diverses. C'est par ces jouissances qu'il apprend la vie, et s'il ne les a pas éprouvées, il arrive à la maturité de l'âge comme ces fruits avortés qui mûrissent plus tôt que les autres sans acquérir les excellentes qualités qui les font rechercher. C'est donc à la sollicitude paternelle qu'est dévolue l'obligation de surveiller l'enfant, afin d'arriver à en faire un homme dans les conditions que nous avons indiquées et qui résument la plus grande somme de bonheur que nous puissions nous procurer ici-bas.

Quand l'homme est arrivé à l'état adulte, les impressions que font en lui l'usage de certaines substances ne peuvent plus autant s'opposer au développement de ses forces physiques ou morales. Mais c'est surtout dans la vieillesse que le tabac devient d'un usage utile. Loin de détruire la mémoire,

comme l'ont avancé sans preuves quelques auteurs
ennemis du tabac, au contraire, il paraît qu'il la ré-
veille ou la réchauffe, ou bien encore qu'il stimule la
volonté qui préside aux actes cérébraux, et toutes
ses joies comme toutes ses peines peuvent être rap-
pelées à ses souvenirs : alors il se reporte encore à
une époque qui n'est plus, mais qui, par cela même
qu'elle lui rappelle sa jeunesse avec les impressions neuves et saisissantes qui l'accompagnaient, est
encore pour lui un moment de bonheur ; car, il faut
bien le reconnaître, ces souvenirs de jeunesse portent toujours dans l'esprit un regret, et un regret
de cette nature n'est jamais sans quelques charmes.

Mais pour obtenir de l'usage du tabac les avantages que nous signalons, il faut user de bien des
précautions ; il faut n'en point faire un abus qui
serait tout aussi dangereux chez les vieillards que
chez les enfants ; il faut enfin qu'une habitude contre nature ne soit pas venue émousser ou détruire
cette sensibilité sans laquelle les impressions ne
sauraient se produire.

Sexe.—Nous avons dit autre part que dans beaucoup de contrées les femmes fument presque autant
que les hommes. En Amérique, un grand nombre
de dames fument le cigare de Virginie ou de la Havane. Les Indoues du Guzurate fument leur *zerda-
tambakou* avec autant de plaisir que les sultanes et
les odalisques leur *ienidgé-kara-sou*. En Europe,
particulièrement en France, les lorettes de nos jours
ne se font nul scrupule de fumer la cigarette, ne
craignent pas de humer la fumée d'un cigare, et vont
quelquefois même jusqu'à affronter l'usage de la pipe ;
mais c'est bien souvent plus par esprit d'imitation pas-
sagère ou de fanfaronnade que de passion bien déter-

minée. Ici, c'est plutôt par convenance que par
horreur de l'odeur du tabac, que cette habitude n'est
pas arrivée chez les femmes, car il n'est pas rare
de trouver des élégantes suivant, pour ainsi dire, à
la piste un fumeur, afin de jouir de l'arome de son
cigare. Keylius a écrit, en 1715, que fumer n'était
nullement contraire au décorum ni pour les
hommes ni pour les femmes : *non herbæ nico-
tianæ usus levis notæ maculam contrahat.* Enfin
Beintema, de Francfort-sur-le-Mein, prétendait que
le tabac n'était pas plus nuisible à un sexe qu'à
l'autre. (Grenet.)

Climats, saisons. — Ces circonstances ne paraissent pas avoir une grande influence dans l'usage
que l'on fait du tabac, puisque l'on fume à peu près
autant dans le Midi que dans le Nord; mais les effets sont généralement une conséquence du caractère si différent de ces deux classes d'hommes :
ainsi, tandis que dans le Nord le tabac agit sur
l'homme en exagérant son silence et son aptitude à
la réflexion, au contraire, dans le Midi, il exalte
son esprit, qui se répand au dehors sous mille formes plaisantes ou légères, mais rarement profondes.
Toutefois, si nous abordons la question d'hygiène,
nous pouvons reconnaître que le tabac est plus utile
sous les latitudes tempérées ou froides et humides
que dans des pays plus méridionalement exposés;
c'est en vertu des mêmes causes qu'il sera plus
utile par les temps froids que par les temps chauds,
par l'humidité que par la sécheresse. Ce sont encore
les mêmes causes qui font qu'il convient mieux aux
marins, aux pêcheurs, aux chasseurs, aux gardiens
de nuit, en un mot, à tous ceux qui sont placés
dans des conditions de froid et d'humidité. En effet.

les pertes occasionnées par la salivation ou par l'é-
vacuation des mucosités nasales sont à peu près con-
tre-balancées ou rétablies par l'absorption de la vapeur aqueuse contenue dans l'air froid et humide.

Dans l'été, surtout par les grandes sécheresses,
il est clair que l'appel des fluides par la bouche ou
les narines, en s'ajoutant aux pertes occasionnées
par la sueur et la perspiration insensible de la peau
et de la membrane pulmonaire, doivent finir par
épuiser. Si cette perte de liquides est portée trop
loin, si l'économie refuse de répondre à l'appel fait
à la bouche ou aux narines, ces parties se dessè-
chent ainsi que l'arrière-gorge, et le besoin de boire
se fait sentir. A la vérité, ceux qui ne crachent en
fumant ni ne mouchent en prisant, résistent mieux
à la sécheresse; mais, en retour, ils sont privés du
bénéfice d'une évacuation qui peut devenir nécessaire dans de certaines dispositions anormales.

DE LA FABRICATION DU TABAC

AU POINT DE VUE DE L'HYGIÈNE.

Bien que cette question se lie intimement avec
celle que nous venons de traiter, cependant elle a
une telle importance que nous avons cru devoir en
faire un article à part.

La manière prodigieuse dont l'usage du tabac s'est
répandu dans tous les pays et dans toutes les clas-

ses de la société a dû nécessairement éveiller, surtout en France, l'attention de l'autorité quant à ce
qui concerne son action sur l'économie. Ne fût-ce
même qu'envisagé au point de vue de l'hygiène, le
monopole du tabac par l'État était assurément une
chose utile, car la bonne santé de son peuple est
une cause de force et de prospérité pour le pays.
Comprenant sans doute cet immense intérêt, Napoléon résolut de n'avoir qu'une seule manière de faire,
et la fabrication des tabacs dans toute la France
fut soumise à un même mode de fabrication. C'était
enlever aux divers fabricants d'alors la possibilité
de faire consommer une denrée devenue de première utilité, ayant des qualités et des propriétés
très-diverses selon la manière dont on la fabriquait,
les substances qui la composaient et la cupidité plus
ou moins prononcée des fabricants ou des débitants.
En vertu de cette mesure, le mode opératoire qui
fournit les meilleurs tabacs préparés a été adopté
dans toutes les manufactures, et c'est à peine si l'on
peut observer quelques différences sensibles dans les
produits, différences qui tiennent soit à des idées
particulières des chefs des établissements dans quelques détails de manipulation, soit surtout à la nécessité où ils sont de se conformer au goût ou aux besoins des consommateurs des départements où ils
envoient leurs produits.

L'influence de la fabrication du tabac n'est pas la
même dans toutes les manufactures, et cette différence doit être attribuée à ce que dans les unes
on fabrique toutes les espèces de tabacs, tandis que
dans les autres on ne fait que des cigares ou des
carottes.

Depuis l'institution du monopole, le gouvernement
a eu soin d'attacher des médecins aux divers éta-

blissements , afin qu'ils pussent examiner les ouvriers, soit à leur entrée, pour constater leur bon état
de santé et refuser les valétudinaires ou ceux qui
pourraient être atteints de maladies contagieuses, soit
pendant leur séjour dans la manufacture, et leur
donner, au besoin, les soins ou les conseils que leur
état réclamerait. Pendant longtemps on n'a exigé
d'eux que les soins que nous venons de signaler ;
mais aujourd'hui leur mission est plus étendue.
Chaque année les médecins sont tenus de consigner
dans des rapports circonstanciés les observations
qu'ils ont pu faire sur la santé des ouvriers, sur les
maladies qui se présentent et sur les diverses par-
ticularités qu'offrent ces maladies. De cette façon
l'administration prouve son zèle pour les ouvriers
qu'elle emploie et les intérêts qu'elle a entre les
mains. Il serait bien important qu'une pareille mesure fût appliquée à tous les établissements qui
occupent un grand nombre d'ouvriers. Ce serait, dit
M. Amb. Tardieu (1), le meilleur moyen de réunir,
sur l'influence des professions, des renseignements
précis que l'hygiène saurait mettre à profit et que
pourrait consulter le législateur lui-même, heureux
quelquefois de s'inspirer des conseils de la médecine
et de l'hygiène. Déjà M. le vicomte Siméon, directeur général de l'administration des tabacs, a, dans
un travail intéressant, rassemblé les renseignements
fournis par le médecin dans le courant de l'année
1844, indépendamment des questions étrangères à
l'hygiène publique et qu'il résume sous les trois chefs
suivants : 1° les ateliers et leur tenue ; 2° les mala-

---

(1) *Diction. d'hygiène publique et de salubrité*. Paris,
t. III, p. 463.

dies et les accidents observés dans l'année; 3° les effets du tabac sur la santé des ouvriers (1).

Relativement à cette dernière question, la seule qui doive nous occuper ici, et malgré les accidents attribués aux émanations du tabac par Ramazzini, Fourcroy, Cadet Gassicourt, etc., les observations des médecins sont unanimes pour établir que le tabac ne produit que peu d'effets sensibles sur les ouvriers qui se livrent aux diverses manipulations du tabac, alors même qu'ils n'y sont pas habitués. D'ailleurs ces effets sont passagers, et les ouvriers ne tardent pas à n'en être plus impressionnés. Les deux ateliers où se sont plus particulièrement fait remarquer cette influence du tabac sur la santé des ouvriers sont celui où se fait la dessiccation du scaferlati, dont les émanations paraissent exercer sur quelques sujets d'une sensibilité nerveuse très-prononcée une impression réelle et plus ou moins durable, et celui où se produit la fermentation en masse des feuilles hachées destinées à la préparation des tabacs à priser. Néanmoins les effets observés sont assez rares pour que l'on n'en doive pas moins considérer le travail de la fabrication comme n'étant nullement de nature à nuire à la santé des ouvriers.

Les malheureuses épidémies cholériques de 1832, 1849 et 1853 sont en quelque sorte venues justifier cette manière de voir. Il est certain que l'on n'a pas remarqué que les débitants de tabacs aient été plus atteints par le fléau que les autres classes de marchands. Il y a mieux : c'est qu'en consultant la savante statistique de M. Blondel, inspecteur de l'ad-

(1) *Rapport à M. le ministre du commerce.* (*Ann. d'hygiène et de méd. lég.*, t. XXX, p. 243.)

ministration générale de l'assistance publique (1), on
trouve au tableau 24 que les ouvriers aux tabacs n'y
figurent que pour un très-faible nombre. En effet,
il n'est entré dans les hôpitaux que 5 hommes et
19 femmes; total : 24. Il en est sorti guéri 3 hommes et 14 femmes; en tout : 17, ce qui fait pour
les décès 2 hommes et 5 femmes; total : 7. Enfin,
tandis que pour les journaliers la mortalité a été de
53 0/0, elle n'a été que de 29 0/0 pour les ouvriers
aux tabacs. En un mot, il résulte du relevé de
M. Blondel que ces ouvriers sont de ceux qui non-seulement ont été moins souvent atteints, mais encore sur
lesquels la maladie a sévi avec le moins de rigueur.

D'un autre côté, dans une note extraite des *Travaux hygiéniques de la Société de médecine de Rio
de Janeiro*, M Aug. de Saint-Hilaire (2) nous dit que
la commission chargée d'examiner la valeur d'une
plainte faite à l'occasion d'établissement de fourneaux par les fabricants de tabac, a prouvé que,
malgré la confection défectueuse de ces fourneaux,
les maladies indiquées se réduisaient à quelques sensations désagréables et à une irritation d'organes
déjà affectés ; que le voisinage de ces fabriques n'oc-
casionnait aucune maladie véritablement grave, et
que l'habitude détruisait bientôt les inconvénients
que ce voisinage pouvait avoir d'abord pour la santé ;
enfin que le nombre des morts et des maladies qui
avaient eu lieu depuis quatre ans dans le quartier
où ces fabriques sont établies, n'a offert aucune différence avec celui des maladies et des décès signalés
dans les autres quartiers de la ville.

---

(1) Rapport sur l'épidémie cholérique de 1853-1854. Paris,
1855.

(2) *Note sur l'innocuité des fabriques de tabac*, Ann.
d'hyg. et méd. lég., t. X, p. 191.

Enfin M. le docteur Berruti, professeur de physiologie à l'université de Turin, a publié dans les actes de l'Académie médico-chirurgicale de son pays un mémoire intitulé : *De l'usage du tabac, et de la santé des ouvriers qui travaillent dans les fabriques de ce produit*. Dans ce travail, l'auteur soutient, d'après un grand nombre d'observations recueillies par lui-même, que tout ce qu'on a écrit sur l'influence malfaisante du tabac chez les ouvriers des fabriques de ce produit et chez ceux qui le vendent en détail, ainsi que chez les personnes qui en font usage pour fumer, priser ou mâcher, est exagéré, erroné même, les maladies ou les accidents que l'on a attribués au tabac étant indépendants de l'influence de cette substance.

Dès le début de son introduction en France, le tabac ayant été considéré comme une drogue active, les apothicaires seuls avaient le droit de le vendre. En 1635, son usage dans les lieux publics était interdit sous peine d'amende, de prison ou de fouet. Un siècle plus tard, quand le tabac fut devenu d'un usage général et journalier, quelques médecins, entre autres Ramazzini, prétendirent que la fabrication du tabac exerçait sur les ouvriers les effets les plus funestes, et cet avis fut partagé par un grand nombre de personnes. Cependant, il y a vingt-cinq ans environ, le docteur Parent-Duchâtelet accepta avec exagération une opinion contraire, puisque, selon lui, il ne serait pas de substance plus innocente.

L'administration des tabacs se compose aujourd'hui d'hommes éclairés qui se recrutent parmi les chimistes les plus distingués, les meilleurs médecins et les élèves de l'École polytechnique ; il en résulte que la question des tabacs doit être étudiée sous toutes ses faces. Aussi le gouvernement déférait-il à l'Académie de médecine, il y a une douzaine d'années, un résumé d'observations médicales, en la consultant sur la valeur de ces observations. Les commissaires (MM. Loiseleur-Deslongchamps et Mélier, rapporteur) ont examiné par eux-mêmes les faits et les questions qui leur étaient présentés, et ils ont constaté une amélioration importante résultant particulièrement de l'application de la vapeur dans le travail général de la manufacture. Autrefois, dit M. Mélier (1), les ouvriers employés à la fabrication du tabac étaient affectés de certaines maladies ; presque tout s'y faisait par la main des hommes ; maintenant c'est la vapeur qui hache, qui torréfie, qui moud, qui tamise. En un mot, on n'a rien négligé pour éloigner les dangers qui accompagnent les manipulations diverses auxquelles cette substance est soumise avant d'être livrée à la consommation. On comprend combien ces changements ont dû faire disparaître d'effets nuisibles, et s'il en subsiste encore, c'est que sans doute ils sont inhérents à la matière travaillée ; ils devaient être plus sensibles autrefois, bien qu'alors Parent-Duchâtelet se refusât obstinément à les reconnaître.

Malgré ces améliorations, M. Mélier pense qu'il s'en faut de beaucoup que la fabrication du tabac soit complétement exempte de toute action sur les ouvriers. On concevrait en effet difficilement qu'elle pût être sans inconvénients, quand on vient à pen-

---

(1) *Rapport sur un document officiel adressé à l' \cademie de médecine par M. le minist\`e de l'agriculture et du commerce, touchant la santé des ouvriers employés dans les manufactures de tabac.* (Bulletin de l'Académie royale de médecine, t. X, 1844-45, p. 569.)

ser que les propriétés de la plante sont dues à un principe volatil extrêmement actif qui, isolé sous le nom de narcotine, constitue un des plus violents poisons que l'on connaisse. Voilà pourquoi beaucoup d'ouvriers en ressentent les effets. Ces effets consistent : les *primitifs*, dans une céphalalgie plus ou moins intense accompagnée de mal de cœur et de nausée, perte de l'appétit et du sommeil. diarrhée; ils durent de huit à quinze jours, puis disparaissent d'ordinaire; les *consécutifs*, dans une altération particulière du teint qui prend une nuance grise. Il faut dire que ce dernier effet ne se prononce que sur un petit nombre d'ouvriers, après un temps assez long et seulement dans certains ateliers. M. Mélier suppose qu'il se lie à un état particulier du sang dû à l'absorption des principes du tabac, et cette idée est appuyée de plusieurs considérations.

Les accidents que nous venons de signaler ne s'observent fréquemment que chez les ouvriers qui défont les masses et plus encore chez ceux qui travaillent aux cases. Au contraire, les ouvriers occupés à époularder, à écoter, à mouiller, à hacher ou à mettre en cigares sont à peu près exempts d'accidents.

Dans l'atelier des cases, le travail est extrêmement pénible et ne saurait être longtemps continué; heureusement il n'a lieu qu'à de certains intervalles. On a d'ailleurs soin de changer les ouvriers et d'alterner la nature des travaux. Enfin on a la précaution de n'y admettre que les hommes les plus forts et les mieux acclimatés. C'est dans cet atelier que se produit le teint gris dont nous avons parlé et qui s'annonce par des diarrhées abondantes, de l'insomnie et une agitation fatigante, des nausées, la perte de l'appétit et l'amaigrissement.

Voici ce que l'observation a fait découvrir sur les ouvriers dont le teint s'altère ainsi. Ce n'est pas une simple décoloration ou une pâleur ordinaire. Les individus revêtent un aspect gris terne qui tient à la fois de la chlorose et de certaines cachexies. Un œil exercé pourrait jusqu'à un certain point reconnaître à la physionomie ceux qui ont longtemps travaillé dans les manufactures de tabac. Cet aspect, en effet, ne s'observe que chez quelques anciens ouvriers de la fabrique, surtout chez ceux qui y ont beaucoup séjourné et ont passé par tous les travaux qui s'y font M. le docteur Hurteaux, médecin de la manufacture de Paris, estime que deux ans au moins sont nécessaires pour que cet état se manifeste. Il est impossible que de pareils changements ne soient pas produits par une sorte d'intoxication, à laquelle toutefois les ferrugineux remédient suffisamment pour rendre aux ouvriers leur coloration première. M. Stolz a observé un fait qui rend bien évidente l'absorption des émanations du tabac. Une femme vint faire ses couches à la clinique de Strasbourg; pendant la lente évacuation des liquides amniotiques, on leur reconnut l'odeur forte, particulière et pénétrante du tabac en fermentation, et la femme, interrogée alors, déclara qu'elle était ouvrière dans un magasin de tabac.

D'un autre côté, M. Hurteaux a remarqué que lorsqu'on saignait les ouvriers de la manufacture, il était bien rare de voir le sang former une couenne, ou bien, s'il s'en formait, elle était mince et le caillot était mou d'ordinaire Ce médecin est disposé à croire que cette intoxication a pour effet de modifier le sang au point de faire disparaître une partie de la fibrine, et ce qui le confirme dans cette opinion, c'est que les ouvriers qui travaillent le tabac sont souvent atteints de congestions qui ont toujours quelque chose de plus ou moins passif et qui réclament la saignée. Les femmes paraissent être plus sujettes à ces effets, qui se révèlent chez elles par des menstruations plus abondantes et plus fréquentes que d'ordinaire, constituant parfois de véritables pertes. M. Félix Boudet, sur la prière du docteur Mélier, a analysé le sang provenant d'une saignée faite à un ouvrier de la manufacture, mais il n'y a rien trouvé de particulier ; au contraire, les expériences auxquelles il s'est livré sur les urines l'ont porté à penser que la nicotine y existe réellement, bien que pourtant il n'ait pu en obtenir des quantités appréciables.

Malgré ces effets du tabac sur les ouvriers, M. Mélier a bien soin d'ajouter qu'ils sont loin d'être aussi graves qu'on le supposait autrefois. L'action du tabac sur les ouvriers, dit-il, bien que réelle, n'est pas telle qu'il faille voir dans sa fabrication une chose éminemment nuisible et dangereuse ; ce n'est rien de comparable, par exemple, au plomb ou au mercure ; il n'en résulte ni coliques violentes, ni paralysies, ni tremblements comme de la part de ces métaux ; il n'y a même pas, à bien dire, de maladie déterminée ; mais il y a des effets physiologiques bien certains et tels qu'on devait les attendre de la substance dont il s'agit et d'après ses propriétés connues.

Enfin on a dû chercher à savoir si les ouvriers employés dans les manufactures de tabac vivaient moins longtemps que tous les autres ouvriers en général, ainsi que l'ont avancé quelques auteurs anciens et ce qui a été contredit par Parent-Duchâtelet (1).

---

(1) **Mémoire sur les véritables influences que le tabac peut

Si l'on observe que la population se renouvelle incessamment dans ces établissements par des rentrées et des sorties, on comprendra qu'il soit difficile de savoir au juste à quoi s'en tenir. Néanmoins M. Mélier a constaté, à la manufacture de Paris, la présence de vieillards qui avaient passé à peu près toute leur vie à travailler au tabac. A la vérité, ce ne sont pas de beaux vieillards; la plupart sont asthmatiques ou du moins ont l'haleine courte; mais on sait que cette affection est très-souvent l'attribut de la vieillesse. Mais de ce qu'en général il est reconnu que le travail du tabac ne cause que rarement des accidents, et malgré les importantes modifications apportées dans ce travail par l'administration, il ne s'ensuit pas qu'il faille déclarer que ce travail soit complétement innocent; c'est l'avis émis par M. Mélier et en même temps celui de M. Pointe, médecin de la manufacture de Lyon.

Le rapport de M. Mélier, fait avec la plus sage impartialité, établit qu'en toutes choses il ne faut rien exagérer, et que si quelques inconvénients naissent des émanations du tabac, il se fait une compensation plus que suffisante pour que l'on ne puisse pas regarder la fabrication du tabac comme devant être rangée au nombre des établissements réputés insalubres. M. Mélier fait avec raison observer qu'il n'y a rien de surprenant ni de contradictoire à penser qu'une substance comme le tabac présente quelques effets salutaires à côté des inconvénients qu'on lui reconnaît. La plupart de nos agents théra-

---

avoir sur la santé des ouvriers aux différentes préparations qu'on lui fait subir. (*Ann. d'hygiène et de méd. lég.*, t. Ier, p. 169.

peutiques ne doivent-ils pas aux mêmes éléments, et les vertus salutaires qui les font rechercher, et les propriétés toxiques qui les rendent redoutables?

L'action du tabac, si peu nuisible qu'elle soit sur les ouvriers, ayant été constatée, on a dû chercher les moyens les plus propres à y remédier. Les principaux qui aient été proposés consistent dans l'emploi de voiles de gaze placés devant la bouche et les narines; la respiration fréquente d'un air frais; le lavage de la figure avec de l'eau froide, de la bouche avec du vinaigre ; l'usage à l'intérieur de boissons émollientes, adoucissantes ou acidulées avec un peu de vinaigre, et de vomitifs destinés à faire rendre la poussière de tabac qui aurait pu être avalée. Mais ces moyens sont insuffisants ou d'un emploi difficile chez des ouvriers. Quant au vomitif, il ne peut être que rarement employé, et très-souvent il pourrait ajouter encore à la série d'accidents qui se seraient manifestés.

« Les meilleurs moyens, dit M. Amb. Tardieu (*loc. cit.*, p. 473), pour remédier à l'action nuisible que peuvent déterminer dans l'économie les émanations qui se dégagent dans ces ateliers, paraissent être : 1° de mettre en usage un mode de fabrication qui s'accompagne d'un dégagement de poussière très-peu considérable ; 2° de favoriser, par des moyens physiques, la sortie de l'établissement de la quantité de cette poussière qui sera restée dans l'air; 3° enfin, d'éloigner de ce genre de travail tout individu qui serait valétudinaire ou d'une trop grande susceptibilité nerveuse.

» On atteindrait le premier but en faisant travailler le tabac à l'état humide : plus il est sec, plus il se dégage de cette poudre fine; ainsi, durant le mois d'août 1827, on livra aux ouvriers de la manufacture, du tabac beaucoup moins humide que de coutume; plusieurs d'entre eux tombèrent malades et déclarèrent qu'ils devaient leur indisposition à cette circonstance. Quant à la quantité de cette matière pulvérulente qui se répand autour des ouvriers, quelle que soit la perfection des moyens qu'on emploie dans la fabrication, on en débarrasserait leur atmosphère par les moyens suivants : il faut d'abord que les ateliers soient grands relativement au nombre d'ouvriers qu'ils doivent contenir, qu'ils soient ouverts du nord au midi, afin que par de simples courants d'air ils puissent être balayés de cette poussière qui s'établit partout et qui y séjournerait indéfiniment si l'on n'avait pas le soin d'en favoriser la sortie. Cette ventilation doit être faite en l'absence des ouvriers, et renouvelée deux fois par jour : les fenêtres des ateliers doivent être vastes et s'étendre en hauteur depuis le sol jusqu'au plafond. Enfin, on favorisera la sortie permanente de la poussière du tabac des ateliers où elle est abondante, en y construisant des fourneaux dits *d'appel.* »

Nous terminerons ce qui a trait à cette question en rapportant textuellement les conclusions d'un rapport fait à M. le ministre de l'intérieur par M. Dieudonné, au nom de la commission de salubrité de Bruxelles (1) :

« 1° Il n'est pas rare qu'un ouvrier qui débute dans une fabrique de tabac ne soit accoutumé, au bout de quelques jours, aux émanations de cette plante.

---

(1) Note communiquée à l'Académie de médecine par M. Chevallier. (*Bulletin de l'Acad. royale de méd.*, t. X, 1844-45, p. 785.)

» 2° Ceux qui éprouvent quelques dérangements dans la santé sont peu nombreux et forment pour ainsi dire exception.

» Les symptômes qu'ils éprouvent sont les mêmes que ceux que l'on ressent lorsque l'on fume pour la première fois, c'est-à-dire des nausées, des vomissements, de la diarrhée, des vertiges.

» 3° Les ouvriers qui évitent le refroidissement subit et mènent une vie régulière et sobre vivent généralement aussi longtemps que tout autre individu.

» 4° Il est sans exemple dans les fabriques d'Anvers, qu'un ouvrier soit mort du narcotisme sous l'influence des émanations du tabac. Il serait cependant imprudent de s'endormir dans un endroit où de grandes masses de tabac se trouvent en fermentation et où l'air ne se renouvellerait pas, comme dans les étuves, mais surtout dans les magasins aux carottes, l'action délétère des narcotiques étant généralement plus puissante pendant le sommeil. »

Enfin, nous rappellerons qu'après avoir observé l'anéantissement, la subite et profonde prostration qui suivent l'emploi du tabac chiqué ou fumé par un individu qui n'en a pas l'habitude, M. Londe a été étonné de voir que l'on n'ait jamais pensé à employer l'une ou l'autre de ces pratiques de préférence à la saignée, dans les cas où il s'agit de paralyser sur-le-champ les forces musculaires d'un malade, dans la réduction de certaines luxations, par exemple. Ce moyen, dans ce cas, atteindrait mieux et plus rapidement que tout autre le but qu'on se propose (1). Nous verrons plus loin, en parlant du *Nicotiana glauca*, que son suc est connu,

____

(1) *Dict. de méd. et de chir. prat.*, t. **XV**, p. 244.

dans le sud de la Bolivie, pour priver complétement, pendant quelque temps, de l'usage des facultés motrices.

L'administration du tabac doit se faire avec la plus grande prudence. Le plus souvent, à l'extérieur, on l'emploie en décoction, infusion, etc., pour faire des lotions ou des fomentations. La dose est alors de 2 à 8 grammes que l'on ne doit pas dépasser, surtout pour les lavements. A l'intérieur, on l'emploie en décoction, mais on ne doit jamais aller au delà de 2 grammes dans les vingt-quatre heures, et l'on peut commencer par une dose bien plus faible. En poudre, on emploie le tabac à la dose seulement de 5 ou 10 centigrammes ; on mélange aussi cette poudre à de l'axonge pour en faire des pommades. Si les feuilles sont fraichement séchées, il faut se tenir dans les proportions précitées; si elles sont vieilles, et surtout *travaillées*, pour servir comme tabac à priser, à fumer ou à chiquer, il faut diminuer cette dose ; dans tous les cas, il faut surveiller l'effet du tabac administré; voir s'il n'est pas absorbé en trop grande quantité; s'il ne produit pas de nausées, de vomissements, d'assoupissements, etc., et, dans ce cas, en diminuer les doses ou même en suspendre l'administration. On ne doit pas oublier que le tabac est doué d'une puissante action sur l'économie, et que ses effets peuvent être très-dangereux (1).

Le tabac présente un phénomène singulier sur les personnes qui sont habituées à son usage, et peut servir de criterium du retour de leur santé quand ils ont été malades : cet effet n'est pas à négliger.

---

(1) **Mérat** et **Delens**, *Dict. de thérap.*, t. **IV**, p. **619**.

Lorsque les affections sont graves, les malades cessent d'en sentir le besoin, même lorsqu'ils pourraient en prendre. Dès que la maladie s'amende et que la guérison doit avoir lieu, la nécessité d'en faire usage se fait sentir de nouveau ; et ce retour aux anciennes habitudes est un signe du plus heureux augure (1).

SECOURS A DONNER AUX PERSONNES EMPOISONNÉES PAR LE TABAC.

Puisque le tabac est une substance qui occasionne des accidents quelquefois si déplorables, nous devons dire un mot des moyens qui ont été préconisés pour y remédier. Les médecins italiens, ne considérant le tabac que comme un agent *hyposthénisant* des plus énergiques, recourent à de puissants excitants pour enrayer les effets dynamiques produits : parmi les excitants, les principaux sont l'éther, l'alcool, le vin, la cannelle, la muscade, le thé, le café, etc., etc. Mais les médecins français n'ont pas une entière confiance dans ces moyens, et préfèrent avoir recours à la médication conseillée par Orfila. Elle consiste essentiellement dans l'administration de puissants évacuants. Quand le tabac a été pris depuis peu de temps, et s'il n'a pas déterminé de vomissements abondants, on administre 10 à 15 centigrammes d'émétique ou tartre stibié, et 10 ou 12 décigrammes d'ipécacuanha en poudre, délayés dans très-peu d'eau, afin d'éviter l'introduction de

---

1) *Dict. des sciences médicales.*

liquide, et, autant que possible, l'absorption de la substance toxique. Pour peu que le vomitif tarde à produire son effet, on le seconde en titillant le gosier avec les barbes d'une plume.

Quand le tabac a été pris depuis quelque temps déjà, et que l'on peut soupçonner qu'il a pénétré dans le tube intestinal, on fait prendre au malade un éméto-cathartique formé de 10 à 15 centigrammes d'émétique et de 30 à 45 grammes de sulfate de soude; on administre en même temps des lavements purgatifs.

Si par ces moyens on est parvenu à expulser la substance vénéneuse, et si des symptômes de congestion cérébrale apparaissent, on doit immédiatement pratiquer une saignée, que l'on fera de préférence à la veine jugulaire, et que l'on renouvellera selon l'avantage qui en aura été obtenu et le tempérament de l'individu. Il en serait de même dans le cas où les évacuants n'auraient rien produit et où la congestion cérébrale se manifesterait; ensuite on fera prendre des boissons acidulées, particulièrement de l'eau très-légèrement vinaigrée, que l'on donnera par faibles doses. C'est surtout immédiatement après l'expulsion du poison que cette pratique est efficacement mise en œuvre; mais quand l'intoxication date déjà de vingt ou trente heures, elle est à peu près inutile. Enfin, s'il survient des phénomènes inflammatoires, on aura recours à une médication antiphlogistique.

Quand l'empoisonnement s'est produit par l'extérieur, les mêmes moyens devront être employés, à l'exception des évacuants; on aura soin, en outre, de pratiquer une ligature au-dessus de la partie empoisonnée, et de cautériser la plaie, afin de s'opposer autant que possible à l'absorption de la substance toxique et à son transport dans le torrent de la circulation. On pourra recourir aussi à l'usage des ventouses sur cette même surface, pour obtenir le résultat que l'on recherche (1).

M. Lenoble, de Montevidéo, pense que la respiration du chlore gazeux pourrait être utilement employé dans les cas d'empoisonnement par le tabac ou la nicotine.

DESCRIPTION BOTANIQUE

DES

PRINCIPALES ESPÈCES DE NICOTIANES EMPLOYÉES A LA FABRICATION DES TABACS.

Si le duc de Guise avait pu savoir que le tabac avait été introduit pour la première fois en France par André Thevet, et s'il avait connu les usages établis en histoire naturelle, à coup sûr le tabac, au lieu de se nommer *Nicotiane*, se fût appelé *Therétiane* ou *Thevétie*, et Tournefort, au lieu de donner au genre entier le nom de *Nicotiana* adopté par Linné, en eût fait le genre *Thevetia* ou *Thevetiana*. Le nom de Nicot n'eût plus été que secondaire ou même peut-être n'eût pas paru dans les noms qui servent à désigner la plupart des espèces de tabac. Si l'on tenait à être juste, il faudrait réformer la nomenclature des diverses espèces de ta-

---

(1) Orfila, *Traité des poisons*, 3ᵉ édition, t. II, p. 200.

bac, et pour donner à Nicot la part de gloire qui lui revient, substituer au mot *auriculata* le mot *Nicotia* ou *Nicotiana*, si l'on tenait, par euphonie, à allonger le mot d'une syllabe. Dans ce cas, voici comment se transformerait la nomenclature des diverses espèces de tabac : ce sont celles seulement dont nous donnerons les caractères, parce qu'elles sout plus communément employées à la fabrication des tabacs.

Thevetia	tabacum,
—	fruticosa,
—	macrophylla,
—	chinensis,
—	nicotiana (1),
—	paniculata,
—	glauca,
—	rustica,
—	suaveolens,
—	persica,
—	repanda
—	quadrivalvis.

Malheureusement, plusieurs raisons s'opposent actuellement à ce changement. D'abord, le mot *Nicotiana* est tellement usité qu'il y aurait quelque inconvénient à le remplacer par un autre ; d'ailleurs, il est le premier employé, et, selon l'usage établi en histoire naturelle, c'est lui qui doit prévaloir. D'un autre côté, le mot *Thevetia* a été employé par Linné pour désigner un petit genre de plantes appartenant à sa tétrandrie monogynie, à la famille des Apocynées, tribu des Ophyoxilées, et comprenant

____

(1) Au lieu de *Th. auriculata.* Il parait que c'est cette espèce qui a été primitivement importée en France par Nicot. (*Bon jardinier*, 1855, p. 1293.)

trois espèces, qui sont : le *Thevetia pinnata,* le *T. ne-riifolia,* Juss., et le *T. Ahouai.*

Quoi qu'il en soit, le genre *Nicotiana* appartient à la classe des infundibuliformes de Tournefort; à la pentandrie monogynie du système sexuel de Linné; aux dicotylédones monopétales hypogynes, famille des solanées de la méthode de Jussieu, et aux exogènes corolliflores, famille des solanacées de la classification de De Candolle.

Toutes les espèces du genre *Nicotiana* peuvent être cultivées pour la préparation du tabac ordinaire; car une loi de physiologie botanique qui souffre peu d'exceptions, consiste en ce que *les plantes d'une même famille, et à plus forte raison d'un même genre, présentent la même action mé dicale* et souvent *la même constitution chimique.* Toutefois, les espèces de *Nicotiana* à feuilles larges et bien entières, ainsi que les grandes espèces, seront toujours recherchées de préférence, à cause de la facilité avec laquelle on peut les cultiver et en faire la récolte. Pour la fabrication des cigares, on verra que l'on ne peut réellement s'adresser avec avantage qu'aux feuilles larges; tandis que pour le tabac à fumer et le tabac à priser, les espèces à plus petites feuilles pourraient sans doute convenir.

Il y a mieux, à notre avis, c'est que peut-être un grand nombre d'autres solanées vireuses pourraient aussi fournir leurs feuilles aux manufactures de tabac, et ainsi donner lieu à des avantages encore peu connus, mais dont deux surtout peuvent aisément se laisser supposer. En effet, d'une part, les genres *Hyosciamus, Atropa, Datura, Solanum,* sont assez abondants, quoique venant naturellement, pour qu'il soit peut-être économique de chercher à les employer comme tabac, à une époque surtout où les tabacs étrangers deviennent de plus en plus rares sur les différents marchés. Déjà, en thérapeutique, on fait souvent usage des feuilles de belladone et de stramonium de la même manière que le tabac à fumer. Seulement, comme les feuilles simplement desséchées n'ont subi aucune fermentation qui ait pu diminuer la proportion des alcaloïdes qu'elles renferment, il s'ensuit que leur usage en excès pourrait être plus dangereux que celui du tabac. Un médecin de Stokholm a d'ailleurs vanté sous la même forme les feuilles sèches de pommes de terre (Grenet). D'un autre côté, il est possible que d'un pareil mélange résulterait un tabac composé, capable de plaire à quelques personnes, sinon à toutes. Ce sont autant de questions qu'il serait bon d'examiner, afin de nous affranchir autant que possible du tribut que nous sommes forcés de payer à l'étranger par l'achat d'énormes quantités de tabac.

D'abord établi par Tournefort, puis adopté par Linné, le genre *Nicotiana* comprenait plusieurs espèces qui en ont été détachées. Dans ces derniers temps, quelques espèces sont devenues le type des genres *Petunia* et *Lehmannia*, alors que d'autres sont venues se ranger dans quelques autres genres déjà établis; c'est ainsi que le *Nicotiana molina* a trouvé place parmi les *Nierembergia*, et le *N. urens* parmi les *Wigandia*, Kunth. Cela n'empêche pas le genre *Nicotiana* de renfermer encore cinquante-huit espèces bien connues, dont la plupart donnent des feuilles qui sont employées à la fabrication des divers tabacs.

Tournefort, qui a créé le genre *Nicotiana*, le place dans sa 2e classe, 1re section, et le caractérise de la manière suivante (1) : « Les fleurs sont des campanes ou des godets découpez en cinq parties, rabattues d'ordinaire sur les côtez. Le calice pousse le pistil, qui devient un fruit membraneux, partagé en deux loges par une cloison mitoyenne à laquelle tient de chaque côté un placenta chargé de plusieurs semences. »

Trois espèces seulement sont indiquées, savoir :

Nicotiana major latifolia,

  — major angustifolia,

  — minor.

Dans son *Genera plantarum*, Linné, qui a adopté le genre *Nicotiana* de Tournefort, lui assigne les caractères suivants :

« Cal *Perianthum* monophyllum, ovatum, semi-quinquefidum, persistens.

Cor. Monopetala, infundibuliformis. *Tubus* calyce longior. *Limbus* patulus semi-quinquefidus, quinque-plicatus.

Stam. *Filamenta* quinque, subulata, longitudine fere corollæ, adscendentia. *Antheræ* oblongæ.

Pist. *Germen* ovatum. *Stylus* filiformis, longitudine corollæ. *Stigma* capitatum, emarginatum.

Per. Capsula subovata, utrinque linea insculpta, bilocularis ; bivalvis, apice dehiscens. *Receptacula* dimidiato-ovata, punctata, dissepimento affixa.

Sem. Numerosa, reniformia, rugosa. »

Antoine-Laurent de Jussieu (2) assigne au genre *Nicotiana* les caractères suivants : « Calyx urceolatus quinquefidus. Corolla multò longior infundibuliformis quinquefida regularis. Stigma emarginatum. Cap-

---

(1) *Éléments de botanique,* ou *Méthode pour connaître les plantes.* Paris, 1694.

(2) *Genera plantarum.* Paris, 1789.

sula bivalvis. *Herbæ aut rarius suffrutices; flores terminales, spicati aut paniculati Capsula acan-thi more dehiscens in* N. urente *inde forsan non congeneri.* »

Lehmann (1) a donné les *caractères naturels* du genre *Nicotiana* ainsi qu'il suit :

Calyx. Perianthum monophyllum, ovatum vel oblongum; vel subglobosum, in duabus speciebus subbilabiatum, quinquefidum persistens : laciniis erectis, lanceolatis, in nonnullis ovatis, in plurimis inæqualibus.

Corolla monopetala, infundibuliformis, vel hypo-crateriformis, in una specie subringens. Tubas incerta longitudine calycem excedens, inferne cylindricus, superne versus faucem sæpe ampliatus vel inflato-ventricosus. Limbus erecto-patens, vel patulus, vel patentissimus, semiquinquefidus, quinque-plicatus : laciniis vel oblongis, vel ovatis, vel subrotundis, in nonnullis subinæqualibus, obtusis aut acutis.

Stamina. Filamenta quinque, subulata, fundo corollæ adnata, tubi fere longitudine, adscendentia, in pluribus versus basin pilosa, vel villosa. Antheræ oblongæ vel subrotundæ, biloculares, latere dehiscens centro insertæ.

Pistillum. Ovarium superum ovatum vel ovato-conicum. Stylus filiformis, longitudine staminum. Stigma capitatum, crassum, subbilobum vel sulca transversali exarata notatum.

Pericarpium. Capsula ovata, vel ovato-conica, vel globosa, calyci persistenti involuta, aut calyce longior, coriacea, glabra, spadiceo colore, striis qua-

---

(1) *Generis Nicotianarum historia*, 1818. (Hamburgi.)

tuor depressis notata, bilocularis. bivalvis (in una specie quadrivalvis) apice quadrifariam dehiscens : dissepimento duplicato ex inflexis valvarum marginibus formato.

Receptacula duo dimidiato-ovate, acuminata, fungosa, in altero latere convexa, punctato-rugosa, in altero plana vel reniformi-concava, glabra, dissepimentis affixa.

Semina numerosissima, exigua, subreniformia. rugosa; lineis elevatis subdente conspicuis reticulato-venosa, spadiceo-fusca. Jutescentia.

Integumentum seminum duplex, coriaceum et membranaceum, utrinque tenue.

Albumen semini conforme, carnosum, in aliis speciebus album, in aliis·pallide luteum.

Embryo dicotyledoneus, teretiusculus, subreniformis, niveus. Cotyledones semicylindricæ. Radix cylindrica, longa crassa.

Les caractères essentiels sont :

Calyx quinquefidus. Corolla infundibuliformis, limbo quinqueplicato, patulo. Genitalia fere longitudine tubi corollæ. Capsula bilocularis, bivalvis, apice quadrifariam dehiscens.

Lehmann reconnait vingt et une espèces distinctes, qui sont les *N. urens, Chinensis, macrophylla, Tabacum, fruticosa, augustifolia, lancifolia, Bonariensis, viscosa, pusilla, undulata, glutinosa, rustica, paniculata, cerinthoides, repanda, plumbaginifolia, suaveolens, quadrivalvis, nyctaginiflora, parviflora.*

M. Dunal, dans le *Prodromus* de De Candolle, a caractérisé le même genre ainsi qu'il suit (1) :

---

(1) *Prodromus systematis naturalis regni vegetabilis.* Parisiis, 1824—1852.

« Calyx tubuloso campanulatus, semi-quinquefidus. Corolla infundibuliformis vel hypocraterimor-
pha, limbo plicato quinquelobo, lobis per æstiva-
tionem plicatis et conniventicontortis. Stamina 5,
corollæ tubo inserta, inclusa, sæpe sub æquilonga,
non nunquam inæqualia; antheræ longitudinaliter
dehiscentes, brevissime ovatæ vel globosæ; pollen
oblongum, longitudinaliter trisulcatum (Miers, l. c.).
Ovarium biloculare, placentis lineâ dorsali dissepimento adnatis, multiovulatis, nectario crasso annu-
lari absolete lobato basi circumdatum. Stylus sim-
plex; stigma capitatum, patelliforme, intus glandulis
2 magnis instructum (Miers, l. c.). Capsula calyce
persistente tecta, bilocularis, apice septicidobivalvis,
vel quadri-multivalvis, valvis demum bifidis, placen-
tas discretas retinentibus. Semina plurima, minima,
oblonga, subreniformia, rugosa. Embryo in axi al-
bumini carnosi, leviter arcuatus.—Herbæ, interdum
suffrutescentes, sæpissime glutinoso-pilosæ, in Ame-
ricâ tropicâ copiosæ, partim in aliis terris (1) cres-
centes; foliis alternis, integerrimis; floribus termi-
nalibus racemosis aut paniculatis, albidis, virescen-
tibus, vel purpurascentibus pedicellis axillaribus,
calyces sub æquantibus. »

Nous avons vu que Tournefort, en 1694, ne connaissait que trois espèces de *Nicotiana;* mais moins
de cent ans après on en connaissait sept espèces,
car Murray, dans sa quatorzième édition du *Systema
vegetabilium* de Linné, donne la description des
*Nicotiana tabacum, fruticosa, rustica, paniculata,
urens, glutinosa* et *pusilla.*

Depuis cette époque, le nombre des espèces a

---

(1) Species capenses et asiaticæ vero similiter omnes cultæ
aut introductæ. (Alph. D. C.)

considérablement augmenté, grâce aux soins des botanistes voyageurs, et déjà en 1837, M. G. Don (1) nous donnait les caractères de trente-deux espèces bien caractérisées et en signalait sept autres non suffisamment connues; ce sont les *Nicotiana crispa, alata, tenella, Forsteri, minima, rugosa, selenoides.*

Les trente-deux espèces bien établies sont, dans le sous-genre TABACUM, les *Nicotiana tabacum, loxensis, fruticosa, macrophylla, chinensis, lancifolia, auriculata;* dans le sous-genre RUSTICA, les *N. pusilla, undulata, paniculata, corinthoides, glauca, Langsdorffii, rustica, humilis, pulmonarioides, andicola;* dans le sous-genre PETUNIOIDES, les *N. suaveolens, vincæflora, longiflora, noctiflora, persica, acuminata, angustifolia, dilatata, plumbaginifolia, repanda, viscosa, bonariensis;* enfin, dans le sous-genre POLYDICLIA, les *N. quadrivalvis, nana* et *multivalvis.*

Enfin, en 1852, dans sa monographie des solanacées (2), M. Dunal a élevé le nombre des espèces bien connues à cinquante-quatre; et outre quatre qui sont incomplétement caractérisées (*N. nana, Forsteri, rugosa, Cavanillesii*), il en a éliminé huit espèces, parce que les noms sont confus ou incertains (*N. anisoloba, diversifolia, fragrans, Marylandica, micrantha, nepalensis, petiolata, sanguinea*), et complétement exclu six, parce que leurs caractères ne sont plus d'accord avec ceux qu'il a assignés au genre *nicotiana;* ce sont les *N. axillaris, minima, nyctaginiflora, parviflora, tomentosa*

---

(1) *A general system of gardening and botany.* London, 1837.

(2) De Candolle, *Prodromus systematis universalis regni vegetabilis.* Parisiis, 1824-1852.

et *urens*, qui font aujourd'hui partie d'autres genres voisins. Quant aux cinquante-quatre espèces bien déterminées, nous aurons soin de les indiquer après avoir donné les caractères des espèces les plus généralement cultivées et employées à la préparation des tabacs.

CARACTÈRES DU GENRE NICOTIANA.

Feuilles alternes entières; fleurs blanches, verdâtres ou purpurines, disposées en grappes ou en panicules terminales. Elles sont formées d'un calice persistant, tubuleux, campanulé, à cinq divisions peu profondes; d'une corolle infundibuliforme ou hypocratérimorphe à cinq lobes plissés; de cinq étamines égales, incluses et insérées sur le tube de la corolle, à anthères longitudinalement déhiscentes; d'un ovaire multiovulé, à deux loges, surmonté d'un style simple terminé par un stigmate en tête. Le fruit est formé par une capsule biloculaire entourée par le calice, s'ouvrant au sommet en deux ou quatre valves qui se divisent elles-mêmes en deux parties. Semences nombreuses, très-petites, oblongues, sous-réniformes et rugueuses. Embryon axile, légèrement recourbé et logé dans un albumen charnu. Plantes herbacées ou quelquefois suffrutescentes, souvent assez élevées et presque toujours revêtues de poils plus ou moins rapprochés et visqueux. Racines cylindriques, longues et épaisses. En général elles sont particulières aux climats chauds de l'Amérique.

Ce genre est un de ceux qui se prêtent le mieux aux croisements et, par suite, à la formation des hybrides. C'est ainsi que M. Sageret a fécondé le *N. tabacum* avec le *N. suaveolens;* le *N. rustica* avec le *N. paniculata;* le *N. suaveolens* avec le *N. plumbaginifolia;* les *N. rustica* et *tabacum* par le *N. quadrivalvis.* M. Herbert prétend que les espèces de la Nouvelle-Hollande ne fécondent pas celles de l'Amérique.

M. Wiegman admet que dans ce genre et quelques autres on peut, par des séries successives de fécondations croisées, ramener les hybrides soit au type paternel, soit au type maternel, comme cela a lieu pour les métis des races humaines.

M. Georges Don a divisé le genre *Nicotiana* en quatre sections, qui ont été adoptées par M. Dunal dans sa monographie des solanacées ; c'est aussi celle que nous suivrons dans la description des espèces que nous avons à présenter ici.

A. Tabacum. Feuilles grandes ; corolle en entonnoir, rouge, à limbe étalé, acuminé ou aigu, à gorge renflée, ventrue. Plantes glutineuses. Fleurs disposées en grappes courtes, réunies elles-mêmes en panicules terminales.

1° Nicotiana tabacum, L. — Plante haute de 1ᵐ,60 environ, recouverte dans toutes ses parties d'un duvet très-court; elle est glutineuse et rameuse. Ses feuilles sont alternes, ovales oblongues, très-entières, aiguës, longues de 30 à 40 centimètres, sessiles, un peu décurrentes ou semi-amplexicaules, d'un vert pâle plus foncé en dessus qu'en dessous; les feuilles supérieures sont plus petites, lancéolées et non décurrentes. Les fleurs sont disposées en belles panicules lâches et terminales. Le calice est visqueux, gamosépale, campanulé et à cinq divisions; la corolle est gamopétale, infundibuliforme, velue, visqueuse, à tube renflé vers son sommet;

son limbe est rose étalé, à cinq lobes pointus et à
cinq plis; le fruit est formé par une capsule ovale,
sillonnée extérieurement, à deux loges, offrant une
cloison chargée sur chacune de ses faces d'un placenta fongueux, couvert de semences brunes, fort
petites et ridées.

C'est à cette espèce que l'on a donné les noms
de *Nicotiane à larges feuilles*, *grand tabac*, *vrai
tabac*. C'est la plus communément cultivée pour la
pérparation des tabacs ; mais sa culture a donné
naissance à plusieurs variétés qui fournissent autant
de tabacs différents. Quelques auteurs prétendent que
cette plante, qui est annuelle en Europe, est vivace
au Brésil et qu'elle y vit dix à douze ans (1). C'est
sans doute ce qui a fait dire à J. Acosta que : « Le
tabaco est un arbrisseau, ou plante assez commune,
qui a en soy néantmoins des rares vertus, comme
entre autres de servir de contre-poison, ainsi que
plusieurs et diverses plantes. » (*Hist. nat. et mo-
rale* des Indes, tant orientales qu'occidentales.
Trad. en français par Rob. Regnault. Cauxois, Paris,
1616, p. 183 *b*.) Enfin cette espèce a été pour
M. Sageret l'occasion d'une observation assez curieuse. Elle consiste en ce fait que le *Nicotiana Tabacum*, fécondé par le *Nicotiana undulata*, a produit une hybride très-robuste qui repoussait de
racines partout dans son jardin (2).

Au Paraguay, dit M. Alf. Demersay, on obtient,
à l'aide de cultures particulières, les deux variétés
suivantes : 1° le *tabac canela*, d'une couleur jaune,

---

(1) *Dictionnaire portatif de Commerce*. Bouillon, 1770,
tome IV, p. 533.
(2) *Physiologie végétale*, par M. Aug.-Pyr. de Candolle.
Paris, 1832, p. 718.

qui fournit beaucoup à l'exportation; 2° le *tabac tacheté* (*Pety para guar*), qui est fort, très-gommeux, d'une odeur vireuse. Ses feuilles rugueuses et noirâtres sont marbrées de jaune. Ce tabac ne sort pas du Paraguay, où il est plus particulièrement consommé par les femmes, qui le préfèrent à l'autre, à cause de sa plus grande force. Toutefois M. Alf. Demersay fait observer qu'il se pourrait que la première sorte de tabac fût moins une variété que le résultat du choix de certaines feuilles présentant cette apparence, et prises sur différents pieds. (*Du tabac au Paraguay*, p. 10.)

Variétés établies par Schrank (1):

α. N. T. *attenuatum*, Schrank. — Lobes de la corolle, aigus; feuilles lancéolées, aiguës, presque décurrentes, atténuées à leur base, les inférieures grandes; corolle rouge-clair.

β. N. T. *macrophyllum*, Schrank. (*N. gigantea*, Ledeb., *N. latissima*, Mill.) Corolle à lobes obtus, d'un rouge pâle, à contour général presque arrondi ou faiblement pentagonal, avec une pointe courte dans les angles; pétiole très-court, ailé, dilaté à sa base, qui embrasse la tige.

Pendant fort longtemps les *Paraguayos* n'ont cultivé que le *Nicotiana Tabacum* importé de la Havane; c'est la même espèce qui est cultivée dans le Pérou, le Brésil, et dans l'Amérique du Nord.

Mais les Indiens Guanas, qui vivent errants dans les plaines sans fin du Chaco, près les frontières de la Bolivie, ont fait connaître, vers l'année 1812, une espèce nouvelle à haute tige, à feuilles allongées et qui est désignée dans le pays sous le nom de *tabac*

---

(1) *Botan. Beobachtungen*, dans le *Botanische Zeitung* de Hoppe, 6ᵉ année, 1807, p. 260.

long (Pety pucu, Guar). La hauteur de ses tiges,
selon M. Alf. Demersay, est de 4 et même de 6 mètres. Aussi la cueillette des feuilles se fait-elle à
cheval. Les produits fournis par cette espèce sont
abondants, mais de qualité inférieure, et se piquent
avec une grande facilité. Ces circonstances en avaient
fait abandonner la culture. Cependant, lors de l'ouverture du port d'Itapua, les négociants brésiliens,
émerveillés de la grosseur des carottes du tabac long,
ne firent plus cas de l'autre. Pour satisfaire à leurs
nombreuses demandes, il a été nécessaire de revenir
à cette culture, qui s'est faite alors sur une vaste
échelle. Peu de temps après, en présence de plain-
tes nombreuses et de pertes importantes qui en furent la conséquence, les négociants y renoncèrent et
revinrent à la culture du *Nicotiana Tabacum* (1).

Bien que M. Alf. Demersay ne donne aucun autre
caractère botanique que ceux que nous venons d'indiquer, nous pensons que c'est au *N. macrophyllum*
de Schrank qu'il faut rapporter l'espèce dont il s'agit
ici, à moins que ce ne soit au *N. macrophylla* de
Sprengel dont nous parlerons tout à l'heure.

Enfin, nous mentionnerons encore, d'après M. Alf.
Demersay, le *pety lingua de vaca* (langue de vache),
qui pourrait bien n'être autre que le *Nicotiana tabacum* var. *lingua* de Schrank, et le *pety pacova* (tabac
banane), parce sa feuille, d'un vert vif, satinée, rappelle en effet celle du bananier. Il est peu connu
et l'on ignore son origine. Cette dernière plante pourrait bien former une espèce nouvelle. En effet, pour
que les naturels aient trouvé quelque ressemblance
avec la feuille du bananier, il faut qu'il y ait autre

______

(1) *Du tabac au Paraguay*, par M. Alf. Demersay. Paris,
1852, page 10.

chose que la couleur, comme, par exemple, la forme
et la nervation de la feuille. S'il en était ainsi, le
nom de *Nicotiana musæfolia* lui conviendrait parfaitement. Quánt au *pety torcido* (tabac noir), dont
parle M. Alf. Demersay (1), à moins qu'il ne soit autre
que le tabac fermenté et préparé, ou qu'il ne soit
produit par le *Nicotiana rustica*, nous ne voyons
guère, parmi les espèces décrites, celle qui pourrait
lui être rapportée. Il est bien à regretter que M. Alf.
Demersay ne nous ait donné presque aucun détail
sur le caractère botanique des espèces qu'il indique
dans son excellent travail intitulé : *Du tabac au
Paraguay*.

γ. N. T. *pallescens*, Schrank. — Lobes de la corolle
aigus ; feuilles ovales légèrement aiguës, atténuées
à leur base, sessiles et presque décurrentes. Corolle
presque blanche, à peine colorée en rose-rouge aux
angles, très-pâle à sa face externe.

δ. N. T. *alipes*, Schrank. — Feuilles ovales, très-
légèrement acuminées, atténuées à leur base en un
pétiole largement ailé, à ailes réfléchies, semi-em-
brassantes et un peu décurrentes. Fleurs rose-rouge
pâle ; lobes de la corolle acuminés. Cette variété
possède des feuilles plus grandes que celles de la
seconde, et, sous ce rapport, peut être très-avanta-
geuse pour la culture.

ε. N. T. *scrotinum*. Schrank. — Feuilles ovales très-
brièvement acuminées, presque pétiolées, auriculées,
amplexicaules, à peine décurrentes. Cette variété ne
fleurit que bien après les autres.

ζ. N. T. *gracilipes*, Schrank. — Feuilles lancéolées,
aiguës, très-atténuées à leur base, où elles forment

---

(1) Loc. cit., page 11.

un pétiole court, ailé et à peine décurrent. La fleur, d'un rouge clair, offre une corolle à divisions aiguës. Elle ressemble à la première variété par sa fleur et à la précédente par son port.

η. N. T. *verdon*, Schrank. — Feuilles pétiolées, lancéolées-ovales, à sommet un peu allongé et aigu; pétiole demi-cylindrique, un peu décurrent à sa base. La fleur est grande et fleurit après les autres.

Peut-être est-ce à cette variété qu'il faut rapporter la plante que quelques auteurs nomment *Nicotiane à feuilles étroites, tabac de Virginie, petun des amazones* (1).

θ. N. T. *lingua* Schrank. — Feuilles pétiolées, ovales, à extrémité aiguë, un peu longue. Le pétiole est à peu près égal au huitième de la longueur de toute la feuille, très-légèrement bordé et auriculé à sa base seulement.

C'est peut-être à cette variété qu'il faut rapporter celle qui est cultivée au Paraguay, sous le nom de *pety lingua de vaca* (langue de vache).

2° Nicotiana fructuosa, Linn. — Plante suffrutescente, presque simple, pubescente et visqueuse, à branches axillaires courtes. Feuilles pétiolées, lancéolées, obliquement acuminées, formant un cône à leur base, sur le pétiole; gorge de la corolle renflée et ventrue. Divisions du limbe acuminées et colorées en rouge. Fleurs rouges formées d'un calice à divisions lancéolées-ovales, un peu inégales; d'une corolle à gorge renflée et ventrue et à divisions acuminées; d'une capsule conique de la lon-

----

(1) *Dict. port. du Commerce*, Bouillon, 1770, tome IV, p. 533.

gueur du calice. Cette espèce est l'une de celles sur lesquelles Linné fit ses expériences sur la fécondation. En enlevant les étamines, l'illustre botaniste suédois ne put obtenir aucune semence.

3° **Nicotiana macrophylla**, Spreng. — Plante herbacée, pubescente et visqueuse; feuilles de la tige ovales, auriculées à la base et embrassantes. Fleurs roses, formées d'un calice à divisions ovales, lancéolées, aiguës, un peu inégales; d'une corolle à gorge renflée et ventrue et à divisions courtes et acuminées. Cette espèce est originaire d'Amérique. Fécondée naturellement, sa capsule contient 2,416 graines parfaites, tandis que fécondée par le *N. quadrivalvis*, elle n'en contient plus que 658. (D. C., loc. cit. p. 715.)

Serait-ce à cette espèce qu'il faudrait rapporter celle que les Indiens Guanas ont fait connaître, et que l'on appelle, au Paraguay, *pety pucu*, *guar* (tabac long)?

4° **Nicotiana chinensis**, Fisch. — Plante suffrutescente, pubescente et visqueuse. Feuilles pétiolées, ovales, lancéolées, très-entières. Fleurs de couleur rose, composées d'un calice à divisions oblongues, lancéolées, aiguës, à peu près égales; d'une corolle à gorge renflée et ventrue, à divisions aiguës et d'étamines un peu saillantes. Elle est originaire de la Chine.

5° **Nicotiana auriculata**, Bertero. — Feuilles lancéolées oblongues, acuminées, auriculées à leur base et embrassantes Corolle à gorge un peu renflée et à divisions acuminées. Elle croit spontanément sur le bord des champs, en Sardaigne; mais il est probable qu'elle y a été transportée. Cette espèce paraît être celle qui a été la première importée en France par Nicot.

Selon M. Bertoloni, cette plante est semblable au *N. macrophylla*, et M. Dunal la regarde comme une espèce peu distincte dont il a vu un échantillon de Bahia.

Les autres espèces placées par M. Dunal dans cette division sont les *Nicotiana loxensis, lancifolia, pilosa, plantaginea* et *ipomopsiflora*.

B. RUSTICA. — Corolle jaune, infundibuliforme, hypocratérimorphe ou tubuleuse; divisions du limbe aiguës ou obtuses.

6° **NICOTIANA PANICULATA**, Linn. — Plante herbacée, haute de 2 pieds environ; pubescente et visqueuse, feuilles cordiformes, ovales, entières et pétiolées; fleurs verdâtres ou vert-jaunâtre, disposées en une panicule terminale et formées d'une corolle hypocratérimorphe, à tube en massue, très-glabre, ayant plusieurs fois la longueur du calice, et à limbe divisé en cinq lobes très-courts et aigus. On prétend que c'est cette espèce qui produit les tabacs dits du *Brésil*, de *Vérine, d'Asie* (1), et le fameux tabac de Lataquié; du moins, dans cette localité et dans tout le Levant, le tabac préparé avec les feuilles du *N. paniculata* est-il très estimé pour l'usage de la pipe à la manière des Orientaux. Il en est importé quelques quantités à Marseille. Elle est originaire de l'Amérique méridionale.

7° **NICOTIANA GLAUCA**, Grah. — Cette espèce forme un arbrisseau droit et élevé, parfaitement glabre dans toutes ses parties, avec une teinte glauque très-caractéristique. Son développement est rapide. Feuilles grandes, longuement pétiolées, inégalement

______

(1) *Cours d'histoire naturelle*, par A. L. A. Fée. Paris, 1828, t. II, p. 437.

ovales, en cœur, entières et quelquefois très-légè-rement sinueuses. Fleurs jaunes disposées en pani-cules terminales, et composées d'un calice à cinq angles peu prononcés et à cinq dents aiguës et iné-gales; d'une corolle d'un vert jaunâtre, longuement tubulée, un peu renflée à la gorge, resserrée à l'orifice et à limbe très-petit. Cette espèce très-belle, et qui sert comme plante d'ornement, nous vient de Buénos-Ayres; sa multiplication se fait aisément par graines et par boutures; mais, pour qu'elle soit plus belle, il faut en faire de jeunes pieds tous les ans, les conserver l'hiver en oran-gerie et les mettre en pleine terre au printemps. Elle doit être très-voisine des *Petunia*, car les jardi-niers greffent sur elle ces dernières espèces, ce qui la rend très-utile en horticulture.

M. H. A. Wedell (1) nous apprend que le suc du *Nicotiana glauca*, qui, dans beaucoup de localités, est nommé *Carallanta*, possède la singulière pro-priété, quand il est pris en suffisante quantité, de priver complétement, pendant un certain temps, de l'usage des facultés motrices, sans pour ainsi dire affaiblir l'action d'aucun des séns. Il ajoute qu'il a retrouvé le Carallanta en beaucoup d'endroits, et que plusieurs fois on lui a signalé cette propriété; mais qu'il n'a jamais vu par lui-même les effets des singulières vertus qui lui sont attribuées.

Si le carallanta a réellement cette action spéciale sur les nerfs du mouvement, il peut se présenter tels cas, surtout dans la médecine vétérinaire, où cette vertu pourrait être mise à profit. Le *N. glauca* est une plante qui réussit parfaitement dans nos

---

(1) *Voyage dans le sud de la Bolivie.* Paris, 1851.

8

climats. Pourquoi n'en essaierait-on pas le suc sur l'économie vivante, afin de savoir à quoi s'en tenir sur une propriété aussi remarquable? De même qu'il y a des substances qui paraissent plus particulièrement porter leur action sur les nerfs de la sensibilité, de même il peut y avoir des substances qui agissent plus spécialement sur les nerfs du mouvement.

8° **NICOTIANA RUSTICA**, Linn —Plante qui n'excède pas la hauteur de 1 mètre; elle est velue et glutineuse dans toutes ses parties. Feuilles ovales obtuses, cordiformes, épaisses, d'un vert foncé et légèrement pétiolées. Fleurs petites, disposées en grappes terminales, elles-mêmes réunies en panicules, et formées d'un calice court et renflé à cinq divisions obtuses; d'une corolle jaune-verdâtre à tube court et velu, de très-peu plus grandes que le calice, à limbe court et à cinq lobes arrondis. La capsule est presque ronde.

Cette espèce est aussi désignée sous les noms de *tabac rustique*, *nicotiane sauvage*, *nicotiane à feuilles rondes*, *petite nicotiane*, *tabac femelle*, *faux tabac*, *tabac du Mexique*.

Cette nicotiane, originaire d'Amérique, est très-fréquemment cultivée dans le midi de la France; elle donne un tabac parfumé, mais moins fort que celui que fournit le *N. tabacum*. Elle réussit parfaitement en terre légère, et sa multiplication est tellement facile qu'elle se ressème d'elle-même dans les lieux où elle est cultivée; il en résulte qu'elle s'est pour ainsi dire naturalisée dans plusieurs endroits de nos départements méridionaux, particulièrement dans les environs des habitations rurales.

α. N. R. *asiatica* (Schultes). Feuilles inférieures ovales; les supérieures cordiformes, velues sur leurs deux surfaces; fleurs obtuses mucronées. Cette plante est originaire de la Tartarie, et c'est probablement celle qui est cultivée pour faire le *tabac d'Alouchta*, dont les Tartares de Crimée font un fréquent usage, et dont un spécimen, que nous avons vu dans le superbe herbier de M. Fr. Delessert, a été rapporté par le docteur Leveillé.

Les autres espèces de cette section sont : les *N. pusilla, glutinosa, undulata, onlophylla, Pavoni, cerinthoïdes, Langsdorffii, decurrens, trigonophylla, sordida, solanifolia, humilis, obtusifolia, monticola et andicola.*

C. PETUNIOIDES. — Plantes revêtues de poils serrés et visqueux. Fleurs blanches, disposées sur les rameaux ou bien en panicules terminant la tige et les branches, et formées par une corolle hypocratérimorphe, à tube presque cylindrique et à divisions obtuses ou aiguës.

9° **NICOTIANA SUAVEOLENS**, Lehm. (*Nicot. undulata,* Vent.) — Tige herbacée, haute de 6-7 décimètres; feuilles ovales-oblongues, ondulées sur les bords, légèrement velues, décurrentes sur le pétiole; les supérieures embrassantes. Fleurs de moyenne grandeur, nombreuses, d'un blanc de lait, d'une odeur de jasmin; corolle à tube grêle, très-long et à divisions inégales et obtuses. Cette plante, qui nous vient de la Nouvelle-Hollande, se multiplie facilement par graines semées sur couches; on peut la conserver l'hiver, pourvu qu'on la rentre dans une orangerie. C'est très-probablement cette espèce qui fournit le meilleur tabac de Virginie, connu sous le nom de *Sweet scented tabaco.*

10° **NICOTIANA PERSICA**, — Lindl. Cette espèce n'atteint que la hauteur de 30 à 50 centimètres; elle

est pubescente et visqueuse. Feuilles radicales,
oblongues-spatulées, aiguës ; les caulinaires sessiles,
demi-amplexicaules, à limbe ondulé et décurrent
sur le pétiole. Fleurs disposées en grappes blanches, grandes, extrà-axillaires, portées sur de courts
pédicelles et formées : d'un calice finement quinti-
denté ; d'une corolle cratérimorphe à divisions égales
et aiguës, à limbe verdâtre à l'extérieur et blanc
à l'intérieur. C'est à cette espèce que l'on rapporte
le célèbre tabac étranger *de Shiraz*, bien que le
Nicotiana Tabacum soit aussi cultivé dans la Perse.

11° NICOTIANA REPANDA, Willd. — Tige herbacée,
presque glabre, excepté les jeunes feuilles qui sont
pubescentes. Feuilles embrassantes, cordiformes-
spatulées, presque rondes et plus ou moins ondulées, quelquefois en forme de lyre. Inflorescence
lâche ; fleurs terminales portées par des pédoncules
allongés et formées d'un calice paraissant écailleux
à la loupe, à cinq fentes et à segments égaux,
d'une corolle à tube très-long, mince, renflé au
sommet, à divisions ovales, aiguës, de couleur blanche en dessus. Capsule ovale, obtuse, plus courte
que le calice.

Cette espèce est originaire de Cuba, près de la
Havane, où elle est cultivée en grand pour être
spécialement employée à la confection des *cigares
de la Havane.*

Cette section renferme encore les *N. mexicana,
acutiflora, rotundiflora, tristis, vincæflora, ani-
sandra, longiflora, noctiflora, alata, acuminata,
cirrhoïdes, Ræmeriana, Berteriana, angustifolia.
dilatata, plumbaginifolia, pandurata Doniana,
viscosa, Bonariensis, commutata.*

D. POLYDICLIA (de πολὺς, beaucoup, et de δίκλις,

valve). — Fleurs axillaires, solitaires ou en panicules
terminales; corolle tubuleuse, ventrue à la base ou
hypocratérimorphe, livide; capsule à quatre ou à
plusieurs valves.

C'est à cette division que se rapportent les *N. quadrivalvis*, Pursh, *multivalvis*, Lindl. Nous ne ferons
que rappeler cette dernière espèce, parce qu'elle est
loin d'avoir, à notre point de vue, l'importance des
précédentes.

12° **Nicotiana quadrivalvis**, Pursh. — Tige herbacée rameuse, feuilles oblongues entières, pétiolées; les supérieures presque sessiles, les inférieures
longues d'un doigt et larges d'un pouce. Fleurs
éparses au sommet des rameaux et formées d'un
calice à cinq divisions profondes, inégales, lancéolées, acuminées; d'une corolle tubuleuse, à tube
pubescent, deux fois long comme le calice, à limbe
lacinié, divisé en cinq parties oblongues, obtuses
et d'une couleur blanc-bleuâtre; d'une capsule sous
arrondie, glabre, à quatre loges s'ouvrant à la
maturité en quatre valves. La plante tout entière
est couverte de poils gluants et répand une odeur
désagréable de bouc. Cette espèce, originaire de
l'Amérique septentrionale, est particulièrement cultivée sur les bords du Missouri, où, quoique petite,
elle sert à la fabrication d'un tabac très-estimé et
connu sous le nom de *tabac du Missouri*. Ce sont
les nations sauvages nommées *Mandan* et *Ricara*
qui la cultivent et en préparent le tabac, qui est,
dit-on, *vraiment délicat et excellent*. Il paraît que
pendant la dessiccation et la préparation, l'odeur
hircique disparaît pour faire place à une odeur de
tabac très-agréable. Peut-être serait-il bon à cultiver
pour donner aux autres espèces soit un arome, soit
un montant qui pourrait leur convenir. Voilà pour-

quoi nous avons cru devoir donner les caractères de cette espèce. Déjà il en a été apporté quelques quantités en Angleterre.

M. Sarrazin, dans son *Traité sur la culture du tabac*, indique les cinq espèces ou variétés suivantes, comme propres à être cultivées en France et dans les autres royaumes de l'Europe :

1º *Tabac mâle, grand, vrai tabac. (N. Tabacum.)* C'est l'espèce la plus avantageuse à cultiver, sous le rapport de la largeur des feuilles et de la finesse du goût; mais elle craint le froid, les brouillards et les ouragans.

2º *Tabac de Virginie* ou *à feuilles aiguës.* Elle est moins délicate que la précédente; elle mûrit mieux, n'exige pas un sol aussi fertile et diminue moins par la dessiccation.

3º *Tabac de Caroline.* Feuilles plus courtes et plus étroites que celles de la précédente; elle craint moins le vent et vient mieux en plein champ : ces deux dernières ne sont que des variétés de la première.

4º *Tabac femelle, du Mexique, à feuilles rondes.* (*N. rustica.*) C'est l'espèce la moins délicate; elle est cultivée dans les départements du Sud-Ouest.

5º *Tabac de Vérine, d'Asie, du Brésil (N. paniculata).* Cette espèce est fort douce. On la préfère en Turquie pour la pipe. Plus petite et plus délicate, elle exige un climat très-chaud et peut se passer d'arrosements.

OBSERVATIONS GÉNÉRALES

SUR LE GENRE NICOTIANA.

Le genre *Nicotiana* a été le sujet d'observations assez importantes de la part de quelques botanistes, pour que nous ayons cru devoir les présenter sous ce titre général.

Le tabac est l'une des plantes qui ont, avec la bourrache, la chicorée, le stramonium, etc., servi à Grew et à Malpighi pour établir une différence importante entre les monocotylédones ou endogènes et les dicotylédones ou exogènes. En effet, tandis que la structure interne des tiges des premières, comparée à celle des racines, n'offre aucune différence sensible; dans les exogènes, au contraire, ces auteurs ont reconnu, dans les espèces précitées, que le canal médullaire qui se continue dans toute la longueur de la tige s'arrête tout à coup au collet en y formant une sorte de cul-de-sac, d'où il résulte que la racine manque totalement de moelle (1). Plus tard, Bonnet et Philibert ont généralisé cette observation.

Le genre *Nicotiana* est encore l'une des plantes qui ont le plus servi à des expériences de fécondation. C'est ainsi que Linné, en retranchant les éta-

---

(1) Voir Grew, pl. 2, fig. 5, 8; pl. 6, 7, 8, 9, 16, 17.

mines du *Nicotiana fruticosa*, a rendu cette espèce incapable de fructifier. C'est encore ainsi que Gœrtner a prouvé, par des expériences sur diverses espèces de *Nicotiana*, que la fécondation réciproque était moins complète et moins parfaite que la fécondation naturelle. Par exemple, malgré les plus grands soins, il a vu qu'elle ne réussissait que sur un certain nombre de fleurs: ainsi, sur 19 fleurs de *N. Langsdorfii* fécondées par le *N. marylandica*, et sur 14 fécondées par le *N. paniculata*, il n'en a réussi que 5 ; sur 9 de la même espèce, fécondées par le *N. quadrivalvis*, il n'en a réussi qu'une; dans quelques cas cependant, toutes sont venues à bien (D. C., *Phys. vég.*, p. 714.) Enfin, Wiegman (1) a admis, par des expériences faites sur les Nicotianes et les Avoines, que l'on pouvait, par des séries successives de fécondation, ramener les hybrides, soit au type paternel, soit au type maternel, comme cela a lieu pour les métis de races humaines. (Rapporté par De Candolle.)

On sait que dans un grand nombre de plantes les organes de la fécondation exécutent des mouvements divers lorsqu'arrive le moment où cet acte important doit s'accomplir. Le *Nicotiana Tabacum* a offert à l'observation un phénomène analogue : au moment où les cinq étamines vont émettre leur pollen, on les voit ensemble se rapprocher, toucher le stigmate et former comme une sorte de couronne autour de cet organe. On a calculé que ces cinq étamines pouvaient féconder jusqu'à 900 ovules, et sur un pied de tabac. on a pu compter jusqu'à 360,000

---

(1) Sur la production des hybrides (en allemand), mémoire couronné par l'Académie de Berlin, 1828.

graines (1). D'un autre côté, on a compté jusqu'à
2,416 graines parfaites dans la capsule du *N. macrophylla*, et d'après Gœrtner, les fruits des *Datura lœvis* et *metel* contiennent d'ordinaire de 580 à 650
graines parfaites. Or, en fécondant le *Nicotiana macrophylla* par le *N. quadrivalis*, la capsule
n'en renferme plus que 658, et en fécondant le
Datura lœvis par le *Nicotiana rustica*, on n'obtient
plus que 108 graines parfaites. Ces expériences confirment l'opinion de Gœrtner que nous avons avancée
précédemment (2). Toutefois, il faut ajouter que l'expérience de fécondation du *Datura lœvis* par le *N.
rustica*, n'est pas parfaitement concluante, car on
opère ici sur deux genres voisins à la vérité, mais
pourtant assez différents pour que la fécondation
puisse se produire difficilement, et l'on doit bien
plutôt s'étonner de l'avoir vue réussir. On sait, en
effet, qu'il faut certaines conditions organiques pour
que cette opération puisse s'effectuer, conditions qui
se retrouvent plutôt dans les simples variétés que
dans les espèces, et dans ces dernières que dans
les genres. La fécondation ne peut réellement s'expliquer que par la grande affinité qui existe entre les
divers genres de la famille des solanacées, qui est
l'une des plus naturelles du règne végétal.

Enfin, on doit à M. Sageret une observation importante faite sur le genre *Nicotiana* et qui trouve
son analogie dans le règne animal. De même que l'on
a remarqué que les mulets animaux sont plus robustes que les deux parents auxquels ils doivent
l'existence; de même, il a vu que le *N. Tabacum*,

---

(1) *Les Amours des plantes*, poëme in-8°. Paris, 1835,
p. 203, 213 et 222.
(2) De Cand., *Phys. vég.*, p. 215.

fécondé par le *N. undulata*, avait produit une nicotiane vivace qui repoussait de racines par tout son jardin. (D. C.)

ÉTATS TÉRATOLOGIQUES DIVERS DU GENRE NICOTIANA.

Les monstruosités végétales ont été observées depuis très-longtemps, et l'on ne saurait dire à quelle époque remonte la première observation de ce genre. Ne comprenant pas l'utilité qu'ils pouvaient retirer de l'étude de ces anomalies, les botanistes anciens les négligeaient, et les plus célèbres mêmes, tels que Linné, par exemple, les regardaient comme des monstres qui dégradaient et la nature et la botanique.

Peu à peu les observations conduisirent à des idées meilleures, qui firent comprendre que les anomalies qui s'observaient sur tels individus étaient la loi d'organisation de certains autres; et plus tard, le mépris que l'on avait pour les monstruosités se transforma en un avide besoin de recherches pour ces mêmes monstruosités. C'est De Candolle qui, le premier, a fait comprendre l'importance des rapprochements des phénomènes tératologiques avec les phénomènes habituels d'autres végétaux, et qui en a tiré de précieuses inductions pour l'étude de l'organographie et de la physiologie, et surtout pour la théorie des classifications. Il s'ensuit que, bien que ce genre de recherches ne date guère que du commencement de ce siècle, cependant, étudiés avec discernement, les faits tératologiques ont déjà porté leurs fruits, et certains phénomènes secrets de la physiologie végétale nous ont été dévoilés par leurs secours. Rien n'est plus vrai que ce qu'écrivait Correa de Serra à l'illustre Geoffroy-Saint-Hilaire : « Je me plais et m'instruis avec vos monstres; ce sont d'aimables et francs bavards qui racontent savamment les merveilles de l'organisation (1). »

C'est en vertu de l'importance que présente l'étude des monstruosités, non-seulement pour l'organographie et la physiologie, mais aussi pour la taxonomie, et surtout, selon nous, pour la théorie phytogénique, qu'il convient de ne négliger aucune des anomalies nouvelles que peuvent nous offrir les végétaux, et c'est pour cette raison que nous croyons utile de faire connaître celles qui se sont rencontrées sur le genre *Nicotiana*.

COTYLÉDONS. — Ce genre renferme des plantes dont la végétation présente de fréquents états tératologiques. Partant d'idées théoriques qui nous sont particulières, nous avons fait des recherches sur le nombre des cotylédons des plantes dicotylédones. Nous en avons trouvé un grand nombre offrant trois cotylédons, et les *Nicotiana Tabacum, rustica* et *paniculata* sont au nombre des espèces qui nous ont assez fréquemment offert, au lieu de deux, trois feuilles cotylédonaires disposées en un véritable verticille.

FEUILLES. — 1° Dans le *Nicotiana rustica*, ces trois cotylédons se sont trouvés une fois surmontés de trois feuilles primordiales verticillées, alternes avec les trois cotylédons; à ces trois feuilles succédaient deux feuilles opposées, suivies d'une troisième

---

(1) *Dict. class. d'hist. nat.*, t. XI, p. 119.

portée par un mérithalle très-court indiquant le complément d'un verticille par trois commencé par les deux feuilles quasi-opposées ; les autres feuilles étaient alternes sur la tige.

2° Chez le *Nicotiana glauca*, nous avons souvent rencontré le phénomène de rapprochement des feuilles que, dans un de nos mémoires (1), nous avons désigné sous le nom de *plésiasmie* (du grec, πλεσιασμὸς, rapprochement).

On pouvait y reconnaître facilement une tendance à l'opposition, ou, si l'on veut, des feuilles opposées avec déplacement.

3° Le *Nicotiana Tabacum* nous a aussi présenté une modification de ses feuilles, que nous avons retrouvée dans une foule de feuilles simples dites entières, telles que celles de pêcher, de poirier, de pommier, de cerisier, d'*Euphorbia prunifolia*, d'*Entelea arborescens*, etc., et surtout de topinambour, où le phénomène se prononce très-fréquemment. Elle consiste en une *trifidation* assez profonde pour que la feuille arrive à être véritablement à trois lobes plus ou moins analogues à ceux que présentent certaines feuilles des *Syringa persica*, *Abelmoschus heterophyllus*, *Jasminum heterophyllum* et quelques autres.

4° Les feuilles des *Nicotiana Tabacum* et *paniculata* nous ont offert divers états d'*albinisme partiel* sous forme de panachure quelquefois fort curieuse. C'est ainsi qu'une des feuilles du *N. paniculata* présentait des taches blanches régulièrement elliptiques

______

(1) *Observations sur les dédoublements dans le règne végétal.* (Compt. rend. de l'Institut, mars 1855, et Bull. Soc. bot. de France, avril 1855.)

et placées oppositivement et à égales distances de la nervure médiane. Peut-être cet état se lie-t-il par quelques points physiologiques avec les taches plus pâles qui se produisent pendant la maturation ou la dessiccation des feuilles de tabac.

5° Enfin nous avons pu observer dans le *N. rustica* un dédoublement d'une feuille qui la faisait ressembler à un cœur profondément échancré et terminé par deux pointes pourvues chacune de leur nervure médiane, qui, avec la nervure de la base de la feuille, formait une sorte d'*y* bien conformé.

FLEURS. — 1° Les botanistes ont désigné sous le nom de *chloranthie* (de χλωρὸς, verdâtre, et ἄνθος, fleur) la transformation d'une fleur en un bourgeon ordinaire. Un grand nombre de fleurs présentent cette sorte de monstruosité, et M. A. de Jussieu l'a observée sur le *Nicotiana rustica,* où elle se rencontre, en effet, assez souvent. La couleur vert-jaunâtre des fleurs de cette espèce peut, jusqu'à un certain point, être regardée comme une chloranthie habituelle moins profonde.

2° Le nombre cinq dans la partie de la fleur des nicotianes est certainement le plus ordinaire; cependant il n'est pas rare de rencontrer six parties au calice, à la corolle et à l'androcée. Quelquefois ce nombre six se répète dans les trois verticilles floraux; d'autres fois il ne se rencontre que dans deux, ou bien encore dans un seul verticille (calice ou corolle). C'est la fréquence de ce nombre six et sa constance dans certaines espèces, certains genres ou certaines familles, ainsi que quelques considérations physiologiques et géométriques, qui nous ont conduit à admettre le nombre six comme le type des dicotylédones. Le nombre cinq, plus fréquent relativement, ne serait qu'une déviation, par avortement

ou soudure, du nombre-type que nous venons d'indiquer (1).

3° Dans quelques cas le contraire a lieu, et quelquefois alors on ne trouve plus que quatre parties
dans chacun des trois verticilles floraux ou dans deux
seulement. Mais l'observation la plus curieuse est
celle qui résulte de la rencontre que nous avons faite
de quatre étamines seulement, alors que les cinq
parties se retrouvaient encore dans le calice et la
corolle. Il s'est produit, ici, exactement le contraire de ce qui a lieu dans les *pélories* ordinaires
des Linaires, des Digitales et des Mufliers; c'est-à-
dire qu'il y a eu avortement d'une étamine; mais,
en même temps, la corolle avait été déformée et
avait pris la figure d'une corolle un peu bilabiée,
de sorte qu'une de ces fleurs offrait exactement
la structure d'une fleur de scrophularinée. De Candolle nous semble donc avoir émis une idée fort
juste quand, après avoir rapproché les Personnées
péloriées des Solanées, il en a conclu que les premières n'étaient que des altérations habituelles du
type des dernières (2).

4° Un des plus curieux phénomènes de térato-
logie végétale que nous n'avons encore trouvé que
sur le *Nolana prostrata*, le *Brassica Napus*, le
Lythrum salicaria nous a été offert par le *Nicotiana
rustica*.

Nous avons rapporté autre part (3) plusieurs phé-

____

(1) **Voir pour plus de détails notre mémoire intitulé :** *Recherches sur le nombre-type constituant les diverses parties
de la fleur des dicotylédones* (Compt. rend. de l'Instit., juillet 1855, et Bull. Soc. bot. de France, juin 1855).

(2) Théor. élément., deuxième édition, p. 266.

(3) *Note sur diverses transformations offertes par les*

nomènes tératologiques offerts par le *Brassica Napus*, parmi lesquels il y en a un qui offrait un exemple fréquemment répété de transformations des étamines en autant de fleurs complètes parfaitement nor-- males. L'anomalie du *Nolana prostrata* était un peu différente : elle consistait en une fleur triple, c'est-à-dire que du centre d'un calice à cinq divisions s'élevaient trois fleurs égales, disposées en triangle, et toutes trois parfaitement semblables sous tous les rapports aux autres fleurs. Dans le *Lythrum salicaria*, la modification se rapportait à celle du *Brassica*. Ici, il y avait six sépales, six pétales, mais les six étamines étaient transformées en autant de fleurs complètes; le gynécée était complétement absent.

Dans le *Nicotiana rustica*, nous avons trouvé cinq fleurs complètes au centre d'un calice commun à cinq divisions comme dans le *Nolana*, sans trace de corolle ni de carpelles. Il semble que le développement anormal des étamines en affamant la corolle et le gynécée, les ait fait avorter.

CARPELLES. — Enfin, nous avons plusieurs fois constaté la présence de trois carpelles constituant une capsule à trois loges chez les *N. Tabacum, paniculata* et *rustica,* ainsi que cela nous est arrivé pour un grand nombre de capsules à deux loges d'autres plantes.

verticilles floraux du navet ordinaire. (Compt. rend. de l'Inst., t. XXXIII, p. 387.)

DISTRIBUTION GÉOGRAPHIQUE DU TABAC.

La véritable patrie du tabac paraît être l'Amérique méridionale, et quelques auteurs assurent que,
quelque soin que l'on ait pris de cultiver cette plante
dans les autres pays, on n'a jamais pu en obtenir
qui approchât de celui de l'Amérique. Mais cette opinion paraît être en quelques points exagérée.

Le tabac est la première plante que les Européens
aient cultivée en grand et d'une manière suivie
dans le nouveau monde. Du Yucatan où les Espagnols la trouvèrent, ils la transportèrent aux Antilles,
où elle a été cultivée avec le plus grand succès. C'est
à cette culture que sont dus leurs premiers progrès.
La vente de cette production aux diverses nations
de l'Europe, avant qu'elle fût si généralement cultivée dans l'Amérique septentrionale et dans plusieurs contrées de l'Europe, a fait le principal objet
du commerce de la Martinique, de la Guadeloupe,
de Saint-Christophe, etc. (1).

L'île de Cuba passe à juste titre pour fournir le
meilleur tabac du monde, particulièrement celui qui
est cultivé aux environs de la Trinité et du Saint-
Esprit. C'est avec ce tabac qu'en Espagne on fait le
tabac de Séville, auquel les Espagnols donnent la
préférence sur tous les autres tabacs en poudre; aussi

______

(1) *Dict. univ. de la géog. commer.*, par J. Peuchet. Paris,
an VII, t. II, p. 563 a.

s'en charge-t-il chaque année plusieurs navires de celui-là seul. Le tabac de ces deux villes est aussi employé pour faire les *cigarros* des Espagnols.

En France, on reconnaît que le meilleur tabac du monde est incontestablement celui de Cuba, et l'on met hors de toute ligne celui qui croît dans une petite contrée de cette île appelée *Vuelta de Abajo*, et encore reconnaît-on comme supérieurs les tabacs récoltés entre le *Rio Hondo* et le *Rio San-Juan*. Les tabacs venus à l'est du *Rio Hondo* sont désignés sous le nom de *tabacs de Partidos*.

Voici comment le poëte Barthélemy, bon juge en pareille matière, s'exprime à cette occasion (1) :

Pour l'homme qui n'est point un malheureux profane,
Sous la voûte du ciel, il n'est que le Havane.
Le soleil qui le dore en est enorgueilli ;
Le reste ne vaut pas l'honneur d'être cueilli.
Pourvu qu'en arrivant de sa course atlantique,
Il ait bien constaté sa naissance authentique,
Donnons-lui notre amour sans attacher les yeux
Sur la forme qu'il doit à l'art capricieux :
L'un vers les *Trabucos* tourne sa fantaisie ;
Sur les *Panetelas* un autre s'extasie ;
Celui-ci rend hommage au seul *Regalia*
Et pour d'autres jamais ne se mésallia.

Quoique le tabac soit originaire du nouveau monde, nous devons dire qu'il peut venir presque partout. L'Asie et l'Afrique, comme l'Amérique et l'Europe, présentent des contrées où le tabac pourrait être cultivé avec un grand succès.

Il est bien difficile de connaître au juste quelles

______

(1) *L'Art de fumer ou la pipe et le cigare*, Bruxelles. 1844.

sont les limites extrêmes de température entre lesquelles le tabac pourrait être cultivé avec avantage ; cependant, à l'aide de certaines considérations, nous arrivons à penser qu'il est peu de localités habitables où le tabac ne puisse être cultivé. En effet, si nous observons que les Hollandais cultivent depuis longtemps le tabac dans leurs possessions de l'Amérique (1) ; que cette plante peut et doit prospérer dans la Guyane française (2) et qu'elle croît encore et vient parfaitement en Silésie, surtout aux environs de Wausen, de Breslau, etc. (3), on reconnaitra qu'entre ces deux extrêmes de températures locales, il existe encore une assez vaste échelle de température qui convient à la culture de cette plante. Or, en remarquant que la Guyane hollandaise commence à peu près vers le 2ᵉ degré de latitude nord ; que la Guyane française est encore plus voisine de l'équateur et que les cultures du tabac, en Silésie, se font encore sous le 52ᵉ degré de même latitude, on trouve une étendue d'environ 50 degrés de latitude qui, multipliés par 25, nombre des lieues par chaque degré, donnent le chiffre de 1,280 lieues comprises entre les deux limites de températures extrêmes dans lesquelles le tabac peut être cultivé. Mais, comme nous n'avons examiné que l'un des hémisphères et que l'autre présente des *bandes isothermes* analogues, on peut dire qu'en marchant de l'un à l'autre pôle on trouve une vaste *bande thermale* qui entoure le globe parallèlement à l'équa-

---

(1) *Dict. univ. de la Géograph. comm.* par J. Peuchet, t. IV, p. 540, b.

(2) J. Peuchet, loc. cit., p. 540, a.

(3) *Dict. port. de comm.* Bouillon, 1770, t. IV, p. 543.

teur, n'ayant pas, en nombres ronds, moins de 2,000 lieues de large, et dans laquelle se trouvent des pays très-propres à la culture de cette plante.

A la vérité, les pays extrêmes que nous venons de citer se trouvent sous des longitudes très-différentes, et l'on sait que les lignes isothermes décrivent des courbes dont les ordonnées ou lignes abaissées perpendiculairement d'un de leurs points sur l'équateur pris comme axe, peuvent être de grandeurs très-variables. Mais on peut encore invoquer à l'appui de ce que nous venons d'avancer un autre mode de raisonnement qui conduit, à peu de chose près, à la même idée, par exemple, en comparant deux pays à températures locales extrêmes placés sous des longitudes plus voisines, comme le sont la Guyane française et le Canada, dont l'un est très-voisin de l'équateur, tandis que l'autre, le Canada, s'étend du 39e degré jusqu'au 65e, au nord de la baie d'Hudson. Or le tabac vient bien dans le Canada et nous avons pu voir, à l'Exposition universelle, de fort belles feuilles de cette plante venant de ce pays : malheureusement nous ne connaissons pas la localité qui les a produites. Mais, en admettant que le tabac puisse venir dans le tiers du Canada le plus méridional, nous voyons qu'il peut encore venir vers le 45e degré; or, en multipliant 45 ou même 43 par 25, on a encore 1,075 lieues, ou pour la double bande thermale, 2,150, ou en nombres ronds au moins 2,000 lieues de large. Enfin, un autre calcul peut être fait dans le même sens par rapport à Breslau, qui se trouve au 52e degré, et la côte de Sierra-Leone qui s'étend depuis le Rio-Noonas, à 10 degrés 21 minutes de latitude septentrionale jusqu'au cap Sainte-Anne, à 7 degrés 12 minutes de la même latitude. Or, au dire de J. Peuchet (1), il vient dans les terres de Sierra-Leone un tabac peu estimé, mais ce qui tient probablement à la manière dont il est cultivé. Admettant qu'il ne vienne que vers le 10e ou 9e degré, on aurait encore entre Breslau et Sierra-Leone 42 ou 43 degrés compris entre les deux limites extrêmes de température où le tabac peut croître, ce qui donne à la bande thermale dont nous parlons une largeur à peu près égale à celle que nous avons trouvée pour l'Amérique. Enfin, si l'on observe que le tabac est encore cultivé dans le Danemark, et même la Suède et la Norwége, qui sont bien plus au nord, on reconnaîtra que rien n'est exagéré dans les calculs que nous avons présentés.

Pour avoir une juste idée de la raison qui fait que le tabac peut croître et mûrir sous des climats si différents que le sont ceux, par exemple, de la Norwége et de Sierra-Leone, il est utile d'entrer à cet égard dans quelques détails de *géographie physiologique*. Supposons d'abord que les animaux et les végétaux, pour parcourir toutes les phases de leur vie, aient besoin : 1° d'une échelle de température plus ou moins étendue, selon l'espèce animale ou végétale au delà de laquelle, soit au haut, soit au bas de l'échelle, l'être ne pourra plus vivre ; 2° d'une somme annuelle de température qui permette aux diverses fonctions de l'économie vivante de s'accomplir plus ou moins parfaitement. Supposons encore, dans l'espèce qui nous occupe, pour le tabac, qu'il faille une somme totale de 3,000 degrés de température pour le faire germer, croître et

_____

(1) *Dict. univ. de la Géographie commerciale*, t. V, p. 576, b.

fructifier; il est évident que presque tous les climats qui auront, dans un espace donné, la température de 3,000 degrés, conviendront à la culture du tabac, pourvu toutefois que toutes les autres circonstances soient égales.

Ainsi, quoique Londres et Odessa ne soient point placées sur une même *ligne isothermale*, puisque la moyenne d'été à Londres n'est que de 16°,7, tandis qu'elle est, à Odessa, de 20 degrés; par cela même que, si l'on calcule le jour auquel commence et celui auquel finit la température de 4°,5 dans chacune de ces deux villes, on trouve que la somme de chaleur entre ces deux jours est à peu près la même, et que cette somme de chaleur s'élève à 3,431 degrés à Londres, et à 3,423 à Odessa, on peut affirmer que les conditions de température nécessaire à la culture du tabac se trouvent dans l'une et l'autre localité. Cependant, dans ces deux villes, les moyennes mensuelles n'ont aucune analogie, et les moyennes de température en hiver sont très-différentes. Ajoutons, qu'à Londres, la température moyenne de 4°,5 commence au 17 février et revient le 15 décembre, et qu'à Odessa, la température de 4°,5 commence du 2 au 3 avril et finit du 17 au 18 novembre; mais comme il fait beaucoup plus chaud l'été à Odessa, où la durée entre ces deux limites est plus courte qu'à Londres, il y a une compensation qui établit une parité de température moyenne entre les deux limites extrêmes que nous avons indiquées. Ce qui précède doit suffisamment faire comprendre comment certains animaux ou certaines plantes, et en particulier le tabac, peuvent s'acclimater dans des pays très-différents de ceux dont ils sont originaires.

Il ne faut donc pas s'étonner si l'on rencontre

partout des cultures de tabac, et nous pouvons assurer que la Nouvelle-Hollande verra croître aussi
son tabac, si cette plante n'y est pas encore cultivée.
Déjà M. Rob. Brown, dans son *Prodromus floræ
Novæ Hollandiæ et insulæ Van Diemen*, mentionne
le *Nicotiana undulata*, le même que nous avons
décrit sous le nom de *N. suaveolens*, comme croissant dans cette cinquième partie du monde.

La Chine, ce pays qui, chaque jour, nous fournit
des sujets d'étonnement, ne doit pas cette fois nous
surprendre quant à la culture du tabac. Les Chinois
fument comme les Européens et font une très-grande
consommation de cette substance. Le tabac est cultivé avec abondance dans toutes les parties de l'empire chinois, et nous avons vu que ce pays possède
aussi naturellement son tabac. Réduit en feuilles et
bien préparé, il ne coûte, suivant Navarette, qu'un
sou la livre. Le tabac du Japon y est le plus estimé.

La température, qui exerce une grande influence
sur l'élaboration des sucs des végétaux, n'est pas
la même dans tous les pays qui se trouvent dans la
bande thermale où peut croître le tabac. On comprend dès lors que les tabacs venus dans des localités différentes, présentent des qualités différentes
aussi; mais, quand les conditions de culture, de terrain, de température, etc., se trouvent être les
mêmes, on doit penser que les produits doivent se
ressembler. Il n'est donc pas impossible d'arriver à
produire dans d'autres endroits que Cuba des tabacs
qui lui soient équivalents sous le rapport des qualités que l'on y recherche.

En 1788 déjà, Letrône, en parlant du temps où
la culture du tabac était libre en France, écrivait :
« Nos bons crus sont supérieurs à ceux de la Virginie; et l'Allemagne, qui nous en fournit tant aujour-

d'hui en contrebande, nous en achèterait à son tour (1). »

Le docteur Rengger a écrit que, « du jugement des connaisseurs, le tabac du Paraguay est d'un goût plus fin que le meilleur tabac de la Havane. Il a une odeur aromatique qui ne devient jamais désagréable, lors même qu'elle s'attache aux habits. » Et M. Alf. Demersay assure que les voyageurs qui ont pu pénétrer au Paraguay n'hésitent pas à les placer sur la même ligne que ceux de Cuba.

Quoi qu'il en soit, les pays qui ont passé ou qui passent encore pour donner les meilleurs tabacs sont : à l'étranger, la Havane, le Paraguay, les plus estimés venant du département de *Villa-Rica*, des districts d'*Itagua* et de *Pyrayu*, situés près de l'Assomption et qui s'étendent jusqu'aux pieds de cette chaîne de montagnes désignées sous le nom de *Cordillères*. Après eux viennent les tabacs de Vérine, du Brésil, de Bornéo, de la Virginie, dont le meilleur est celui que l'on nomme *Sweet scented tabaco* et qui se récolte sur une langue de terre qui s'avance entre la rivière d'York et celle de James (2); puis ceux du Maryland, du Mexique, de l'île de Ceylan, de la Louisiane, de Saint-Domingue, des îles Antilles et de plusieurs pays de l'Orient. En Europe, on estime ceux de l'Italie, l'Espagne, la Hollande, l'Angleterre : en France, ceux de la Guienne, du côté de Bordeaux et de Clérac; du Béarn, vers Pau; de la Normandie, aux environs de Léry, du Vaudreuil et

---

(1) *De l'administration provinciale*, liv. iii, chap. 5.

(2) Ce tabac valait autrefois 12 deniers sterling, quand le prix ordinaire n'était à Londres, tous frais payés, que de 2 deniers 1/4, environ 25 centimes de France.

de Pont-de-l'Arche; de l'Artois, près de Saint-Paul, et une foule de localités de l'Alsace, de la Flandre et surtout de l'Algérie.

Tavernier dit que le tabac croît en telle quantité aux environs de Brampour, qu'il a vu des années qu'on négligeait de le récolter, parce qu'il y en avait trop, et on en laissait perdre la moitié (1).

« Depuis peu de temps, disent les *Annales du commerce extérieur* (année 1855), le tabac de *Varinas* perd chaque année de sa valeur sur les marchés d'Allemagne, tandis que celui d'*Ambaléma*, exporté depuis peu de la Nouvelle-Grenade et qui ressemble beaucoup au Varinas, est de plus en plus estimé. Ce tabac se paie jusqu'à 332 fr. le quintal. (*Moniteur* du 22 septembre 1855.) »

La relation suivante peut, jusqu'à un certain point, servir à établir la qualité respective et la valeur relative des différents tabacs d'Amérique sur les marchés du Rio de la Plata : quand le tabac de la Havane d'une certaine qualité vaut 10 piastres, celui du Paraguay d'une qualité correspondante en vaut 5, celui de Bahia et du Brésil 3, et celui de Virginie 2 seulement. (Demersay.)

Pour terminer tout ce qui se rapporte à cet article, il ne nous reste plus qu'à reproduire ici la discussion suivante, relative à l'origine du tabac.

Dans son excellent ouvrage (2), M. Alph. De Candolle discute savamment la question de savoir

---

(1) *Les six voyages de J.-B. Tavernier en Turquie, en Perse et aux Indes.* Paris, 1678, 2ᵉ partie, p. 317.

(2) *Géographie botanique raisonnée.* Paris, t. II, p. 848 à 853.

s'il y a des tabacs d'origine asiatique, ou s'il faut réellement ne leur attribuer qu'une origine américaine, particulièrement en ce qui concerne le *N. rustica*, que M. Bertoloni (*Fl. it.*, II, p. 617) croit originaire de l'ancien monde, et le *N. chinensis*, que l'on regarde comme croissant spontanément en Chine, et que M. Rob. Brown admet être certainement de la Nouvelle-Hollande. Afin de ne rien changer dans la discussion, nous laisserons parler M. Alph. De Candolle lui-même :

« Étudions la question, dit-il, d'abord au point de vue botanique, et ensuite au point de vue historique et linguistique.

» Les considérations de géographie botanique pure conduisent sans hésiter à l'hypothèse d'une origine américaine de toutes les espèces cultivées du genre *Nicotiana*. En effet, 1° les *N. chinensis* (compris le *N. fructicosa*, Lour.) et le *N. persica*, ne sont connus qu'à l'état de plantes cultivées, du moins aucun auteur n'affirme les avoir trouvées à l'état spontané (Lehem. *Nicot.*, Lour., l. c.; Dunal, *Prodr.* XIII, part. 1, p. 559, 567); 2° le genre se compose actuellement de 50 espèces, en excluant les douteuses de caractères ou de patrie (Dunal, l. c.), et sur ce nombre, 48 sont d'Amérique, 2 de la Nouvelle-Hollande, et aucune d'Asie ou d'Afrique; 3° les espèces supposées asiatiques appartiennent à une section qui comprend les espèces de la Nouvelle-Hollande, il est vrai, mais en même temps plusieurs espèces d'Amérique, sections d'ailleurs peu distinctes, à ce qu'il me paraît.

» Les arguments historiques de Rumphius (*Amb.* V, p. 225) ont quelque force. En parlant du tabac (qu'il regarde comme l'espèce cultivée en Europe), il dit : « Je ne sais si dans l'Inde orientale il est exotique ou indigène, car il se trouve dans des localités où aucun Espagnol ni Portugais n'a résidé, et dans presque toutes les îles et provinces. Ceux même qui ont été au Japon avec le célèbre voyageur Martin Gerritzen de Vrieze ont trouvé l'habitude de fumer chez les cruels Tartares de l'île de Esc ou Jedso. J'ai ouï dire à de vieux Javanais, qui tenaient la chose de leurs parents, que le tabac était connu à Java antérieurement à l'arrivée des Portugais, c'est-à-dire avant 1496, non, il est vrai, pour fumer, mais comme plante officinale. Les Indiens affirment généralement que l'usage de fumer le tabac leur a été montré par les Européens.

» La pratique médicale ancienne du pays était d'employer les feuilles pour les ulcères invétérés... On peut dire, en sens opposé, que dans l'Inde entière, il ne se trouve à peu près d'autre nom que celui de *tabaco* ou *tambaco*, tandis que si la plante était indigène, elle aurait un nom dans chaque province. La cause de ce fait devra être cherchée.

» Pour apprécier la valeur de ces réflexions, il faut en remarquer la date. Rumphius a écrit dans la seconde moitié du XVIIe siècle, c'est-à-dire presque deux siècles après l'arrivée des Européens. Dans un laps de temps aussi considérable, les traditions des indigènes avaient pu s'altérer, et la culture du tabac, toujours si aisée et si prompte à se répandre, avait pu pénétrer dans les provinces les plus éloignées, même en supposant la plante d'origine américaine. Le voyage de Gerritzen était plus ancien que ceux de Rumphius, mais sans doute plus récent que les découvertes des Portugais en Chine et au Japon. Ceux-ci avaient abordé en Chine dès 1518, et au Japon dès 1542 (Malte-Brun, *Géog.* 1, p. 496), et ils

avaient découvert les côtes du Brésil en 1500 à 1504 ;
par conséquent, le tabac peut avoir été apporté par
eux dans les Indes orientales longtemps avant
l'époque des Hollandais. Les Chinois appelaient le
tabac *hun*, selon cet auteur, mot qui ne ressemble
pas mal au brésilien *Petume* ou *Petum* (Piso, édit.
1658, p. 206), sous lequel les Portugais le connurent d'abord. Loureiro dit de son *N. fruticosa*
(probablement le *N. chinensis*, Fisch.) : « *Ubique
culta cochinchina et china, ubi vernaculis no-
minibus nominatvr, tanquam indigena : nec ex
America translatam fuisse suspicantur.* Les noms
vulgaires qu'il mentionne sont : *Cay thuoc an* et
Yen ye. Cay est évidemment un mot qui signifie
herbe ou quelque chose d'analogue, car il est répété
pour plusieurs espèces ; *thuoc* n'est pas très-diffé-
rent des variations des mots *taboc*, *tambaco* et
autres dérivés de *tabago* ou *tabaco.* Thumberg
(*Fl. Jap.*, p. 91) ne mentionne qu'une seule espèce
au Japon ; il la nomme *N. tabacum*, *L.*, vulgaire-
ment *Tabaco*, et la dit introduite sans aucun doute
par les Portugais avec l'usage de fumer. Or si les
Chinois avaient connu de toute ancienneté une plante
du genre Nicotiana, même en supposant qu'elle eût
été employée uniquement comme officinale, les
Japonais l'auraient reçue probablement depuis un
temps reculé, à cause des communications habituelles entre les deux peuples. Il serait intéressant
de constater, par les ouvrages chinois, depuis
quelle époque et sous quels noms le tabac y est
mentionné, sans oublier que la plante a pu avoir
un emploi insignifiant jusqu'à ce que les Européens
eussent montré les usages, assez bizarres en eux-
mêmes, de fumer et de priser, usages qui ont dû
se répandre rapidement chez un peuple sensuel

comme les Chinois, aussitôt qu'il en a eu connaissance (1).

» Rheede et Roxburg n'ont pas mentionné le tabac. C'est indiquer suffisamment qu'ils le regardaient comme cultivé et d'origine étrangère sur le continent indien. Des auteurs plus récents ont attribué au *N. tabacum* divers noms indiens et même sanscrits ! Piddington (*Index*, p. 60) cite *Dhumrapatra* et *Tamrakoota* comme les noms sanscrits. Ce dernier ressemble beaucoup aux noms bengali et industani du tabac, *Tumak* et *Tambaca*, qui sont évidemment des dérivés de *Tabaco Tambaco*, ce qui me fait douter de son ancienneté. Resterait le premier, qui est évidemment un mot composé et sur lequel j'ai consulté mon ami, M. Adolphe Pictet, philologue bien connu. « Ce mot, m'a-t-il répondu, n'est pas dans le dictionnaire de Wilson ; il signifie *feuille à fumer* et a tout l'air d'un composé d'origine moderne pour désigner le tabac, dont d'ailleurs il n'est question nulle part dans les livres anciens. » Si le nom *Dhumrapatra* était véritablement sanscrit et s'appliquait à un *Nicotiana* quelconque, il est probable qu'on en trouverait des dérivés dans une foule de langues modernes de l'Inde. On attribue d'ailleurs ce mot, non point à une espèce particulière de *Nicotiana* qui serait asiatique, mais au *N. tabacum*, c'est-à-dire à l'espèce ordinaire, dont l'origine est certaine.

» Les Cyngalis ont un nom dont j'ignore l'origine, *Doonkola* (Pidd., ib.). Vu la prononciation *doun* de

---

(1) « M. Stanislas Julien a eu l'obligeance de me dire que, dans ses études de la langue chinoise, il n'avait pas rencontré d'indice de la présence ou au moins des usages du tabac avant le contact des Européens. »

doon, il se rattache peut-être à *petum* (prononcez *petoum*) des Américains. Le nom telinga *Poghako* est presque *tobaco ;* le nom hindustani *Bujjirbhang* indique simplement une comparaison avec le chanvre *bhang* que l'on fume à la manière du tabac dans l'Asie méridionale.

» Le tabac de Schiraz est obtenu de la culture du *N. persica.* Rien ne prouve cependant que cette industrie soit antérieure à la découverte de l'Amérique. Ébu Baithar, médecin more du XIIIe siècle, qui connaissait bien les plantes officinales des pays musulmans, ne mentionne aucune espèce de *Nicotiana* (trad. allem. par Sontheimer, 2 vol. in-8°, 1842). Rauwolf avait parcouru l'Orient de 1573 à 1575, et il n'est question d'aucune espèce de tabac dans sa *Flore* publiée par Gronovius. Enfin le docteur Royle (Ill. Him., p. 282) affirme que, d'après des ouvrages persans de matière médicale, la culture du tabac aurait été introduite dans l'Inde en 1605, ce qui fut confirmé par une proclamation subséquente d'un prince nommé Jehangeer. Le nom arabe du tabac est le même que le nom turc, savoir : *Tüttün* (Forsk, p. CVI), qui ne ressemble pas mal à *petun*, nom primitif brésilien. Un autre nom arabe assez répandu est *Docchan*, qui veut dire fumée. (Forsk, p. LXIII.)

» En définitive, les indices historiques et linguistiques d'une origine asiatique sont tous légers, contestables, et ne peuvent pas balancer les indices de toute nature, favorables à l'origine américaine. J'ajouterai, comme conséquence, que la valeur des deux *Nicotiana* supposés d'Asie est fortement ébranlée au point de vue de la distinction spécifique. On trouvera probablement, en les étudiant de plus près, que ces deux plantes sont simplement des espèces

américaines, ou modifiées par le climat, ou semblables à des espèces encore mal connues, qui auraient été transportées d'Amérique avec les tabacs
ordinaires (1). »

CULTURE DU TABAC.

L'usage du tabac s'est répandu avec une telle
rapidité, que déjà en 1700 Brunet écrivait (2) :

« On use aujourd'hui du tabac autant à la cour
qu'à la ville; on voit les princes et les grands seigneurs s'en servir comme le peuple; il a part aux
inclinations des dames les plus illustres, et les
bourgeoises, qui tàchent de les imiter en tout, ne
s'oublient point en cette occasion. Il est la passion des prélats, des abbés et des religieux même;

(1) « Au moment de livrer mon manuscrit à l'impression, je
reçois le *Journal of the Horticultural Society*. vol. IX, p. 3,
dans lequel M. Bentham, rendant compte d'un travail de
M. Targioni, sur l'introduction des plantes cultivées en Italie,
avance que le *Nicotiana persica* est une variété du *N. longiflora*, espèce américaine. La comparaison des planches du
Bot. reg., tabl. 1592, et de Sweet, *Brit. flow. gard.*, 2ᵐᵉ série, tabl. 196, ne me permet pas d'adhérer à cette opinion;
mais je vois avec plaisir que l'auteur n'admet pas l'origine
prétendue européenne cu asiatique de certains *Nicotiana*. »
(*Géographie botanique raisonnée*, par Alph. De Candolle.
Paris, 1855, t. II, p. 848 à 853.)

(2) *Le bon usage du tabac en poudre*. Paris, 1700.

et, nonobstant la défense des papes, les prêtres, en Espagne, ne se font aucun scrupule de s'en servir en disant la messe, et d'avoir la tabatière ouverte sur l'autel, tant l'habitude ou la coutume de prendre du tabac prévaut aux remontrances et aux commandements. » L'auteur de la *Suite des caractères de Théophraste* dit fort agréablement que l'usage du tabac en poudre et celui du café sont des inventions admirables pour remplir le vide des conversations : « on se lasse, dit-il, quelquefois de parler, et dans le même moment ceux qui nous écoutent ne manquent guère de se lasser aussi de donner leur attention ; le tabac et le café font qu'on reprend haleine. »

Depuis que le tabac a été accepté comme un objet d'agrément, à peu près du même ordre que le café, le thé, les liqueurs et surtout l'opium, comme un moyen d'obtenir à volonté une excitation factice dont l'usage modéré peut agir favorablement sur le cerveau, particulièrement dans les travaux d'esprit qui exigent une longue contention, cette substance est devenue d'un usage tellement général, qu'elle entre aujourd'hui pour une somme considérable dans le commerce des deux mondes. C'est cette importance qui fait que nous allons nous occuper sérieusement de la culture du tabac, et des manipulations qu'on lui fait subir avant de le livrer à la consommation.

Selon Garcie du Jardin, le tabac croît dans plusieurs contrées des Indes, particulièrement dans les endroits humides et ombrageux, même dans les lieux qui ne sont pas cultivés et dans les terrains maigres. « On la sème (la graine) en tout temps, dit-il, et dès aussitôt qu'elle est sortie, il la faut garder du froid et la planter du long des murailles pour l'ornement d'icelles, car elle verdoye toute l'année à la mode des citronniers (1). »

Choix des terrains. Tous les terrains ne sont pas également propres à la culture du tabac. Selon M. Alf. Demersay, au Paraguay, où le tabac semble être dans son pays naturel, tant il y vient admirablement beau, les terrains peuvent être géologiquement classés de la manière suivante :

1° *Terre rouge des Missions.* Elle constitue la masse du sol dans les Réductions fondées autrefois par les jésuites. C'est ainsi qu'on la trouve sur une vaste étendue dans les provinces de Rio-Grande et de Coriente. Au Paraguay, elle reparaît même au delà du Tebiquary, limite nord du territoire des Missions, dans le district de Villa-Rica. Cette terre, d'une admirable fertilité, est ferrugineuse, et contient un sable magnétique, à grains arrondis, qui apparaissent à sa surface en traînées noires, métalliques, dans les chemins où les eaux pluviales trouvent un écoulement rapide, dans le lit des torrents et des rivières.

2° *Terre rouge mélangée de sable.* Ce sable paraît provenir des grès dont elle renferme de nombreuses variétés.

3° *Terrains sablonneux*, très-abondants aux environs de l'Assomption.

On y cultive la canne à sucre et le manioc.

4° *Terre noire.* Dure, argileuse, elle forme le fond des vallées où l'eau, en s'amassant pendant la saison des pluies et les crues des rivières, donne naissance à ces *banados*, marais impraticables, dés-

---

(1) *Histoire des drogues*, par Garcie du Jardin, traduction d'Ant. Colin, 2ᵉ édit., Lyon, 1619, liv. V, p. 33.

espoir du voyageur dont ils entravent la marche ; mais qui sont la fortune des éleveurs de bestiaux, préservés par eux des effets désastreux de la sécheresse qui décime trop souvent ceux de l'habitant des *Pampas*.

5° *Terrains défrichés*. Quelle que soit sa nature, le sol est toujours couvert d'une couche d'*humus* fournie par des détritus végétaux.

Le premier de ces terrains est celui qui donne les produits les plus beaux et les meilleurs. Cette circonstance a conduit M. Bonpland à se demander s'il ne serait pas identique à la terre rouge de la *Vuelta de Abajo*, dans l'île de Cuba, qui fournit le meilleur tabac de la Havane. On sait, en effet, que le planteur de Cuba choisit de préférence, quelle que soit d'ailleurs sa couleur, une terre sablonneuse formée de un quart au moins de sable et de moitié ou trois quarts de détritus végétaux.

La terre rouge mélangée de sable et les terrains défrichés viennent ensuite. On choisit toujours un sol modérément riche et léger. Au Brésil, on donne la préférence à celui qui convient au bananier. Enfin, on ne plante jamais le tabac en terre noire, ni dans les sables, afin d'éviter des conditions extrêmes d'humidité et de sécheresse (1).

Valmont de Bomare dit que, lorsqu'on veut cultiver le tabac, on doit choisir une terre grasse et humide, exposée au midi, labourée et engraissée avec du fumier consommé. Cette recommandation, en contradiction avec celle du choix du terrain au Paraguay, prouve seulement que le tabac peut

____

(1) Alf. Demersay, *Du tabac au Paraguay*, Paris. 1851, p. 12 et 13.

croître dans une grande variété de terrains; mais
il est certain que les tabacs venus dans des terrains
aussi différents sont loin d'avoir les mêmes qualités.
C'est ainsi que l'on a remarqué que dans le même
pays les feuilles provenant d'une plantation faite
dans des terres grasses et compactes sont très-pi-
quantes et très-fortes, tandis que celles qui proviennent d'une terre légère et sablonneuse ont
moins de force et de piquant. Par exemple, les
terres de Strasbourg à Schelestadt, qui ont la première qualité, sont préférées pour la plantation du
tabac en carottes ou du tabac en poudre, tandis
que les terres de Strasbourg à Haguenau, Bischwil-
ler, etc., qui ont la seconde, sont employées à la
plantation du tabac à fumer (1).

De cette comparaison des terrains on peut déjà
conclure que les terres légères, sablonneuses, conviennent mieux pour les tabacs destinés à être fu-
més, et cette circonstance explique comment les tabacs de la Havane et du Paraguay sont d'excellents
tabacs à fumer. D'ailleurs, on doit supposer que,
plus le terrain sera riche en humus, en engrais et
en profondeur, plus les feuilles seront longues, larges et épaisses, plus aussi elles auront les qualités
nécessaires à la fabrique et au commerce en nature, et moins elles seront sujettes au dépérissement
occasionné par la sécheresse et par des temps plu-
vieux.

Semailles. Dans l'île de Cuba, après avoir fait
choix du terrain, on le divise en longues plate-
bandes rectangulaires (canteros), de 8 à 9 mètres
de long sur 1/2 mètre de large, et on l'engraisse

---

(1) Heiter, *Mémoire sur le tabac*, Paris. 1806, p. 4.

avec un mélange de 2 parties de fumier bien consommé et une de sable ou de terre sablonneuse
bien divisée. Aux mois d'août, septembre et même
octobre, on arrose les canteros, et la semence, mélangée avec 9 parties de sable fin, est dispersée à
la volée ou à l'aide d'un crible fin (gibe), puis recouverte par un mélange de fumier et de terre très-
divisés, de manière à former une couche de deux
millimètres environ. Enfin, on a soin d'abriter les
semis contre la trop grande ardeur du soleil et les
averses, en plantant verticalement, autour des *canteros* et vis-à-vis les uns des autres, des bâtons
fourchus, de la hauteur de 60 à 70 centimètres,
destinés à recevoir transversalement des baguettes
sur lesquelles on couche des feuilles de palmier de
manière à constituer une sorte de toit à claire-voie.
Les arrosements doivent être faits avec beaucoup
de soin, au moyen d'une pomme d'arrosoir finement
percée, et seulement s'il n'a pas plu, lorsque la
terre est sèche. Cette opération se pratique le matin, de bonne heure, plutôt que le soir, et l'on
choisit de préférence, pour faire ces arrosements,
les eaux de pluie ou de rivière, qui sont plus limpides d'ordinaire que les eaux de puits.

Quand on s'aperçoit que les plants sont trop
serrés, on les éclaircit en même temps que l'on
enlève les plantes étrangères qui nuiraient à la
croissance de la jeune plante.

M. Miller nous apprend que, dans la Virginie,
le tabac est semé sur couche et sous châssis.
Ce semis se fait au printemps, plus tôt ou plus
tard, selon que cette saison est plus ou moins hâtive, et sur une terre bien ameublie et bien amendée. On a le plus grand soin de couvrir la jeune
plante à la moindre apparence de froid. Le tabac

se plaît dans un sol chaud, doux, fertile et mêlé de sable; les terrains vierges et humides sont ceux qui le font croître avec le plus de vigueur.

Selon M. Alf. Demersay (loc. cit.), les semis commencent après la semaine sainte, rarement avant. On sème d'ordinaire en mai, dans un *défriché*, pour planter en septembre, ou en juin, pour planter en octobre. Un lieu fumé permet d'attendre le mois d'août, qui répond au milieu de l'hiver; car au Paraguay il n'y a que deux saisons. Le plus souvent, les semis sont trop drus; il est difficile d'obvier à la petitesse de la graine, car on n'a pas l'habitude, comme dans l'Amérique du Nord, de la mêler avec du sable ou des cendres, dans de certaines proportions. Néanmoins, on abandonne les jeunes plants à eux-mêmes sans que l'on ait soin de les éclaircir et de les préserver, à l'aide de châssis ou de toiles, des pluies trop abondantes et des ardeurs du soleil. Vers le 15 septembre, ils ont cinq ou six feuilles et une consistance qui permet de les transplanter.

En France, dans les environs de Tonneins, c'est dans les mois de mars et avril que l'on sème la graine de tabac. On a soin, pour la recevoir, de préparer des couches de fumier, élevées au-dessus de terre d'environ 50 centimètres, en ayant soin de l'arroser souvent, afin de la faire promptement lever. Pour les garantir des brouillards ou des gelées tardives, on couvre les couches avec des nattes de paille, ou seulement avec de la paille, que l'on a soin de relever quand le soleil darde.

Quand le tabac a acquis deux ou trois feuilles, indépendamment de ses cotylédons, il peut subir la transplantation, opération qui se pratique d'ordinaire depuis la mi-mai jusqu'au commencement du mois de juillet.

Dans le département du Nord, on a l'habitude de semer sur couches dès la fin de février ou au commencement de mars. Les jeunes plants ne montrent leurs deux ou trois feuilles que vers le mois de juin, époque à laquelle ils peuvent être repiqués.

TRANSPLANTATION. Dans l'île de Cuba, on choisit pour transplanter le tabac le temps calme qui succède aux pluies. Le jeune plant est mis en terre dans des sillons faits à l'avance et par un temps couvert ou bien après deux ou trois heures du soir. Quand le temps est trop sec, il faut arroser la plante dès qu'elle est repiquée. On apporte des soins particuliers dans le choix des jeunes plants : c'est ainsi que l'on ne repique que les individus bien verts et bien nourris; sans cette précaution on serait exposé à avoir un tabac rabougri (*queda*) ou qui fleurit très-bas (*monigate*). C'est encore ainsi que l'on ne plante que ceux qui ont cinq ou six feuilles ; plus jeunes, ils reprendraient plus difficilement et résisteraient moins à l'ardeur du soleil ; plus âgés, la sève aurait plus de peine à se porter vers la pousse la plus tendre, et un phénomène analogue au précédent se produirait.

Cette opération, sauf de légères modifications, est à peu près la même partout, à l'exception du Paraguay, où des conditions particulières sont exigées. Là, le terrain destiné à recevoir les jeunes plants, après avoir été convenablement labouré, est un peu raffermi. On a remarqué qu'un sol trop chargé d'engrais et trop nouvellement défriché brûle les plantes. Une terre humide et un temps frais et couvert sont nécessaires pendant quelque temps après la transplantation. A la suite d'un orage, le vent du sud souffle régulièrement pendant trois jours ; c'est ce moment que l'on choisit pour repiquer le tabac , parce qu'il amène un abaissement très-sensible dans la température.

La plantation se fait par lignes espacées les unes des autres d'une *vare* (1). La distance entre chaque pied est de un tiers à une demi-vare selon les localités, mais rarement plus.

Les ouvriers , en arrachant les jeunes pieds, ont soin de les placer avec précaution dans des corbeilles de cuir ; pendant ce temps, d'autres ouvriers tracent les lignes et font les trous avec des plantoirs en bois ; alors la plante y est enfoncée jusqu'aux cotylédons et fixée comme le sont les autres plants par nos jardiniers. On continue cette opération pendant plusieurs jours, si les circonstances atmosphériques le permettent ; autrement , on attend leur retour.

Voici maintenant quelques détails sur la même opération pratiquée dans les environs de Tonneins, et qui a été à peu près suivie, à quelques modifications près, dans les autres parties de la France.

Le plus souvent on choisit les meilleures et les plus fortes terres, que l'on a soin de préparer auparavant en les fumant bien et leur faisant subir trois ou quatre labours profonds ; on écrase autant que possible les mottes de terre qui pourraient se rencontrer. Si la terre est façonnée à main d'homme , deux labours sont suffisants.

On commence alors par tracer des sillons de 2 pieds à 2 pieds et demi de distance. A l'aide d'un piquet ou plantoir, ou fait un trou d'environ 1 pied

____

(1) La *vare* castillane est égale à 88 centimètres.

de profondeur, on y met la racine de la plante et on la recouvre avec de la terre. Chaque pied doit être séparé de son voisin de 2 pieds ou 2 pieds et demi. Il faut avoir soin de les arroser aussitôt, afin de favoriser la reprise des plants.

Cette distance est un peu grande et pourrait être diminuée. Dans les plantations américaines et du nord de la France, la distance n'est au plus que de 1 pied et demi. Cette différence de distance explique en partie comment, d'après la statistique générale agricole, les tabacs donnent par hectare en quintaux métriques : à Strasbourg, 19,87 ; à Schelestadt, 15,52 ; à Béthune, 22,52 ; à Hazebrouck, 19,45 ; à Lille, 27,33 ; dans la région Tonneins, au contraire, 3,83, et à Aiguillon, 4,62.

SOINS A DONNER A LA PLANTATION. Dès que la plante a atteint la hauteur d'un pied, on a la précaution de bêcher la terre autour de chaque pied, et de répéter cette opération assez souvent, surtout si le temps est sec, afin d'empêcher qu'aucune herbe étrangère ne croisse au sein de la plantation du tabac ; il faut, pendant le développement de la plante, enlever les feuilles les plus voisines de la terre, qui, se gâtant toujours, consomment une nourriture qui peut être profitable aux autres ; pour la même raison on supprime les rejetons, de telle sorte que la tige n'émette aucun rameau latéral et soit nette depuis sa base jusqu'à huit pouces de hauteur. Ces premières feuilles sont cependant conservées pour en faire des tabacs communs.

Lorsque la tige a acquis une hauteur de 3 pieds à 3 pieds et demi environ, on l'étête, c'est-à-dire que l'on coupe l'extrémité de la tige pour l'empêcher de s'élever davantage et pour donner aux feuilles qui restent et qui doivent être au nombre de dix ou douze, plus de corps et de substance. Si l'on ne pratiquait pas cette opération, la tige s'élèverait à 5 pieds et fournirait des feuilles plus petites et moins bien nourries.

A Cuba, les soins sont à peu près les mêmes, seulement on chausse chaque pied de tabac (enchaussement), et l'on surveille activement la sortie du bourgeon qui doit former la fleur, pour être coupée aussitôt, en se servant du pouce et de l'index. On compte alors, avec les plus près de la terre, quatorze ou seize feuilles sur chaque pied.

Le temps le plus propre à l'élaboration des sucs de la feuille de tabac paraît être celui qui convient le mieux à la vigne.

RÉCOLTE. On reconnaît que le tabac commence à mûrir lorsque la feuille présente des marbrures et que sa couleur verte passe au jaunâtre, ce qui a lieu le plus souvent dans le courant d'août ou de septembre. On cueille les feuilles à mesure qu'elles mûrissent ; on les enfile sur une ficelle par la tête, et l'on en fait des paquets de deux à trois douzaines.

Celles du milieu de la tige sont toujours les meilleures ; ce sont elles que l'on fait *suer* et qui sont destinées à constituer le *tabac sans côtes*.

Comme on laisse la tige dans la terre pour donner aux feuilles qui restent sur pied le temps de mûrir, il n'est pas rare de voir encore du tabac dans les champs au mois de décembre. Les dernières feuilles servent à faire le tabac *en prêt* et le tabac commun.

Dans quelques localités, au lieu de ne récolter les feuilles qu'au fur et à mesure qu'elles mûrissent, on coupe les plantes près de terre quand elles sont mûres et on les laisse renversées sur le sol tout le reste du jour, ce qui fait faner les feuilles. Le soir, on en fait des tas, afin de les faire *ressuer* pendant la nuit.

Quand elles sont riches en sucs, on les expose de nouveau au soleil le jour suivant, afin de concentrer ces sucs. Enfin on les suspend séparément sous des hangars construits de façon à ce que l'air y entre de tous les côtés, mais non la pluie, et on les laisse sécher pendant quatre à cinq semaines ; quelquefois on est forcé de se servir du feu pour favoriser la dessiccation.

Dans le département du Nord, on prend quelques précautions de plus qu'à Tonneins ; au bout de trois ou quatre jours, lorsque les plants ont repris, on forme à côté de chacun d'eux une petite ouverture que l'on remplit d'engrais flamand, qui favorise considérablement le développement de la plante. Au reste, les soins que nous avons indiqués plus haut sont les mêmes dans tous les pays.

On reconnaît, à Cuba, que le tabac est mûr, à la forme des feuilles, à leur épaisseur, aux taches jaunes de différentes grandeurs et de formes très-diverses, et surtout en prenant les feuilles du tabac et en pliant la côte de manière à appliquer l'une sur l'autre les deux demi-faces supérieures. Quand les feuilles sont mûres, elles produisent un fort craquement qui ne trompe pas celui qui les essaie.

Bien qu'il soit reconnu que les feuilles du bas mûrissent les premières, cependant on suit une pratique toute particulière à Cuba. Elle consiste à couper le haut de la tige par morceaux portant chacun deux ou trois feuilles ; mais pour cela il faut saisir le moment exact de la maturité des feuilles supérieures. On sacrifie, il est vrai, le quart environ de la récolte, mais c'est au profit de la bonne qualité du tabac, qui se nomme alors *tabacco principal*. D'ailleurs, les feuilles inférieures ne sont pas perdues, et, récoltées à part, elles forment la qualité nommée *libra* par les vegueros (planteurs).

Enfin, après la rentrée dans les séchoirs de cette première coupe, les ouvriers retournent à la *vega* (plantation) pour y préparer une deuxième récolte, en coupant près de terre tous les rejetons à l'exception d'un seul; celui-ci reçoit à peu près les mêmes soins que la tige principale. Lorsque les feuilles sont mûres, on les récolte comme à l'ordinaire et l'on obtient la sorte de tabac que l'on appelle *capaduras*, laquelle, dans certaines circonstances, est d'aussi bonne qualité que celui de la première récolte, mais ses feuilles sont plus petites, plus pointues et ses nervures moins régulières.

Depuis quelques années, les planteurs de Cuba ont pris l'habitude de diviser leurs feuilles en quatre classes, ainsi qu'il suit :

1º Feuilles grandes, larges, sans défaut et de qualité supérieure (*libra* et *injuriado* 1^{era}) ;

2º Feuilles un peu altérées, de bonne couleur, de bonne qualité et sans défaut (*injuriado bueno*) ;

3º Feuilles avariées, inférieures en couleur et en qualité, et de moyenne grandeur (*injuriado malo*) ;

4º Feuilles au-dessous de la moyenne, quelque défaut ou couleur qu'elles aient, avariées ou non, mais de qualité inférieure (*injuriado tercera* ou *tripa*).

Parmi les plantations ou vègues qui ont le plus de réputation, nous citerons particulièrement :

La Leña,
La Santa Isabella,
La Santa Monica,
La Rencurrell,
La Mariana,
La Guadelupa,

La Herradura,
La Toquemoda,
La Antonia Leal, etc.

Au Paraguay, on ne prend pas le soin d'ébourgeonner les plantes; la maturité a lieu quatre mois environ après la transplantation. On la reconnaît, au reste, facilement à l'aide des caractères suivants : « l'angle aigu que formaient les feuilles avec la tige s'est ouvert peu à peu; elles penchent vers la terre; il semble que leur pétiole ne puisse les supporter. Elles sont grasses au toucher, gluantes, et se brisent sous une faible pression. En même temps, l'aspect et la couleur sont modifiés; elles paraissent comme flétries. Leur couleur verte primitive est devenue plus obscure et marbrée de taches jaunâtres de différentes grandeurs. Elles exhalent une odeur vireuse *sui generis* très-caractéristique. Toutefois il faut se garder d'attribuer à ces signes une valeur trop absolue : l'observation et l'expérience apprennent mieux encore à connaître le moment précis de la récolte.

Quand le tabac est reconnu suffisamment mûr, des ouvriers (*peones*) parcourent les lignes, enlèvent avec précaution les feuilles les plus mûres de chaque pied et les placent sur le bras gauche, puis les déposent dans des cuirs dont les bords sont relevés. Ces cuirs sont ensuite portés sous des hangars où d'autres ouvriers, munis de cordes assouplies par une immersion dans l'eau, disposent les feuilles en chapelets (*sertas*). Cette opération se pratique de la manière suivante : la corde est fixée par l'une de ses extrémités au gros orteil du pied gauche de l'ouvrier, et sur cette corde, il attache un paquet de six, huit ou dix feuilles, à l'aide d'un nœud coulant qui saisit les pétioles. On ajoute ainsi successivement un second, puis un troisième, etc., paquet, jusqu'à ce que les chapelets aient une longueur de 2 mètres environ. On les dispose ensuite au nombre de cinq ou six sur chaque traverse des châssis ou séchoirs nommés *tendales* dans le pays, qui sont dressés sous le hangar. Tous les jours, on les retourne pour favoriser la dessiccation et éviter la fermentation qui détruirait les qualités du tabac. C'est surtout quand les feuilles proviennent d'une terre grasse et humide que ce danger est à craindre ; aussi la surveillance la plus active est-elle alors nécessaire.

La couleur se modifie peu à peu ; les feuilles prennent une couleur jaune-orangée. Alors on les transporte sur des tendales extérieurs afin de les dessécher complétement à la plus vive action du soleil. Les ouvriers favorisent cette dessiccation en écartant les feuilles et en les agitant. Chaque jour on rentre les chapelets vers quatre ou cinq heures du soir. Quand les feuilles sont devenues friables, on les préserve du vent, de l'humidité et même de l'excès de la chaleur ; sans cela elles se brûleraient et se réduiraient en poudre au moindre choc. Enfin quand la dessiccation est achevée, on place les chapelets sur les tendales des magasins et on les y met en quantité telle, que la circulation de l'air ne soit pas trop facile autour d'eux.

Comme les feuilles ne mûrissent pas toutes à la fois et que la maturation marche de bas en haut, dans chaque cueillette, chaque plant fournit d'ordinaire quatre à cinq feuilles ; celles du tronc sont plus grandes, de meilleure qualité que celles des branches, et d'un plus grand prix. C'est le tabac de feuilles (*de hojas*) ; l'autre prend le nom de tabac de pipe (*de pito*). Mais, quand toutes les circonstances de la récolte ont été favorables , cette différence de qualité devient difficile à apprécier.

En reculant le moment de la cueillette, la force et l'âcreté du tabac se développent davantage, et à mesure que l'on prive la plante d'une partie de ses feuilles, celles qui restent sont plus chargées de sucs et plus riches en principes gommeux et aromatiques. Elles donnent alors le tabac tacheté (*pety para*), qui n'entre jamais dans l'exportation. Toutes les feuilles défectueuses ou altérées sont mises à part. On sèche de nouveau celles qui deviennent humides, puis on les renferme jusqu'au moment de leur faire subir les préparations ultérieures (1).

M. Strachan (2) nous apprend que, dans l'île de Ceylan, on prépare un petit coin de terre dans lequel on sème les semences de tabac absolument comme nos jardiniers sèment le persil et les choux. Pendant qu'il lève et qu'il prend la force nécessaire à sa transplantation, on choisit une pièce de terre que l'on entoure d'une haie. Quand les buffles commencent à ruminer, on les met dans cet enclos et on les y laisse jusqu'à ce qu'ils aient fini. On continue de même jour et nuit jusqu'à ce que le terrain soit suffisamment fumé. C'est dans ce terrain bien fumé et retourné à la pioche que l'on fait la transplantation. Chaque plant ne doit être séparé de son voisin que d'un pied. Quand la tige a poussé quinze feuilles, on en retranche le sommet, à moins que l'on ne veuille avoir un tabac un peu moins fort; dans ce cas, on lui laisse se former dix-huit à vingt

---

(1) Alf. Demersay : *Du Tabac au Paraguay.* Paris 1851, p. 17, 18 et 19.

(2) *De la culture du tabac dans l'île de Ceylan*, 1702.

feuilles avant de l'étêter. Au contraire, pour l'avoir
plus fort, on ne lui en laisse que dix ou douze. On
a d'ailleurs le soin d'ébourgeonner comme dans
le procédé de culture suivi à Tonneins. Seulement,
on récolte le tabac en coupant tiges et feuilles, que
l'on porte dans la maison où on les met en tas.

Ce qu'il y a de remarquable, c'est que la maturité des feuilles des pieds étêtés exige autant de
temps, dit-on, qu'il en faut au tabac non mutilé
pour arriver à l'entière maturité de ses semences.

Selon M. J.-J. Ampère, la culture du tabac, à
Cuba, se fait généralement par de petits propriétaires, qui se livrent, en famille, à ce travail avec
un soin très-minutieux. Ils réalisent ainsi des conditions spéciales qui permettent à la plante d'atteindre tout son développement.

*Nouveau procédé pour opérer la dessiccation du
tabac en feuilles*, par M. Truchet.

M. Truchet s'est servi, à cet effet, de la paille de
froment ou de l'avoine dépiquée et réduite en poussière.

Il fit mettre, sur le pavé d'une grange, une couche de poussière de paille, ou, pour mieux dire, la
paille elle-même, brisée de manière que les plus
gros brins n'ont pas même 1 décimètre de longueur.
La couche doit avoir environ 1 décimètre d'épaisseur ; par-dessus cette paille, et à l'un des côtés
latéraux, il fit une rangée de feuilles de tabac assez
bien alignées, dont les queues étaient du côté de la
muraille. Cela fait, il mit sur les feuilles trois rangs
de cannes (*arundo*), espacés entre eux pour diviser
la longueur et se suivant bout à bout comme si
c'eût été une corde tendue. On peut même se ser-

vir de ces dernières pour cette opération. Cette rangée finie, il en commença une autre, et puis une autre, ainsi que celle des cannes, de façon à garnir complétement le sol.

Lorsque tout le pavé fut ainsi garni, il le saupoudra avec un peu de paille et fit une nouvelle couche de feuilles, ayant attention de les placer de façon que la couche supérieure ne correspondît pas avec l'inférieure, mais que le vide que laissait l'ovale des feuilles entre elles fût occupé par le plein de celles qu'on mettait dessus. Même opération pour les rangées suivantes : petite couche de paille et nouvelles couches de feuilles ainsi que de cannes, répétées.

Ces cannes sont employées pour faire reposer dessus les queues, et de cette façon on peut facilement enlever les feuilles d'entre les pailles, faisant seulement attention de recommencer par où l'on finit.

Cette manière de placer les feuilles donne la facilité de tripler, de décupler même son local, pour dessécher les feuilles, surtout à l'instant où elles quittent la plante, c'est-à-dire lorsqu'elles sont le plus humides et qu'elles demandent le plus de temps pour se faner ou se sécher.

L'auteur assure que cette opération est complétement terminée au bout de quarante-huit heures ; qu'alors la dessiccation est parfaite, et au point que la feuille, ayant pris la couleur de feuille morte, est tellement sèche, qu'elle brunit, se déchire en la maniant, et qu'elle est toute froissée ou ridée, ce qui est un inconvénient ; mais on y rémédie en l'exposant ensuite à l'air ou à la rosée pendant quelques heures de la nuit. Profitant ensuite de leur nouvel état de souplesse, on empile les feuilles en les mettant les unes sur les autres avec une forte charge dessus, ou en les mettant à la presse. Ensuite, on les enfile par la queue, et on les suspend au plancher, et lorsqu'elles y ont passé quelque temps, on ne risque rien de les mettre en tonneau ou dans des caisses.

Pour que cette opération réussisse, il faut que la paille soit très-sèche, qu'elle n'ait jamais été mouillée, et qu'elle ne soit ni fermentée, ni noircie : c'est de là que dépend la bonté de ce procédé, autant pour la dessiccation que pour ne point faire contracter de mauvaise odeur au tabac. (Rapporté par le *Manuel du fumeur et du priseur.*)

ENNEMIS DU TABAC. Dans un grand nombre de pays, la culture du tabac se contente des soins que nous venons d'indiquer ; mais, dans certaines contrées, des précautions d'une autre nature sont indispensables. Voici, d'après M. Alf. Demersay, quels sont les ennemis à craindre et quelles sont les précautions à prendre :

« Les insectes nombreux qui souvent anéantissent, en quelques heures, les récoltes de la plus riche apparence, tiennent sans cesse en éveil la vigilance du cultivateur. Parmi eux, les sauterelles, qui apparaissent régulièrement au mois d'octobre, en nuées d'une grande étendue, sont les plus redoutables.

» Le 3 octobre 1846, entre Villa-Rica et la mission franciscaine de Caazapa, je rencontrai un de ces nuages ailés, qui marchait de l'ouest à l'est. Il était quatre heures du soir. Les rayons du soleil, en frappant sur les ailes diaphanes des insectes, simulèrent un effet de neige. Un assez grand nombre prenaient terre, puis se relevaient bientôt, au bruit du pas des chevaux. Cette légion ne s'abattit qu'un instant dans les champs de blé et de maïs, d'où les Indiens les chassèrent aussitôt, et cependant elle y causa de grands ravages. A l'approche du fléau, les cultivateurs rassemblent leurs serviteurs et leurs esclaves et cherchent à le détourner de sa route, à empêcher au moins qu'il ne séjourne dans les cultures. Elles sont anéanties si les sauterelles déposent leurs œufs sous la terre; car, six semaines après, elles éclosent par milliers, et rien n'échappe à la destruction.

» Les fourmis, les larves du papillon font aussi au tabac une guerre acharnée. Les Brésiliens le préservent de leurs attaques en semant, entre les lignes, du manioc ou du maïs, sur lequel les insectes se jettent de préférence. »

Les escargots, les limaces, les grillons sont aussi des animaux nuisibles au tabac. On se contente de leur faire la chasse et de les tuer. Cette opération se fait la nuit, en se servant d'une petite lanterne; car c'est alors que les escargots et les limaces font les plus grands dégâts.

Dans l'île de Cuba, on connaît trois espèces de chenilles que les planteurs redoutent avec raison; ce sont :

1° Le *cachazudo*, qui se niche sous terre et attaque la plante par le pied ou dévore ses feuilles les plus basses; il a 3 pouces de long et une couleur brune; il est rare qu'en fouillant la terre qui chausse la jeune plante on n'y en trouve pas;

2°. Le *veguero*, qui est vert et long de 2 pouces; il dévore le parenchyme des feuilles;

3° Le *cogollero*, qui est beaucoup plus petit, d'une couleur verte, et qui se fixe à l'extrémité des jeunes pousses pour les dévorer. Le meilleur moyen employé dans le pays pour détruire le *veguero* et le *cogollero* consiste à les chercher avec persévérance et à les écraser avec le pouce et l'index.

Indépendamment des animaux, il y a encore à craindre quelques phénomènes météorologiques. Ce sont les vents, la grêle, les pluies et la sécheresse.

Dans quelques contrées, les ouragans sont assez fréquents et violents pour briser ou arracher les plants. Tout le monde connaît assez les effets de la grêle dans les pays où il s'en produit, pour savoir, qu'accompagnée souvent de trombes puissantes, elle peut ravager des champs entiers. Heureusement que ce fléau est à peine connu dans certaines parties du monde.

La sécheresse poussée à l'excès peut produire des effets désastreux. Dans ce cas, la plante languit, ne prend pas de développement, se dessèche avant d'être mûre et les feuilles ne sont au plus bonnes qu'à faire des qualités inférieures de tabac. Les pluies n'ont pas le même degré d'inquiétudes sérieuses à inspirer. Leur effet est de déterminer un développement excessif qui nuit à la qualité du tabac ; elles sont plus à craindre quand le soleil se montre immédiatement après elles. Aussi les Brésiliens ont-ils soin de faire la culture du tabac dans l'intérieur des terres où la température offre plus de régularité que sur les côtes.

La culture du tabac était autrefois très-suivie dans les campagnes de l'Italie, de l'Espagne, de la Hollande et de l'Angleterre. Aujourd'hui la Prusse, la Bavière et le grand-duché de Bade en produisent de très-grandes quantités. En effet, la récolte de 1853 a été évaluée à 156,000 quintaux, qui représentent une valeur de 2 millions de francs environ.

La culture du tabac dans nos possessions d'Afrique prend chaque jour plus d'extension. « De toutes les

cultures de l'Algérie, dit le *Moniteur universel* (1),
celle qui occupe, après les céréales, la plus large
place dans les travaux des colons, c'est toujours la
culture du tabac, dont le développement acquiert
chaque année des proportions plus considérables et
se répand de tous côtés avec une remarquable rapidité. Cette extension est telle que non-seulement
la production suffit désormais à la consommation
locale, mais qu'encore le contingent qu'elle est appelée à verser dans les manufactures de la France
est sur le point d'être atteint, et que bientôt le commerce étranger, dont les opérations ont commencé
à se porter sur la colonie, trouvera amplement à
s'y pourvoir d'une denrée aujourd'hui très-recher-
chée, et dont la rareté menace de se faire prochai-
nement sentir sur les autres marchés du monde. »

D'après M. Duranton, le chiffre de la production
du tabac dont la constatation est possible en Algérie, ne s'élèverait pas à moins de 4,594,000 kilog.
Les seuls achats de la régie s'élèvent, pour l'année
1855, à environ 4,130,000 kilog. et là dépense, cal-
culée à raison de 95 fr. par 100 kilog. en moyenne,
peut être évaluée à 4,923,500 francs.

« Les tabacs, dit M. Duranton, deviennent de jour
en jour plus rares sur tous les points du globe, et
les progrès de sa production ne suivent que de loin
ceux de la consommation, qui vont toujours grandis-
sant. L'Amérique absorbe maintenant elle-même une
grande partie de ses produits ; l'Autriche a prohibé
l'exportation des siens ; l'Argolide, la Macédoine,

(1) *Moniteur universel*, 28 juillet 1855, à l'occasion du
rapport adressé d'Alger à M. le maréchal ministre de la guerre
par M. Duranton, inspecteur spécial du service du tabac en
Algérie.

l'Egypte, ne peuvent presque plus rien envoyer à l'Europe, et la France elle-même, pour assurer ses approvisionnements en tabac, s'est vue dans la nécessité d'en autoriser la culture dans plusieurs départements qui y étaient restés jusqu'à ce jour étrangers. Nos cultivateurs algériens seraient donc bien coupables s'ils ne profitaient pas d'une si belle occasion de s'emparer, dans le commerce de cette denrée, de la place que la fécondité de leur sol et les avantages de leur position géographique leur assurent. »

PRÉPARATION DES TABACS.

Nous empruntons à un mémoire sur la culture et la fabrication du tabac dans le district du bureau de Tonneins, publié vers 1724, les détails qui vont suivre :

La préparation du tabac est précédée de la dessiccation des feuilles ; pour cela, on les suspend dans des greniers ou sous les toits des maisons ou autres endroits à l'abri de la pluie. C'est surtout pendant cette dessiccation que la couleur propre des feuilles du tabac se dessine, et c'est alors que l'on peut le mieux juger de leur qualité et de l'usage que l'on en peut faire.

La couleur réputée la meilleure est d'un beau roux foncé ou celle de *chapon rôti*, suivant le terme usité dans le pays ; les bonnes feuilles doivent avoir au moins un *empan* (1) et demi de longueur, beaucoup de corps et de gomme.

Les couleurs verdâtres ou *d'anguille* et de choux jaune et pâle sont les moins bonnes et ne sont employées que pour les tabacs communs.

On fait ordinairement quatre catégories de ces feuilles :

1° Celles que l'on doit faire suer ;

2° Celles qui doivent servir à la préparation du tabac sans côtes ;

3° Celles qui doivent constituer le *tabac en prêt;*

4° Celles que l'on ne destine qu'à la fabrication du tabac commun.

A. Pour faire suer les feuilles, on se sert d'un grenier où l'air soit d'un facile accès. Des paquets de feuilles, tels qu'ils sont quand ont les a dépendus du séchoir, on fait un lit dans le grenier, d'une longueur variable, mais de la largeur de deux longueurs de feuilles que l'on met pointe contre pointe ou tête contre tête, et de la hauteur de trois pieds environ : c'est ce qu'on appelle les *mettre en presse.*

Peu à peu ces feuilles s'échauffent et suent, de sorte que la main placée au centre de la couche en est bientôt fortement échauffée et mouillée de la sueur du tabac.

Il est essentiel de bien conduire la chaleur qui se développe dans les couches, car si elle s'élevait trop le tabac se *brûlerait.* Des personnes expérimentées sont commises à la surveillance de cette opéra-

---

(1) L'*empan* est cette sorte de mesure qui est comprise entre l'extrémité du pouce et celle du petit doigt, quand ces deux extrémités sont autant que possible éloignées l'une de l'autre.

tion , et dès qu'elles s'aperçoiveut que les couches
prennent trop de chaleur, elles les défont, en retournent les paquets afin de leur donner de l'air, et
les remettent en couches. On continue cette surveillance jusqu'à ce que la chaleur et la sueur soient
passées.

On a remarqué qu'elles s'échauffaient plus par
un temps humide que par un temps sec. S'il vient
à pleuvoir, on a la précaution d'ouvrir les fenétres
du nord et de fermer celles du midi, en observant
toutefois de ne pas ouvrir les fenétres du nord si le
vent était trop fort, car il sécherait les feuilles avant
qu'elles n'aient suffisamment sué.

Les meilleures feuilles suent naturellement par
la méthode que nous venons d'indiquer; mais il en
est dont la *sudation* ne peut être déterminée que
par un stratagème particulier. Dans ce cas, après
avoir disposé par couches les feuilles de tabac, on
les couvre avec quelques planches, et l'on a remarqué qu'elles s'échauffent et suent en raison du poids
qui les charge.

Si le temps se comporte bien, la sudation entière
se fait en une quinzaine de jours; mais bien souvent
il faut le double de temps. On connaît qu'elles ont
sué suffisamment lorsqu'en mettant la main dans les
couches, on les trouve froides et sèches. Toutefois,
on les abandonne quelque temps encore à elles-
mêmes, afin qu'elles se purgent entièrement de toute
humidité.

Si pendant que l'on remue les couches, dans le
but de les empêcher de *brûler*, on s'aperçoit que
des feuilles soient moisies ou brûlées, on a grand
soin de les retirer.

La raison qui porte à faire suer ces feuilles est
qu'elles ne se conserveraient pas sans cette opéra-

tion, pendant laquelle elles perdent d'ordinaire **dix**
à douze pour cent de leur poids.

On n'en fait guère que pour le fermier, et lorsqu'il en reçoit la livraison, il les fait choisir paquets
par paquets et rebute celles qui ne lui conviennent
pas. Ce rebut sert à faire le *tabac en prêt*.

La réception de ces feuilles étant faite, on les met
dans des *bouttes* ou grands tonneaux, qui contiennent
environ sept quarteaux, et on les presse le plus que
l'on peut, afin d'y laisser le moins d'air possible,
car elles ne s'en conservent que mieux.

Ces bouttes sont alors envoyées dans les manufactures de Morlaix ou de Dieppe, où ces feuilles sont
employées à recouvrir d'autres tabacs inférieurs et
à faire des *billes* ou *carottes*.

Quand il s'agit de faire le tabac sans côte, le tabac
de prêt et le tabac commun, on ne prend pas **la**
peine de faire suer les feuilles.

B. Le *tabac sans côte* se fait avec les feuilles de
la 2e catégorie : on tire la côte à trois doigts près
de la pointe, ce qui se fait aisément pour qui en a
l'habitude. Ce tabac est ensuite *filé* de différentes
grosseurs (trois ordinairement). On nomme *prin-
filé* celui qui est de la grosseur d'une plume de
cygne; *moyen*, celui qui est filé au double de grosseur du précédent; et *gros-filé*, celui qui a un pouce
de circonférence.

On choisit pour faire le filage du tabac un temps
doux et humide, parce que la feuille est plus ma-
niable, la côte plus facile à séparer et le reste de
la feuille à filer. A mesure que le filage s'opère,
on met les tabacs en pelotons et on les y laisse le
plus longtemps que l'on peut.

Il faut un temps plus sec pour rouler les tabacs
que pour les filer ; on ne roule d'ordinaire, en

lacs d'amour, que ceux qui sont destinés pour les bureaux de Bordeaux, la Rochelle et la Bretagne, et ces rouleaux pèsent depuis 3 jusqu'à 10 livres. C'est le tabac *prin-filé* que l'on choisit pour ces bureaux.

Les rouleaux *demi-filés* pèsent depuis 6 jusqu'à 12 livres, et les rouleaux *gros-filés* depuis 12 jusqu'à 20 livres. Ces deux espèces sont consommées dans le Languedoc, la Provence et le Roussillon.

Le déchet du tabac pendant la fabrication est ordinairement du quart au tiers.

On fait subir au tabac moyen-filé et gros-filé une demi-pression ; de sorte qu'un rôle de ce tabac d'un pied et demi de hauteur est réduit aux deux tiers. Avant de le soumettre à l'action de la presse, il faut avoir soin de l'humecter avec de l'eau dans laquelle on a fait bouillir des côtes de tabac, ce qui augmente encore ses propriétés. On passe ensuite une ficelle sur les rôles pour les maintenir dans la position qu'ils ont en sortant de la presse.

La voiture des tabacs sans côte se fait dans des bouttes ainsi que les feuilles qui ont sué ; seulement le gros-filé exige quelques soins que nous devons indiquer : ils consistent à le presser fortement dans les bouttes, et afin d'y laisser le moins possible d'air, on intercale avec force des coignets dans tous les vides que les rôles laissent entre eux ; ces coignets sont faits de tabac moyen filé en rouleaux qui ont la figure d'un pain de sucre.

Les tabacs destinés aux bureaux de Pau, Saint-Béal, Saint-Girons et Tarascon, se voiturent en balles du poids d'environ 200 livres.

C Les *tabacs en prêt* se font avec les feuilles de la 3e catégorie ; on leur laisse toute la côte, et on les file de la grosseur du prin. Les déchets à la fabrique de ce tabac vont environ à cinq pour cent.

D. Les *tabacs communs* se font avec toutes les basses feuilles de la 4e catégorie et le rebut de toutes les autres. Les déchets du tabac commun sont de 10 à 14 pour 100, pour une garde de quatre mois.

Plusieurs de ceux qui fabriquent le tabac sans côte conservent la côte et la vendent à part; d'autres s'en servent pour couvrir leurs tabacs en les faisant voiturer, et d'autres pour faire des fumiers.

On récoltait en moyenne, chaque année, dans les districts du bureau de Tonneins, environ 50,000 quintaux de tabac. Les districts de Saint-Porquier en produisaient 7,000 quintaux, et celui de Leyrac, 3 à 4,000.

Ceux du cru de ces derniers endroits étaient beaucoup moins estimés que les autres.

La fourniture du fermier roulait alors communément sur le pied de 4,000 quintaux par an, en feuilles suées et sans côte. Il ne prenait qu'environ 150 quintaux de tabac commun pour les bureaux de Perpignan, Tarascon, Saint-Girons, Saint-Béal et Pau.

Telle était, d'après le mémoire cité, la méthode qui a été suivie longtemps en France pour travailler le tabac; mais depuis ce temps on a bien modifié le mode opératoire en ce qui concerne surtout la manière de faire suer les feuilles de tabac.

On peut en effet remarquer que les feuilles de tabac purement et simplement séchées par les moyens ordinaires de dessiccation n'ont pas l'odeur âcre et forte si particulière au tabac préparé. Ces propriétés, qui sont si recherchées, sont développées par une sorte de fermentation que l'on fait subir à la feuille.

C'est particulièrement depuis que Napoléon a eu l'idée de ne faire préparer le tabac que d'une seule manière, afin d'avoir par toute la France un tabac uniforme ou tout au moins fort peu différent, que ce mode de fabrication a été modifié.

CARACTÈRES DES TABACS EMPLOYÉS EN FRANCE.

Les principales indications sur les caractères physiques des tabacs employés par la régie sont les suivantes. On les classe en quatre séries, savoir : les tabacs exotiques, les tabacs du Levant, ceux d'Europe et les tabacs indigènes.

1º Parmi les tabacs exotiques, il faut citer ceux d'Amérique, particulièrement le *Virginie*, qui est gras, corsé, très-aromatique et précieux pour la fabrication de la poudre; le *Kentucky*, qui est plus sec, à grandes feuilles et moins fort : il est utilisé à des fabrications très-différentes; le *Maryland*, qui est léger, odorant, à grandes feuilles, et qui ne sert qu'à la fabrication des scaferlatis; le *Havane*, qui est le plus propre à la fabrication des cigares ; le *Java*, qui est aussi particulièrement employé à la confection des cigares, bien que son odeur rappelle celle du poivre. Les tabacs exotiques comprennent encore le *tabac de Chine*, qui est très-fin, très-léger, mais d'un goût assez médiocre d'ordinaire.

2º Les tabacs du *Levant* sont, en général, légers, d'un goût fade et d'une odeur qui rappelle le miel. Leurs feuilles sont petites, et, pour ces raisons, ils rendent peu de services et ne sont employés que dans de certaines mesures.

3º Parmi les tabacs d'Europe, nous citerons le *Hollande*, qui est fort et amer, ce qui le rend propre à la fabrication de la poudre, à laquelle il communique sa force. Il est principalement employé dans la préparation du tabac en poudre étranger, pour corriger le goût un peu fade du Virginie. La Hongrie fournit aussi des tabacs qui en portent le nom et qui sont de deux sortes : le *Debretzin* à grandes feuilles et très-employé pour fabriquer les cigares, et le *Szeghedin*, d'une odeur de morue, ce qui le rend peu utile : aussi n'entre-t-il qu'en faible proportion dans le scaferlati.

4° Quant aux tabacs indigènes, nous citerons le *Lot,* qui est fort, corsé, à feuilles assez grandes et d'une odeur rappelant celle du cacao : il est très-utile dans la fabrication de la poudre, qui lui doit son *montant;* le *Lot-et-Garonne*, qui se rapproche beaucoup du précédent, quoique moins estimé; le *Nord* qui est fort et corsé, mais à feuilles longues et étroites et très-ammoniacal : aussi n'est-il employé que pour la poudre; le *Pas-de-Calais*, qui est très-analogue au précédent; mais étant moins fort, il est utilisé dans les tabacs à fumer; l'*Alsace*, qui est léger, à feuilles larges et à tissu fin ; enfin l'*Ille-et Vilaine*, qui est à grosses côtes, d'un tissu épais et spongieux. Il moisit facilement, et pour ces raisons il est peu recherché.

Voilà maintenant, selon un excellent article fait à ce sujet par M. Ch. Renier (1), la manière détaillée dont se préparent les diverses sortes de tabac dans les manufactures françaises.

Depuis 1811, la fabrication du tabac appartient exclusivement au Gouvernement, qui en a le monopole absolu et qui la fait exécuter sous la direction d'une administration spéciale, dépendante

---

(1) *Encyclopédie moderne*, article *Tabac*.

du ministère des finances, dans 10 manufactures, qui sont situées à Paris, à Lille, au Havre, à Morlaix, à Bordeaux, à Tonneins, à Toulouse, à Lyon, à Strasbourg et à Marseille. Cette fabrication a pour but de transformer les feuilles séchées de la nicotiane en *scaferlati* ou *tabac à fumer*, en *cigares*, en *rôles* ou *tabac à mâcher*, en *carottes*, en *poudre* ou *tabac à priser :* les carottes sont destinées à tenir lieu à la fois de poudre et de tabac à fumer.

« L'apprêt de ces divers produits est précédé de plusieurs opérations préliminaires par lesquelles il est indispensable que nous commencions, et qui sont désignées par les noms de *boucardage*, d'*époulardage*, de *mouillage* et d'*écôtage*.

1° *Boucardage*. Les feuilles arrivant dans les manufactures en masses volumineuses, soit enveloppées de toiles ou de nattes, soit enfermées dans des *boucauds* (tonneaux), d'où le nom de *boucardage*, on leur fait subir cette opération qui consiste proprement dans leur déballage et leur triage, pendant lequel on divise les feuilles en deux classes, constituées d'une part par les plus belles destinées au tabac à fumer, et de l'autre, les moins belles feuilles qui servent à faire le tabac à priser.

« La fabrication se fait avec des feuilles qui proviennent de six départements où la culture du tabac est autorisée, et d'un très-grand nombre de crus étrangers, tels que la Hongrie, la Hollande, Tombeky, la Macédoine, la Syrie, l'Argolide, l'Algérie, l'île de Cuba, la Virginie, le Maryland, la Colombie. la Chine, Java, Porto-Rico, le Brésil, la Nouvelle-Grenade, etc. »

2° *Époulardage*. Dans cette opération, on délie les rouleaux de feuilles appelées *manoques*, dont se composent les paquets ; on secoue les feuilles pour faire tomber le sable et la poussière qui les souillent, et on les détache les unes des autres pour en faire un deuxième triage. Ce triage a pour objet de disposer séparément dans des mannes, placées à cet effet autour de l'ouvrier, celles qui peuvent servir de *robes* pour les cigares, ou celles qui conviennent à la confection des rôles, ou enfin celles qui, à cause de leur état avancé de fermentation, ne peuvent servir qu'à faire du tabac en poudre. Cette opération, qui est très-pénible pour les ouvriers, à cause de l'épaisse poussière qu'elle produit, est une des plus essentielles de la fabrication, et par conséquent exige une grande surveillance de la part des directeurs des manufactures.

3° *Mouillage*. Cette opération consiste à arroser les feuilles afin de leur rendre la souplesse qu'elles ont perdue par la dessiccation, et cela pour les rendre plus faciles à subir les opérations subséquentes. Elle se fait avec une dissolution de *sel marin* ou de *cuisine*, contenant 10 kilogrammes de sel pour 100 litres d'eau. On superpose plusieurs lits de feuilles que l'on arrose successivement. La dissolution de sel est utile pour empêcher la fermentation de devenir putride et éloigner les insectes qui s'introduisent toujours dans toute matière en fermentation. Le sel est la seule substance étrangère que l'on introduise dans le tabac, de quelque qualité qu'il soit : c'est lui surtout qui lui donne la propriété que tout le monde connaît, d'être très-hygrométrique.

4° *Écôtage*. On nomme ainsi l'opération qui consiste à arracher la côte des feuilles dans toute leur longueur. N'exigeant jamais que de faibles efforts, elle est toujours faite par des femmes, qui sont divisées en deux groupes. Celles du premier sont as-

sises sur des bancs et assez écartées les unes des
autres pour pouvoir prendre les feuilles dans des
mannes placées à leur gauche et pour pouvoir jeter
les feuilles écôtées dans des mannes placées à leur
droite. Quant aux côtes, elles les laissent derrière
le banc sur lequel elles sont assises. Celles du second groupe repassent les feuilles qui sortent des
mains des précédentes, en les arrangeant sur des
claies ou sur des tables, afin d'ôter les nervures qui
auraient pu leur échapper, et pour faire tomber
toute matière étrangère. Après le décôtage, les
feuilles passent dans les divers ateliers où s'exécutent les différentes branches de la fabrication que
nous allons faire connaître. Cette opération donne
lieu à un déchet dont on ne peut tirer aucun parti
et dont le poids s'élève jusqu'à 8 ou 10 pour 100
de celui des matières premières.

FABRICATION DU SCAFERLATI OU TABAC
A FUMER.

« La fabrication du scaferlati se compose des
quatre opérations suivantes : le *hachage*, la *torréfaction*, le *séchage* et la *mise en paquets*. Elle produit dans les manufactures trois espèces de scaferlati : 1° le *tabac ordinaire* ou *caporal*, qui se compose d'un mélange de feuilles indigènes et de feuilles
étrangères : de Maryland, de Hongrie, etc.; 2° le
tabac de cantine, pour lequel on n'emploie que les

feuilles indigènes, de qualité inférieure, que l'on mélange avec les déchets provenant de l'écôtage des tabacs étrangers, et 3° enfin, le *tabac supérieur*, ou étranger, où il n'entre que des feuilles étrangères sans mélange aucun : tels sont le Maryland, le Porto-Rico, le Varinas, le tabac du Levant, etc.

» 1° *Hachage*. Cette opération s'exécute au moyen de machines particulières, mues autrefois à bras d'homme, mais qui sont aujourd'hui mises en mouvement par la vapeur ou par des roues hydrauliques; ces machines sont d'ailleurs assez simples. Les feuilles de tabac, entassées dans une coulisse, sont entraînées par une toile sans fin qui s'avance continuellement dans le même sens et qui les amène sous un couteau se mouvant d'un mouvement alternatif, dans une coulisse placée en travers de celle où elles sont conduites. Le mouvement de la toile sans fin et celui du couteau sont calculés de manière à donner au tabac la grosseur convenable.

» 2° *Torréfaction*. Quand le tabac est haché, on passe à la torréfaction, laquelle consiste, suivant les lieux, ou plutôt suivant les manufactures, soit à le poser pendant quelques instants sur des plaques en fer chauffées jusqu'au rouge; soit à le laisser, pendant quelques minutes, sur des espèces de tables formées de tuyaux juxtaposés et pleins de vapeur d'eau à 4 ou 5 atmosphères, de l'invention de Gay-Lussac. Dans cette opération, on a pour but de rendre impossible la fermentation, qui nuit toujours beaucoup à la qualité du scaferlati et qui ne peut plus se déclarer ensuite, à moins que le tabac ne séjourne longtemps en tas considérables, inconvénient qui d'ailleurs a lieu fort souvent dans les manufactures françaises, en raison de leur petit nombre et de l'énorme quantité de produits qu'elles doivent livrer à la consommation, et c'est là une des causes principales de l'infériorité de nos tabacs sur ceux que la contrebande introduit chez nous tout fabriqués.

Depuis quelques années, on se sert, à la manufacture de Paris, concurremment avec l'appareil de Gay-Lussac, d'un mode de torréfaction que nous allons brièvement décrire.

Nous devons à l'obligeance de M. Demondésir, ingénieur de la manufacture impériale des tabacs de Paris, la connaissance de l'appareil propre à torréfier le tabac, de l'invention de M. Rolland. Il consiste essentiellement en un cylindre horizontal de métal, chauffé par un feu de coke, et dans lequel se fait la torréfaction. Ce cylindre porte, fixée à sa paroi intérieure, une lame hélicoïdale qui le parcourt dans toute sa longueur. Le tabac y arrive par une de ses extrémités, et dans le mouvement qui lui est communiqué par un mécanisme fort ingénieux, dans les détails duquel nous ne pouvons entrer, ces lames hélicoïdales non-seulement servent à le faire se diviser plus ou moins au sein du cylindre, mais encore à le pousser incessamment vers son autre extrémité, où se trouve une caisse destinée à le recevoir après sa torréfaction. Là, il s'y accumule en une certaine quantité et jusqu'à ce que son propre poids force les deux valvules qui forment le fonds de cette caisse à s'ouvrir pour laisser passer le tabac, qui est reçu dans une manne placée au-dessous. Dès lors les deux valvules se relèvent d'elles-mêmes en raison d'un contre-poids qui avait été obligé d'obéir à la masse de tabac tombée dans la manne. Pendant que le tabac parcourt ainsi toute la longueur du cylindre, un courant d'air sec et froid le traverse, qui, avec le mouvement incessant du tabac et la vaporisation de l'eau qu'il contient, contribue à faire que la température ne s'élève jamais au-dessus de 100°, et que le tabac qui en sort ait au plus celle de 60°. Enfin, un des traits principaux du mécanisme mis en jeu, est de pouvoir, à l'aide d'un engrenage que l'on fait mouvoir à volonté, accélérer ou ralentir le mouvement rotatoire du cylindre, selon que l'on s'aperçoit que le tabac est trop ou n'est pas assez chauffé.

» 3° *Séchage*. Quand la torréfaction est achevée, il reste encore beaucoup d'humidité dans le tabac. Il est donc indispensable de procéder au séchage. Cette opération se pratique dans des séchoirs disposés de manière qu'on puisse y introduire des courants d'air chaud à 16 ou 20°, lorsque cela est nécessaire; on y étend le tabac sur des claies serrées, en ayant soin de le remuer pour favoriser, autant que possible, sa prompte dessiccation. On profite de ces diverses manipulations pour le purger des morceaux de côte trop gros et des filaments réduits en poussière et provenant d'une torréfaction trop vive. Enfin, on en fait des paquets du poids de 1,000 grammes ou de 500 grammes pour le scaferlati ordinaire, et de 500, 250 ou 125 grammes pour le scaferlati étranger, avec une tolérance de 5 grammes en plus ou en moins des poids qu'indique l'enveloppe de chaque paquet. »

FABRICATION DES CIGARES.

« La fabrication des cigares est celle qui altère le moins la nature des feuilles de tabac, car elles n'y subissent aucune transformation. Des femmes roulent les plus petites entre leurs doigts, et lorsqu'elles en ont fait un rouleau de la forme voulue, elles le revêtent d'une *robe*, c'est-à-dire d'une feuille prise parmi les plus grandes, convenablement taillée et sans aucune déchirure; elles la fixent avec un peu de colle de pâte, et le cigare est terminé. Il ne s'agit plus ensuite que de le faire séjourner pendant un certain temps au séchoir, où la température est maintenue entre 20 et 24°. Au bout de huit jours, on les dispose convenablement dans des caisses, pour les mettre en magasin, où ils sont laissés le plus longtemps possible. On n'a plus ensuite, pour les expédier, qu'à les réunir en paquets de 25 ou en boîtes de 250.

En France, on ne fabrique que des cigares des deux dernières qualités, et seulement dans les manufactures de Marseille, Toulouse, Bordeaux, Tonneins, Strasbourg et Paris, mais particulièrement dans celle de Marseille, qui ne fabrique que des cigares et du tabac en poudre. Ceux à 5 centimes sont faits entièrement avec du tabac de France. Ceux de la qualité immédiatement supérieure sont composés de feuilles de Maryland et de la Havane; ceux dits *étrangers*, c'est-à-dire les anciens cigares à 15 centimes et tous les autres, arrivent tout faits de la Havane, de Manille, de la Colombie, de la Nouvelle-Grenade et de Bahia. »

Dans le commerce on connaît plusieurs sortes de cigares dont il est utile d'indiquer ici les principaux.

Bouts-français. On nomme ainsi des cigares dont le bout n'est pas tordu. Les cigares de Bordeaux, de Marseille sont faits ainsi; il en est de même des cigares communs que la régie désigne sous le nom de *cigares de caporal*, et qu'elle débite au prix de 5 centimes. Ils sont d'assez mauvaise qualité.

Dans la manufacture de Paris, on désigne sous le nom de *bouts-coupés* des bouts-français fabriqués avec du Kentucky seul. Les cigares dits *bouts-tordus* ordinaires sont faits avec du Kentucky et du Maryland. Quant aux cigares étrangers, on les fabrique avec des tabacs du Maryland, de Java, de la Havane, de la Chine et du Brésil, ce dernier étant uniquement employé à faire les robes. Les uns sont faits de Havane pur, les autres en Havane et Maryland, ou en Havane et Java, ou en Java et Maryland. Mais tous ces cigares sont inférieurs en qualité à ceux que l'on tire tout fabriqués de Cuba.

Cigares de la Havane. Ces cigares sont faits avec des feuilles de tabac de Cuba, dont les meilleures viennent de la Havane et surtout de la *Vuelta-de-Abajo;* ce sont les meilleurs cigares du monde. Ils sont très-bien faits et les soins dont ils sont l'objet pendant la fabrication contribuent beaucoup à leur grande célébrité.

« A Cuba, dit M. Ampère, le tabac est généralement cultivé par de petits propriétaires qui se livrent à ce travail minutieux en famille, ce qui est la meilleure condition pour que la plante atteigne toute la perfection de son développement, puis il est acheté par des courtiers qui parcourent l'île et vendu à des négociants de la Havane ; ceux-ci préparent ces cigares si renommés qu'on fume ou qu'on croit fumer dans toutes les parties du monde..... Il est certain qu'il se fume en Europe beaucoup de cigares qui portent le nom de la Havane et qui ont une tout autre origine. Cependant il faut reconnaître que de médiocres cigares peuvent venir réellement de Cuba. Il y a pour le tabac, comme pour les vins, des *crus*, des qualités diverses. Le vin de Suresne est français aussi bien que le vin de Bordeaux, et il arrive à la Havane, des différentes parties de l'île, des feuilles de tabac qui sont loin de se valoir. »

FABRICATION DES CIGARES A LA HAVANE. L'importance que prend chaque année davantage la fabrication des cigares, nous oblige à entrer dans quelques détails du mode manipulatoire employé à la Havane et à Matance, les seules villes de Cuba qui jouissent du privilége de la fabrication des cigares, d'autant plus qu'il est aujourd'hui celui que l'on suit dans les manufactures françaises.

On commence par choisir des feuilles ayant subi une fermentation lente, égale et bien dirigée, sans laquelle le goût fin et particulier au cigare de la Havane ne se développerait pas ; on recherche de préférence les tabacs de la *vuelta de abajo* et des *partidos* (1), dont les deux tiers environ sont transformés en cigares.

Cette fabrication comprend trois opérations avant la transformation des feuilles en cigares, savoir : 1° la préparation des *robes* (capas), 2° l'écotage et le triage ; 3° la préparation des feuilles de l'intérieur, dites *tripes* (tripas).

---

(1) On nomme ainsi des terres de seconde qualité.

Préparation des robes. Le choix des feuilles destinées aux robes exige un soin très-scrupuleux, car non-seulement le tabac qui sert à les faire est toujours d'un prix relativement beaucoup plus élevé, mais encore c'est du choix et de la perfection des robes que dépendent les principales qualités d'un cigare.

Le tabac pour robes est confié aux ouvriers les plus soigneux, qui doivent leur faire subir l'opération de l'*époulardage* et de la *mouillade*. A cet effet, ils délient les manoques (*manojo*) et séparent les feuilles. Le soir, afin de leur donner de la souplesse, ils trempent ces feuilles dans de l'eau pure, puis ils les disposent sur une dalle propre ou sur des toiles tendues sur des châssis. Le lendemain, les écoteurs et les trieurs s'en emparent afin de les soumettre à la seconde opération.

Ecótage et triage. L'ouvrier prend chaque feuille l'une après l'autre ; il l'ouvre et l'étale pour en bien examiner la couleur ainsi que l'usage auquel on doit l'employer ; il enlève toute la côte et classe chaque moitié de la feuille selon sa grandeur et le degré de finesse qu'elle présente. Puis, toutes ces demi-feuilles sont appliquées les unes sur les autres et roulées par paquets de 50 ; enfin, chaque paquet est serré, puis attaché avec une côte et placé dans un tonneau couvert d'une toile où le tabac subit une douce fermentation et peut être ainsi conservé jusqu'au moment où on l'emploiera.

Préparation des feuilles de l'intérieur (tripas). Comme pour les robes, l'ouvrier trempe les feuilles dans l'eau pure, les secoue quelque temps pour les faire égoutter et les place pendant la nuit sur les dalles ou sur les toiles. Alors, l'ouvrier écoteur déploie les feuilles, les ouvre, les examine et leur enlève a côte; puis il les *décrotte,* c'est-à-dire qu'il étire le tissu de la feuille afin de lui donner de la souplesse et un cotonneux que l'on recherche dans la confection des cigares. Enfin, il les classe par catégories destinées à faire tels ou tels cigares.

CONFECTION DES CIGARES. On désigne sous le nom de *confectionneurs* ou *tordeurs* (torcidores) de cigares, les ouvriers qui fabriquent réellement les cigares. En général, les blancs sont plus habiles que les mulâtres, et ceux-ci plus habiles que les nègres dans ce genre de travail, et cette habileté se développe de plus en plus par la pratique. Il y a des ouvriers qui font de 3 à 400 et même 600 cigares par jour.

Le *tordeur* est placé devant le casier d'une table construite tout exprès, au centre duquel casier est une petite planchette fixée à la table; à sa droite se trouvent les feuilles pour *tripes*, et à sa gauche sont placées les feuilles pour *robes*, toutes recouvertes d'un linge un peu mouillé. Non loin de lui, il a placé une petite quantité de colle de farine ou de mie de pain, qui lui sert à fixer l'extrémité plusieurs fois roulée en spirale de la robe : cette extrémité porte le nom de *perilla*. Enfin, dans la planchette se trouve incrustée une lame d'os ou d'ivoire portant les repères destinés à donner aux cigares la longueur voulue.

Les fabricants soucieux de ne donner que des cigares bien faits et se fumant facilement, adjoignent à chaque ouvrier un enfant (décrotteur) qui prend les feuilles pour tripes et les étalent dans le cas où elles seraient trop chiffonnées; cette précaution ajoute à la souplesse de la feuille, qui ne s'en fume que mieux.

La forme de cigare la plus simple et la plus généralement acceptée est celle que l'on connaît aux *millares*. Leur dimension est très-convenable. On connaît des millares avec ou sans *perilla;* mais les premiers sont infiniment plus répandus. C'est la confection de ces cigares que nous allons prendre comme modèle.

MILLARES. L'ouvrier prend de la main droite une certaine quantité de *tripas* qu'il place morceau par morceau dans la main gauche, en les ajustant convenablement et de façon que les nervures soient toutes dirigées dans un sens tel que la plus grosse partie soit en bas; puis, au moyen de morceaux plus petits, il donne du ventre à son cigare; de la main droite il casse les parties qui, au-dessous de la gauche, excèdent la longueur voulue; enfin, il roule le cigare ébauché dans une bonne feuille de tripas, en tenant les deux mains élevées. Le cigare n'a plus alors qu'à être *enrobé*. A cet effet, la robe étant étalée et bien tendue sur la planchette, l'ouvrier la retient de la main droite, et de la gauche il l'enroule autour du cigare, en ayant soin de la dérouler de temps en temps pour la mieux tendre sur le cigare. Ceci fait, au moyen de son couteau, le tordeur, de la main droite, découpe en spirale l'extrémité excédante de la robe, qui devient ainsi *perilla*, de telle sorte que malgré le cône que forme la pointe, on puisse continuer le même mode d'enroulement. Cette perilla, enroulée plusieurs fois sur elle-même, est enfin fixée soit avec un peu de colle ou en la serrant entre les deux doigts. Le cigare ainsi tordu (*torcido*), il l'approche du repère et il le coupe de la longueur voulue; il le roule de nouveau pour mieux l'arrondir et il le pose devant lui jusqu'à ce qu'il en ait confectionné 50 ; alors, il les assemble et les attache avec un morceau de *mazagua*.

Les autres opérations dont les cigares sont l'objet consistent particulièrement dans *l'inspection des cigares* et *leur mise en casiers*, où s'opère leur dessiccation ; dans leur *triage* et leur *bottelage ;* dans le classement des cigares, dont les principales divisions sont les *primeras*, à capes unies de toutes sortes de teintes, excepté la verte ; les *secundas*, à capes marbrées, mélangées de vert et nerveuses, et les *terceras*, à capes vertes ou très-nerveuses (1) ; dans leur encaissage, qui se fait particulièrement dans des boites de cèdre qui leur communique un arome agréable ; enfin dans leur conservation, qui varie beaucoup selon les crus et les pays où ils sont conservés. C'est ainsi que les cigares légers (*flocos*) ne conservent pas plus d'un an leur arome à la Havane, tandis qu'à Paris ils le conservent trois ou quatre années ; que certains cigares, ceux qui se conservent le mieux, sont encore bons à fumer aux Antilles, même après trois ou quatre ans, et qui, en France, deviennent encore meilleurs au bout de huit ou dix ans de confection.

Régalias et demi-régalias. On les prépare de la même manière que les millares ; leur forme est plus parfaite ; on apporte dans leur préparation un soin infini, surtout dans la confection de la *perilla*, et cela se conçoit, puisqu'ils constituent les cigares de qualité pour lesquels le choix des tabacs entre aussi pour quelque chose. Toutefois, la principale

---

(1) Les *primeras* et les *secundas* sont ensuite subdivisées en *brun* (oscuro), *rouge* (colorado), *jaune* (amarillo), qui se subdivisent elles-mêmes en *colorado claro, colorado paso, colorado oscuro, amarillo pajiso,* etc., au nombre d'une vingtaine.

qualité consiste dans la manière de façonner la *perilla*, qui est bien plus allongée, puisqu'on lui fait faire jusqu'à sept à huit tours sur elle-même. Le *torcidor* achève de bien fixer l'extrémité fort déliée de la *perilla*, en roulant la pointe du cigare entre ses doigts jusqu'à ce qu'elle se resserre et reste fixée d'elle-même. Il n'y a que les ouvriers les moins habiles qui se servent de colle de pain ou de salive. Cette opération est assez longue. Aussi un bon ouvrier ne peut-il faire que 200 à 300 régalias ou demi-régalias par jour.

Londres. Ces cigares ont une forme très-analogue à celle des *millares*. Cependant elle est plus droite et plus allongée ; le cigare est un peu moins gros et de confection moins parfaite, ce qui ne les empêche pas de se fumer très-facilement.

Panetelas, Caballeros, Bayonetas, etc. On donne ces divers noms à des formes peu usitées ; mais comme ces cigares sont assez allongés, ils exigent pour leur confection des feuilles plus fines et mieux choisies ; autrement les moindres inégalités seraient bien plus sensibles sur leur contour. On les fait, au reste, comme les millares et les régalias ; mais leur forme est d'ordinaire une garantie de bonne qualité.

Trabucos, Imperiales, Cazadores, etc. Ces noms divers sont donnés à des formes particulières qui ne présentent aucun avantage et n'offrent pas, comme les cigares précédents, une certaine garantie de la qualité du tabac qui les composent ; aussi sont-ils peu recherchés.

Damas, Reines, etc. Ce sont des noms donnés aux plus petites formes de cigares. On les fait avec des qualités fortes de tabac ; mais il faut que le *torcidor* ait le soin de ne pas trop les serrer. Ces formes sont surtout avantageuses pour le fabricant, qui trouve à y faire passer les pointes des feuilles et les petites robes.

Prensados. C'est une forme de cigares qui paraît appelée à devenir d'un emploi général, car ils ne gênent pas les lèvres, se fument avec une assez grande facilité, surtout s'ils n'ont pas été trop pressés, et paraissent mieux conserver tout leur arome. Ils se distinguent des précédents, en ce que n'étant pas très-serrés pendant leur confection, ils peuvent subir l'action d'une presse, qui les aplatit sans déchirer la robe, que l'on choisit, du reste, forte et rugueuse, ce qui n'en exclut pas la bonne qualité. Quand les cigares sont faits, on les bottèle et on les place entre deux fortes tablettes en bois que l'on rapproche par des vis et entre lesquelles on les laisse pendant vingt-quatre heures.

Vegueros ou *Planteurs.* Quoique les cigares qui portent ce nom soient fabriqués sans soin et sans aucune préparation préalable ; quoiqu'ils soient faits avec des feuilles grossièrement taillées et roulées, et terminés par une périlla grossièrement faite, comme le tabac que les *vagueros* emploient pour les faire est d'une excellente qualité, ces cigares sont très-estimés. Toutefois, elle est incapable de devenir jamais une espèce commerciale par les seuls faits que le planteur ne la confectionne que pour sa consommation personnelle, et qu'il suffit que la vente de ces cigares soit publique pour en conclure que ce ne sont pas des *Vegueros.* Néanmoins on trouve quelquefois sous cette dénomination des cigares qui, étant faits avec des feuilles de qualité inférieure, sont bien loin de valoir les véritables *Vegueros.*

Du **GOUT ET DE L'AROME DES CIGARES.** Un grand nombre d'auteurs, ainsi que les vrais amateurs, s'accordent à reconnaître que le goût et l'arome des cigares sont extrêmement variables, et ils vont jusqu'à dire qu'ils sont aussi variés que les divers bouquets des vins. Il est certain que, lorsque l'on fume plusieurs cigares de différente nature, on reconnaît aisément qu'ils ont une odeur et un goût très-particuliers à chaque qualité. A quoi tiennent ces différences? Est-ce à une huile essentielle spéciale, naturelle à la plante ou développée pendant la fermentation des feuilles? Est-ce à une proportion plus ou moins forte de nicotine ou à une altération particulière de la nicotianine? Nous n'en savons absolument rien; et si l'arome est dû à une huile volatile, il est très-probable qu'elle échappera longtemps encore aux investigations de la chimie, tant elle est en faible proportion dans le tabac.

Quoi qu'il en soit, si l'on goûte avec attention diverses qualités de cigares, on reconnaît que les uns ont un goût assez prononcé de cacao, les autres un goût de café brûlé, ou d'amandes amères, ou de noisette, ou d'absinthe, etc. Mais cet arome est si fugace et en si faible quantité, qu'il est rare que les cigares le conservent longtemps; et c'est parce que ces aromes sont recherchés, que les fabricants de Cuba ont eu l'idée de les aromatiser, soit avec des plantes aromatiques, soit, comme nous l'avons dit, en les enfermant dans des caisses faites avec des bois odorants, et dont celui de cèdre est l'un des plus employés. Mais si les aromes varient ainsi avec les divers crus de tabac, il est probable que, sous l'influence du sol, du climat, et peut-être de la culture, il se forme des huiles essentielles diverses qui, probablement, ont toutes un même radical, mais à des degrés divers d'oxydation; et cette manière de voir semble être justifiée par la différence d'arome que présente un même tabac, fermenté ou non fermenté, ou plutôt ayant ou n'ayant pas sué.

Cette sudation ou fermentation légère a une telle influence, que l'on a pu remarquer que les cigares importés en Europe sont devenus bien souvent meilleurs pendant la traversée. Mais si une légère fermentation est utile, une fermentation trop forte, au contraire, leur serait nuisible : aussi a-t-on grand soin, en général, de ne point embarquer les tabacs par un temps humide.

L'arome du tabac est assez diffusible, et sa porosité ou sa propriété d'absorber les odeurs assez grande, pour que des tabacs d'aromes différents, placés ensemble dans un vase bien fermé, finissent par acquérir, au bout de quelques mois, une saveur et une odeur sensiblement uniformes, au point qu'il pourrait être difficile de dire quel est le tabac de tel cru et quel est celui de tel autre. Il y a, ce nous semble, sous ce rapport, quelques perfections à apporter dans les procédés de fabrication du tabac et de confection des cigares.

Enfin, il est des boissons qui, au dire de quelques amateurs, paraissent favoriser le développement de l'arome du tabac : tels sont la bière et surtout le café à l'eau.

Nous avons vu que les noms de *vegueros*, *trabucos*, *panetelas*, *regalias*, etc., indiquent plutôt des formes de cigares que des qualités. Voici les défauts qu'on reproche à quelques-uns d'entre eux : Le vegueros est fort peu connu. Le trabucos est court et ventru, ce qui fait qu'il ne brûle pas régulièrement et qu'il a l'inconvénient de rapprocher trop le feu des lèvres. Le panetelas, au contraire, est trop long, trop mince et trop serré pour qu'il puisse donner à l'air un passage régulier et facile. D'ailleurs, quand il a été fumé à moitié, ce qui reste est assez ramolli par l'humidité pour qu'il lui soit impossible de conserver le feu. Le régalia est la forme la plus heureuse; elle n'est ni trop grosse, ni trop grêle, la longueur est convenable et c'est aussi celle qui plaît le mieux aux amateurs.

Cigares de Manille. Ils sont d'ordinaire excellents et, quand ils sont bien choisis et de qualité supérieure, ils peuvent rivaliser avec les meilleurs cigares de la Havane. Malheureusement ils sont assez chers pour qu'ils ne puissent pas être abordés par le commun des consommateurs.

Cigares de Saint-Vincent. L'île de Saint-Vincent produit un tabac des plus estimés dont on se sert pour faire les cigares de ce nom. Ils ont une odeur suave, balsamique, qui les fait facilement reconnaitre. Un fil de soie lie l'une de leurs extrémités. Ils sont peu employés en Europe, mais les dames créoles se plaisent à les savourer.

Bouts de nègres. Sous cette dénomination, on entend parler de longs cigares faits avec de longues feuilles de tabac roulées, fortement pressées et presque tordues. On se sert pour les fabriquer des dernières qualités du tabac de Virginie. Ils sont longs, minces et très-noirs. Leur fumée est très-forte et très-âcre. Les nègres seuls les consomment dans les colonies.

Chiroutes. Ce cigare n'est autre que le cigare primitif dont nous avons déjà parlé. Ses dimensions sont colossales. Il serait impossible à un Européen de fumer une chiroute entière. Il n'y a que les personnes dont le palais est blasé par le tafia ou autres liqueurs qui puissent entreprendre de fumer un pareil cigare. Comme une chiroute reste allumée des heures entières, les fumeurs la prennent, la quittent et la reprennent par intervalles sans qu'ils aient besoin de la rallumer.

Enfin, depuis quelques années, l'Algérie fabrique des cigares qui sont d'une excellente qualité et bien supérieurs à ceux que l'on fabrique communément en France. Peut-être cela tient-il à ce que le tabac dont ils sont faits est ou mieux choisi ou d'une meilleure qualité que celui que l'on cultive en France; peut-être encore les ouvriers, presque tous espagnols, qui les fabriquent, excellent-ils dans ce genre de travail; toujours est-il que les *cigares d'Alger* sont généralement reconnus comme supérieurs aux nôtres. On en trouve même de très-passables à cinq centimes (Barthélémy). Les cigares d'Alger ont un petit goût de café brûlé qui ne déplaît pas à la plupart des fumeurs.

Les *cigares de la Corse*, petits, pointus, qui se vendent en Corse huit sous le paquet de vingt-cinq, sont aussi des cigares parfaits que la régie devrait bien mettre à notre disposition.

« Pour ce qui est de la Suisse, de l'Allemagne, de la Belgique, dit l'auteur de la *Physiologie du fumeur* (1), point d'échanges, point de transactions. Le *cigare de Hambourg* est un gros faiseur d'embarras, qui a du corps et rien de plus; le *cigare de Belgique* est grêle ou dodu à volonté, et, placé à notre frontière, il s'introduit facilement avec des airs exotiques qui ne lui vont pas; le *cigare suisse* est brutal, âpre à la gorge, et se fume de travers quand il se fume. »

____

(1) Paris, Ernest Bourdin, éditeur.

Choix des cigares. Le choix des cigares n'est pas une chose très-facile ; il faut un examen scrupuleux, une grande habileté qui ne s'acquiert que par l'habitude. Voici d'excellents préceptes que nous empruntons à l'illustre auteur de l'*Art de fumer* (1) :

« Rejetez tout sujet dont l'enveloppe est rude,
» Inégale, rugueuse, imitant le velours,
» Ceux qui sont à la main trop légers ou trop lourds,
» Surtout ceux où l'on voit, pour funestes indices,
» Des côtes serpenter en forme de varices,
» Et ceux de qui le teint, diapré d'un vert faux,
» D'un mal intérieur accusent les défauts.
» Entre tout ce qui passe en vos mains vagabondes,
» Prenez les jaunes-bruns semés de taches blondes,
» Signe à peu près certain d'éminente bonté,
» Que l'acide imposteur n'a jamais imité.
» De tout cigare humide abominez l'usage :
» Ainsi quand la marchande, au gracieux visage,
» Pour honorer en vous un illustre fumeur,
» D'un paquet odorant vous offre la primeur,
» Avant tout examen donnez la préférence
» Aux neuf ou dix serrés à la circonférence ;
» L'air en les effleurant a séché ce contour
» Mieux que l'intérieur qui ne voit pas le jour. »

Ajoutons qu'il faut avoir soin de rejeter ceux qui ont le bout tourné trop gros, ceux qui sont trop nouveaux ou humides ; ceux qui ont la *robe* ou feuille enveloppante endommagée soit par des déchirures, soit par des trous à peu près imperceptibles, soit enfin par un défaut d'adhérence de ses bords. Un cigare bien fait doit offrir partout une

---

(1) L'*Art de fumer* ou *la pipe et le cigare,* par Barthélemy, Bruxelles 1844, p. 43 et 44.

égale résistance aux doigts qui le pressent, une parfaite égalité de forme et une enveloppe qui ne soit pas trop serrée, sans cela il serait très-difficile à fumer. Un cigare d'ailleurs n'est bon, disent les Espagnols, qu'autant qu'il a eu trois fois la fièvre. Les véritables amateurs ont grand soin de les laisser vieillir une ou plusieurs années.

FABRICATION DES CIGARETTES.

La fabrication des cigarettes (*cigarros*) est assez importante à la Havane, les créoles de cette ville et l'Espagne en faisant une assez grande consommation. On les fabrique avec les débris du tabac qui a servi à la confection des cigares ; il s'ensuit qu'elles sont en rapport de qualité avec les cigares de la même maison. On commence par broyer le tabac et par le passer au crible. L'ouvrier place sur ses genoux une boîte plate contenant la poudre grossière de tabac, et à sa gauche le papier préparé. Il prend le papier, y met le tabac et roule la cigarette absolument comme nous le voyons faire en France, mais avec une dextérité que peut seule donner une grande habitude. D'ailleurs, son pouce droit est muni d'un dé en fer très-propre à favoriser ce genre de travail, en ce qu'il arrête solidement les plis qui terminent la cigarette à ses deux extrémités. On a calculé qu'un bon ouvrier pouvait faire jusqu'à 4,500 cigarettes par jour, que l'on dispose ensuite par paquets de 30 (*cajetilla*).

Depuis quelques années la régie cherche à exploiter cette nouvelle branche de produits. Si cette exploitation avait le succès qu'elle en attend, ce serait pour elle une augmentation assez importante de revenus, car avec un kilogramme de scaferlati en tabac du Maryland ou du Levant, qui coûte 12 fr., on peut faire, au dire de M. Barral, 750 cigarettes, dont la vente, à raison de 5 centimes la pièce, produirait la somme de 37 fr. 50 c., c'est-à-dire trois fois au moins la valeur fictive de la matière première employée à les faire. Afin de donner à ces cigarettes une qualité supérieure à celles que fabriquent les consommateurs ordinaires, qui les font avec des papiers plus ou moins purifiés, elle a eu l'idée de faire fabriquer un papier spécial avec les côtes du tabac; mais nous ne sachions pas que ces tentatives aient encore été couronnées d'un plein succès. Quoi qu'il en soit, la fabrication des cigarettes est un amusement pour les doigts des amateurs, et pour que la régie puisse leur faire une sérieuse concurrence, il faudra qu'elle consente à en baisser considérablement les prix; autrement, ne pouvant empêcher les fumeurs de les faire eux-mêmes, elle courra le risque de voir accumuler et vieillir dans ses magasins celles qu'elle aura produites.

FABRICATION DES ROLES.

Cette fabrication a beaucoup d'analogie avec celle des cigares ; elle donne deux sortes de produits : 1° les rôles à l'usage des fumeurs, dont l'emploi devient de plus en plus rare ; 2° les rôles de tabac à mâcher Ces derniers se partagent eux-mêmes en deux espèces : les rôles *menus-filés*, de première qualité, faits seulement avec des feuilles de Virginie pures, et les gros rôles, qui ne sont faits qu'avec des tabacs communs. La fabrication des rôles à l'usage des fumeurs présentant très-peu d'intérêt, nous ne nous occuperons ici que de celle des rôles de tabac à mâcher, que l'on désigne aussi sous les noms de *tabac tordu* et de *tabac bilon* Elle se compose de cinq opérations distinctes : *le filage, le rôlage, le passage à la presse, le ficelage* et *la mise à l'étuve.*

1° *Filage.* Le *filage* se fait au moyen d'un rouet qui se compose d'un simple cylindre de bois, mobile suivant deux axes perpendiculaires l'un à l'autre, afin qu'il puisse servir à la fois à filer et à renvider les rôles. L'ouvrier fileur roule les feuilles de tabac les unes au bout des autres comme s'il s'agissait de faire un cigare sans fin. Il a avec lui trois aides. Le premier apprête les feuilles en écheveaux plus ou moins gros, suivant la grosseur que le rôle doit avoir ; le deuxième prépare les robes, etc.;

et le troisième, à un signe qu'il lui fait, tourne la manivelle du rouet; pendant ce temps, lui, il appuie le boudin sur une table, afin de le comprimer. Lorsqu'il y a une certaine longueur de boudin de filé, l'aide qui tenait la manivelle fait tourner le rouet suivant l'axe qui convient pour envider, après quoi on recommence une autre longueur et ainsi de suite.

Faisons observer dès à présent que ce mode de filage n'est mis en pratique que pour les gros rôles, les plus petits étant d'abord filés par des ouvrières, au moyen d'un rouet, puis envidés en rôles par d'autres ouvriers spécialement chargés de ce travail.

2° *Rôlage*. Quand le rouet est rempli, on dévide sur des chevilles en bois le tabac qu'il contient, de manière à en faire des rôles d'un kilogramme, d'un demi, d'un quart ou d'un huitième de kilogramme, dont on attache les bouts avec de la ficelle : c'est l'opération du *rôlage*.

3° *Passage à la presse*. Quand les rôles sont préparés, on les introduit dans des moules cylindriques de dimensions convenables et rangés sur une table, de telle façon que les cylindres de bois, percés suivant leur axe pour laisser passer les chevilles autour desquelles le tabac est enroulé, pénètrent dans les moules et puissent y peser sur les rôles. La table étant ainsi couverte, on la glisse sous le plateau mobile d'une presse hydraulique, qu'on fait mouvoir jusqu'à ce qu'il soit sorti des moules une certaine quantité de jus de tabac.

4° *Ficelage*. Cette opération terminée, les rôles sont retirés des moules et portés à l'atelier de ficelage, où on enlève les chevilles, que l'on remplace par une ficelle plombée, destinée à prouver leur intégrité, lorsqu'ils sont passés par les mains des débitants.

5° *Mise à l étuve*. Enfin il ne reste plus qu'à sécher les rôles, ce qui se fait en les plaçant dans une étuve modérément chauffée, comme on le fait pour le scaferlati et pour les cigares.

Ce sont ces rôles ou rouleaux que, du temps de la ferme générale, on nommait *tabac andouille*.

On nommait encore :

TABAC DE DIEPPE ou *petit briquet,* un tabac en corde noir et menu ;

TABAC DE CANASTRE, celui qui était très-sec, de couleur feuille morte et dont la corde était au plus grosse comme le doigt.

On connaissait encore les tabacs en corde de Hollande et de Vérine, qui étaient plus estimés, le dernier surtout, que les autres espèces.

Enfin on connaissait les RÔLES ou TABAC DU BRÉSIL, qui étaient noirs, de la grosseur du petit doigt, et qui sont aujourd'hui plus particulièrement remplacés par l'espèce suivante. Ces rôles étaient couverts d'un cuir vert qui les conservaient parfaitement.

FIGUES DU BRÉSIL. Sous ce nom on désigne des petites masses de tabac qui ont subi une forte pression. Elles ne sont employées que comme tabac à chiquer ; leur saveur est plus forte et plus âcre que le tabac à mâcher ordinaire, et leur propriété enivrante plus grande. Les marins qui font les voyages aux longs cours s'en servent fréquemment ; ils leur attribuent une propriété antiscorbutique plus grande. Elles sont si fortes qu'il serait impossible à un Européen de les employer impunément.

Le tabac en corde est regardé comme d'une excellente qualité quand il offre une coupe belle,

luisante, une odeur agréable et un parfait état de
conservation. Toutes ces sortes de tabacs étaient ob-
tenues à l'aide de *sauces* diverses dont nous parlons
plus loin.

FABRICATION DES CAROTTES.

La fabrication des carottes est la même que celle
des rôles, si ce n'est qu'au lieu de mettre le tabac
filé en rôles on le met en carottes, ce qui se fait en
coupant les bouts qu'on déroule de dessus le cylindre en parties égales et qu'on rassemble au nombre
de huit pour les comprimer dans un moule et les
ficeler ensuite lorsque la pression leur a donné une
certaine consistance.

Les carottes de Hollande, de Saint-Vincent et de
Saint-Omer ont, pendant quelque temps, surtout les
premières, joui d'une réputation qui s'éteint chaque
jour davantage. Voici, selon Heiter (1), la manière
de les préparer :

La fabrication des véritables carottes de Hollande
se fait uniquement avec des feuilles exotiques; elle
est pour ainsi dire la même que celle des autres carottes; la différence consiste en ce que l'on arrose
seulement ces feuilles avec la sauce au lieu de les
tremper dedans, comme les feuilles indigènes, avant
de les mettre dans des caisses de fermentation. Au

---

(1) *Mémoire sur le tabac.* Paris, 1806.

bout de dix à douze jours, on les change de caisse
et on les y laisse encore dix à douze jours, de sorte
qu'elles ne subissent en tout que vingt à vingt-quatre
jours de fermentation. Enfin on met en carotte à la
manière ordinaire, puis à la presse, etc.

En sortant des presses, on les remet à un faiseur
de carottes pointues, qui les enveloppe dans un linge
et les lie comme ces dernières. On les laisse ainsi
enveloppées et serrées avec une corde pendant six
jours, et on les délie ; elles sont alors très-unies et
rondes ; il n'y a plus qu'à les ficeler, leur ajouter la
vignette et les ébarber.

100 kilog. de feuilles sèches rendent, par les ingrédients qu'on y ajoute, environ 120 kilog. de tabac
en carottes.

Il est à remarquer que les feuilles de Virginie,
destinées pour la fabrication des carottes de Hollande,
sont toujours molles, ce qui tient à ce qu'elles ont
été arrosées avec de l'eau salée ou de l'eau sucrée.

Les véritables carottes de Saint-Vincent et de Saint-
Omer se fabriquent comme celles de Hollande et
avec les feuilles de tabac de Virginie ; il n'y a que
la sauce et leur façon qui les distinguent (Heiter).

Le fameux tabac dit *Bolongaro*, n'était autre qu'un
tabac composé uniquement de Virginie, que l'on tirait
de la Hollande, et qui affectait la forme de carottes
d'un et demi, de deux, de deux et demi kilog. ou
de pains de douze kilogrammes et demi. Il ne servait
qu'à faire le tabac à priser.

Dans la plupart des provinces de l'Amérique, la
préparation du tabac est des plus simples, puisqu'elle
ne consiste presque uniquement que dans la dessiccation des feuilles que l'on réunit ensuite, selon de certaines précautions, en *manoques* qui sont ensuite
livrées telles quelles au commerce.

Cependant, quelquefois aussi on les façonne en carotte, soit pour l'usage des habitants du pays, soit pour les exporter. A part de très-légères modifications, ces carottes se préparent de la manière suivante, qui est celle que nous empruntons à M. Alf. Demersay : Quand le temps est humide, les feuilles s'assouplissent et sont alors plus faciles à travailler; c'est donc ce temps que l'on choisit pour la fabrication des carottes.

Des ouvriers spéciaux détachent les feuilles des manoques, les réunissent une à une dans la main gauche jusqu'à ce qu'elle soit pleine; alors ils les pressent peu à peu en allant de la base au sommet, ce qui les fait fortement adhérer ensemble. On fait ainsi une certaine quantité de paquets (*manojos*) que l'ouvrier renferme au fur et à mesure dans une peau de mouton sur laquelle il s'assied. Puis ces paquets sont rangés dans des coffres que l'on remplit exactement pour y être fortement comprimés à l'aide de pierres ou de morceaux de bois.

Au bout de quelques jours, toujours par un temps humide, on procède à la confection des carottes. « Chaque ouvrier, dit M. Demersay, prend trois paquets ; il les malaxe, les réunit et les malaxe encore. L'extrémité la plus grosse reçoit alors plusieurs tours de corde rapprochés les uns des autres, et après avoir attaché à son pied la corde nécessaire à l'enroulement du reste, il presse de nouveau la carotte dans tous les sens et lui donne la plus grande régularité possible. Puis il enroule la corde dont les tours d'abord placés à distance égale les uns des autres, finissent par se toucher au moment où il les arrête.

» Les carottes, liées deux à deux, sont placées sur les perches, où elles restent plusieurs jours. Bientôt l'humidité qu'elles pouvaient retenir a disparu. On les rentre et on les conserve dans des coffres de cuir (*petacas*). Le volume des paquets est arbitraire, mais en général trois forment une carotte de 1 kilog. » A Villa Rica, leur poids est plus faible ; il est régulièrement de 750 grammes , car on pèse les feuilles qui entrent dans leur composition.

FABRICATION DU TABAC EN POUDRE, DIT TABAC A PRISER.

Cette fabrication est celle qui présente les manipulations les plus compliquées. Dans ce travail, la fermentation devient indispensable, et c'est à cette particularité que notre tabac français doit sa supériorité sur ceux qui se préparent à l'étranger.

Il n'existe en France que dix manufactures dans lesquelles se fabrique l'énorme quantité de tabac (17 millions de kilog. au moins), qui s'y consomme annuellement. La manutention ayant lieu sur d'immenses quantités, le tabac y trouve des conditions meilleures pour arriver à une parfaite fermentation.

Nos manufactures fabriquent un assez grand nombres de qualités de tabac à priser ; toutefois il n'y en a qu'une dont la fabrication soit très-importante, c'est celle de la *poudre ordinaire* , qui se compose essentiellement d'environ 75 0/0 de tabac indigène, et 25 0/0 de tabacs étrangers. On y fait entrér toutes les feuilles qui, ayant subi un commencement de fermentation, ont été rebutées de la fabrication du scaferlati, des cigares et des rôles, et de plus tous les tabacs qui proviennent des saisies faites sur la contrebande. Selon M. Ch. Renier, les feuilles, après le mouillage, y sont soumises aux opérations successives désignées par les noms de *hachage*, *fermentation en masse*, *moulinage* ou *pulvérisation*, *tamisage*, *fermentation en cases*, *mise en tonneaux* ou *en paquets*.

1° *Hachage*. Cette opération, destinée à donner du tabac en poudre, n'a pas besoin de produire des filaments aussi ténus que celui de la fabrication du scaferlati; aussi se fait-elle plus rapidement avec une machine particulière qui se compose, sans parler des diverses communications de mouvement, d'une roue rapidement mobile autour de son axe, à la circonférence de laquelle sont rangés plusieurs couteaux, et d'une toile sans fin destinée à amener les feuilles à ces derniers. Le tabac haché tombe dans l'intérieur de la roue.

2° *Fermentation en masse*. Dans cette opération, on commence par faire un mélange des diverses qualités de tabac dont la poudre doit se composer, et on termine par l'exposition pendant un temps assez long de toute la matière disposée en tas de 20 à 40,000 kilog., dans de grandes salles construites pour cet usage. Bientôt, au sein de cette masse, se développe une fermentation qu'on accélère en plaçant au milieu une certaine quantité de feuilles déjà fermentées. On abrège ainsi un peu le temps de la fabrication de la poudre, qui demande quelquefois jusqu'à quinze ou seize mois. Au centre de chaque tas on place un tube en bois qui permet d'en vérifier la température, par l'introduction d'un thermomètre. Au bout de dix à quinze semaines, la tem-

pérature a atteint 70 à 80°, et elle pourrait devenir
assez forte pour carboniser le tabac et l'amener à
l'état d'*humus*, ce que l'on empêche en pratiquant
des tranchées dans les tas pour les refroidir. On
dispose ces tas de manière à remplir presque entièrement les salles où ils se trouvent, et qui restent
constamment fermées. Les phénomènes qui se produisent pendant cette première fermentation sont la
disparition de tout l'acide du tabac (1) et le dégagement du carbonate d'ammoniaque qui en constitue
le *montant*. On empêche l'arrivée de l'air sur les
masses, parce qu'il pourrait contrarier ces phéno
mènes et même donner lieu à une *fermentation
acide*.

3° *Pulvérisation* ou *moulinage*. Quand la fermentation est terminée, on porte le tabac dans des moulins où il est réduit en poudre. Ces moulins se composent de deux cônes dont l'un est fixe et l'autre
mobile; ils sont emboîtés l'un dans l'autre. Ces cônes
portent tous les deux, le premier sur sa surface
intérieure, et le second sur sa surface extérieure,
des lames hélicoïdales qui aboutissent à leur sommet.
Le second cône est animé, autour de son axe, d'un
mouvement rotatoire de va-et-vient, qui lui permet
d'appuyer ses lames contre celles du premier, tantôt dans un sens et tantôt dans l'autre. Le tabac devenu plus friable par la fermentation, et se trouvant,
entre les deux systèmes de lames, alternative-
ment serré et desserré, se réduit en poudre et tombe
en cet état par la partie inférieure du cône fixe,

---

(1) L'acide malique ou nicotique qui sont ceux que l'analyse a
démontrés dans les feuilles du tabac, étant des acides organiques, sont très-facilement décomposables par la fermentation.

percé d'une ouverture convenable. La poudre, d'abord grossière, passe successivement dans d'autres moulins où elle finit par acquérir le degré de finesse voulue. On a calculé qu'il fallait qu'elle passât, en moyenne, dans douze moulins avant d'avoir atteint le degré de ténuité que l'on recherche.

4° *Tamisage*. Cette pulvérisation terminée, on procède au tamisage, opération qui se fait au moyen de tamis animés d'un double mouvement de *va-et-vient*, obtenu à l'aide d'excentriques mus par le moteur de la manufacture. Cette opération a pour objet d'obtenir des grains de grosseur convenable et égale; car ceux qui restent sur les tamis sont repris par un cylindre à vis sans fin qui les dirige de nouveau vers le moulin où ils subissent une seconde pulvérisation.

5° *Fermentation en cases*. Le tabac, réduit en poudre assez fine, est alors soumis à la fermentation en cases, pendant laquelle se développe l'*arome*. C'est l'opération la plus longue, puisqu'elle demande sept à huit mois pour être complète. Ces cases sont des cellules de 20 à 30 mètres cubes, fermées de tous côtés par des planches et des madriers de chêne, où on case la poudre, qui s'y entasse en masse de 20 à 35,000 kilog. La température s'y élève, comme pendant la première fermentation, successivement, mais avec lenteur, jusqu'à la limite de 40°, où le but de l'opération est obtenu.

6° *Mise en tonneaux* ou *en paquets*. Dès que la fermentation est achevée, on n'a plus qu'à défaire la case et à enlever le tabac pour le mettre en tonneaux ou en paquets, selon qu'il doit être gardé en magasin ou livré aux entreposeurs. La mise en tonneaux ou en paquets n'offre aucun intérêt particulier, si ce n'est qu'en la pratiquant on fait quelquefois des mélanges de différentes sortes de tabac, pour satisfaire le goût de certains consommateurs.

En sortant des manufactures, les tabacs vont alimenter les magasins de trois cent cinquante-sept entreposeurs, sur leurs demandes. L'entreposeur ne peut faire ses demandes qu'à une seule manufacture, quand il s'agit de tabacs ordinaires. L'administration, en prenant cette mesure, a voulu que toutes les manufactures pussent toujours écouler leurs produits à mesure qu'ils se fabriquaient et éviter des encombrements qui pourraient résulter de causes diverses, capables de jeter quelque défaveur sur les tabacs de certaines manufactures. Les débitants s'adressent aux dépositaires pour s'approvisionner.

TABACS COMPOSÉS, COLORÉS OU PARFUMÉS.

Les procédés employés pour obtenir le tabac, tels que nous venons de les décrire, sont les seuls qui soient aujourd'hui en usage dans les manufactures de France. Autrefois, sous le nom de *sauces*, au lieu d'une dissolution de sel de cuisine, on employait des liquides dont on humectait les feuilles, pendant le *mouillage*, dans le but, soit de favoriser la fermentation, soit de les aromatiser. Ces sauces variaient extrêmement, selon les fabriques. Les unes employaient de la mélasse dissoute dans l'eau; les autres, une dissolution de suc de réglisse; ceux-ci,

de l'eau dans laquelle ils avaient fait bouillir des
raisins ou des pruneaux ; ceux-là, des eaux de rose,
de violette, etc., etc. ; et ils parvenaient ainsi à
donner des qualités un peu différentes au tabac, qui
prenait alors des noms étrangers, tels que *scaferlati du Levant*, de *canasse* ou *canaster*, *d'andouille de Saint-Vincent* ou *cigale d'Amérique*, de
rôle de Montauban, de *Briquet du Brésil*, etc. On
contrefaisait assez bien le *macouba* en se servant
d'une décoction de racine d'iris de Florence. On sait
en effet que ce que l'on nomme *macouba* est un
tabac préparé à la Martinique avec une dissolution
de sucre brut, qui lui donne une odeur assez voisine de l'odeur de la violette (1).

Quelquefois ces sauces étaient beaucoup moins
simples. Par exemple, les Espagnols, au dire de
de Prade (2), pilent les feuilles de tabac les moins
belles ; ils les expriment avec force pour en retirer
le suc « qu'on fait bouillir avec du vin, faute du-
» quel les Indiens se servaient autrefois d'urine. On
» laisse cuire ce suc jusqu'à consistance de sirop,
» nommé *caldo* par les Espagnols ; on y ajoute beau-
» coup de sel pour le conserver, et l'on aromatise
» avec quelque peu d'anis et de gingembre septen-
» trional. »

Cette recette est à peu près celle que nous trouvons dans Magnenus (3), et que nous reproduisons
textuellement :

« R. *Summitates foliaque minora tabaci cum*

---

(1) L'emploi de ces sauces paraît être encore mis en pratique dans les fabriques de la Havane et de Matance.

(2) *Hist. du tabac.* Paris 1691, p. 16.

(3) *De tabaco exercitationes. Hagœ-Comitis*, 1658.

» *jam flores incipiunt enasci q. s. contunde, et*
» *expresso succo adde.*
  » *Vini Malvatici, hisp. aut generosi*, p. iij. *Bul-*
» *liant usque ad despumationem; tùm :*
  » R. *Salis, anisi, zingiberis pulveris, ana ut*
» *salsa fiat mixtura et aromatizetur probè. Bul-*
» *liant omnia simul usque ad dimidias, tum re-*
» *frigescat, et per inclinationem separetur sedi-*
» *mentum* (p. 21). »

Telle est l'importance que l'on attribuait à ce *caldo* que Magnenus termine en recommandant, pour sa préparation, de substituer l'hydromel au vin, qui nuit à la tête ; le gingembre oriental à l'occidental, qui est âcre et moins bon ; le sel de tabac au sel marin, auquel il ajoute encore de la cannelle et du fenouil. (Magnenus, *loc. cit.*, p. 23 et 24.)

Le tabac à fumer était aussi et est encore quelquefois employé, mélangé à d'autres substances qui en font un tabac à fumer *composé* : «Quelques-uns, dit de Prade, meslent parmi le tabac haché menu dans la boîte de la pipe, de l'anis, du fenouil, du bois-saint, du bois d'aloès, de l'iris, du jonc odorant, de la sauge, du romarin, ou pour deseicher davantage, ou pour fortifier le cerveau par la vertu de ces drogues qu'ils croyent céphaliques. » (De Prade, *loc. cit.*, p. 135.)

Pour donner une idée des modifications qui ont été apportées dans la préparation du tabac à priser, nous croyons utile de rapporter ici une des anciennes méthodes que nous empruntons à l'*Histoire du tabac*, par M. de Prade, qui a particulièrement traité du tabac en poudre :

« Les préparations du tabac en poudre sont différentes, selon les différentes méthodes des artistes ; mais celles-cy sont sans doute les meilleures.

« On prend, par exemple, 60 livres de tabac de Virginie et 40 livres de celui de Saint-Christofle; on en étend les feuilles; on les met infuser dans dix pintes d'eau commune et trois pintes d'eau de mélilot, dans une bassine de cuivre rouge ou de terre de Beauvais, pendant vne nuit; on les presse ensuite avec les mains autant qu'il est possible; on les fait sécher étendues à l'ombre sur vne toile dans vne chambre ou dans vn grenier où le soleil ne donne point; on les réduit en poudre dans un mortier de fonte et on les sasse dans des tamis de soie ou de crin plus ou moins fins, selon qu'on désire le grain du tabac ou plus gros ou plus menu.

» Ensuite on verse ce tabac en poudre dans une quantité suffisante d'eau de fleurs d'oranger et une huitième partie d'eau commune filtrée, après qu'on y a fait bouillir du bois d'Inde ou de l'orcanette, et trois fois autant de santal citrin concassez au mortier, jusqu'à la consommation d'vn quart de l'eau. Lorsque ce tabac a infusé cinq ou six heures, et qu'il a esté bien remué et paistry dans son bain, on en forme de grosses boules pressées avec les mains, le plus qu'on le peut, pour en faire sortir l'eau; et enfin on les fait sécher pendant deux jours étendues sur du papier affermi d'vne toile collée par dessous et bandée sur vne claye d'osier ou sur vn grand châssis. »

Première façon de le parfumer. « Quand ce tabac est sec et broyé légèrement dans le mortier, on l'arrouse d'eau d'Ange; on le remue longtemps, afin qu'il la reçoive également; on l'expose à l'air pendant vn jour ou deux estendu sur la toile préparée jusqu'à tant qu'il soit presque sec et qu'il ait pris son parfum; on le sasse plus d'vne fois avec un tamis afin qu'il se graine mieux; et enfin on le

remet sur la toile afin qu'il y sèche parfaitement. »
(De Prade, p. 130 et suiv.)

Ainsi on avait alors l'habitude de le parfumer, soit avec des fleurs d'oranger, de jasmin, de roses, de tubéreuses, etc., soit avec du musc, de l'ambre gris et de la civette, soit avec des essences agréables à l'odorat. Aujourd'hui la régie se contente de fabriquer le tabac en poudre, et les amateurs l'aromatisent à leur gré, le plus souvent avec une fève de tonka, qui n'est autre que la graine du *Coumarouna odorata*, Aub. ou *Dipterix odorata*, Wild.

Enfin on avait encore l'habitude de faire des *tabacs composés*, en y mêlant des poudres de feuilles pulvérisées d'euphraise, de bétoine, ou des poudres de pyrèthre, de cyclamen, de *Nigella sativa* et *damascena*, de gingembre, de poivre, de girofle, de cubèbes, de cumin, de moutarde, d'angélique, de bois-saint, d'ellébore, d'euphorbe, aromatisées le plus souvent avec l'essence ou la poudre de stœchas; mais ces tabacs étaient plus particulièrement employés comme de violents sternutatoires. (De Prade, *loc. cit.*, p. 125 et 126.)

Voici maintenant, d'après Brunet (1), la méthode qui était employée de son temps pour fabriquer, colorer et parfumer le tabac à priser :

« Pour avoir du tabac à plusieurs sortes de grains, après l'avoir médiocrement pilé, on le sasse avec des sas dont les toiles sont plus ou moins serrées, selon la grosseur des grains que l'on demande; et pour lui donner la couleur, on prend de l'ocre jaune ou rouge de la grosseur d'un œuf, on y ajoute un peu

---

(1) *Le bon usage du tabac en poudre*, par Brunet. **Paris, 1700.**

de blanc de craie pour modérer la couleur ; on broie bien le tout sur le marbre avec environ demi-once d'huile d'amandes douces ; on y verse de l'eau peu à peu en broyant toujours, afin qu'elle s'incorpore bien avec la couleur, après quoi on range la couleur sur un coin du marbre ; ensuite on broie deux cuillerées de gomme adragante détrempée, que l'on mêle et que l'on broie avec la couleur, y ajoutant de l'eau en quantité nécessaire pour les bien confondre ensemble, et puis on met le tout dans une terrine et on augmente l'eau de plus en plus jusqu'à une pinte, en remuant toujours ; on prend ensuite ce que l'on veut de tabac purgé qu'on met dans une terrine où l'on répand de la couleur ci-dessus parmi le tabac ; on mêle exactement le tout avec les mains en faisant une pâte qui ne soit pas trop liquide, et on laisse ainsi le tabac avec la couleur jusques au lendemain qu'on le met sécher sur des toiles au soleil, ayant soin de le remuer à mesure qu'il séchera, et on le frotte enfin avec la gomme, dont voici la composition :

» On broie sur le marbre de la gomme adragante détrempée avec de l'eau de senteur ; étant bien broyée on y ajoute peu à peu de l'eau en broyant, en sorte qu'elle soit fort claire, et pour plus grande commodité on la met dans une terrine, afin d'y pouvoir adjouter de l'eau suffisamment ; ayant humecté le dedans de ses mains avec cette gomme, on en frotte le tabac jusqu'à ce qu'il soit tout gommé, et pour lors on le laisse sécher en le remuant de moment en moment ; quand il est sec, on le sasse avec un sas très-fin, pour en séparer la couleur qui ne s'y sera pas attachée, ce qui étant achevé on le parfume avec les fleurs ou avec telle odeur que l'on veut. » (Brunet, *loc. cit.*, 46 et suivantes.)

14

Ces différentes manières de parfumer le tabac donnaient lieu à autant de tabacs de noms différents, tels sont les tabacs de *mille fleurs*, d'*Espagne*, de *cédrat*, de *bergamote*, de *néroli*, de *Pongibon* , *musqué*, à la *pointe d'Espagne*, en *odeur de Rome*, en *odeur de Malte*, *ambré*, de *Gênes* (noir et blanc), etc. (Voir Brunet, *loc. cit.*); mais qui étaient aussi bien souvent le prétexte d'une falsification éhontée. C'est ainsi que, sous le nom de *tabac de Malte*, on vendait un tabac dans lequel on faisait entrer des poudres de racine de rosier et de réglisse.

RECHERCHES CHIMIQUES SUR LE TABAC.

Pour se rendre compte des réactions qui se produisent pendant la préparation du tabac, il est bon de connaître la constitution chimique des feuilles du tabac.

Les chimistes anciens, qui ne connaissaient pas les méthodes d'analyse que nous possédons aujourd'hui, ne trouvaient guère autre chose dans les plantes que des produits volatils et des produits fixes : les premiers prenaient les noms de soufre, d'esprit, d'huile exaltée; les autres se nommaient *caput mortuum* ou sel, selon les propriétés qu'ils reconnaissaient à ces corps. Or le tabac était une substance reconnue bien complexe, puisqu'il contient, au dire de de Prade (1) : « Beaucoup de souphre, de sel et

______

(1) Loc. cit. p. 165.

d'esprit ; et son souphre n'est autre chose qu'vne matière huileuse, divisée en petites branches si déliées et si pressées les vnes contre les autres, qu'elles ne le peuvent être davantage. »

En 1809, Gaspard Cerioli (*Giornale bibliogr. univers.*) a donné un essai d'analyse duquel il déduit que le suc des feuilles de tabac, *Nicotiana Tabucum*, Var. α *latifolia*, contient :

> Acide gallique.
> Tannin.
> Extrait oxygéné.
> — muqueux.
> Muriate de chaux.
> Huile volatile.

Cette analyse très-imparfaite serait insuffisante pour rendre compte des phénomènes chimiques qui se passent pendant sa préparation.

Plus tard, Vauquelin a fait connaître une analyse plus complète des mêmes feuilles de tabac et, d'après ce savant, elles seraient formées de :

Matière animalisée rouge, soluble dans l'eau et dans l'alcool.

Principe âcre particulier, soluble dans l'eau et dans l'alcool (nicotine).

Principe volatil incolore (*nicotianine*).

Résine verte.

Albumine.

Ligneux.

Acide acétique.

Azotates de potasse et d'ammoniaque.

Chlorure de potassium.

Et en plus, dans le tabac du commerce, de carbonate d'ammoniaque paraissant provenir de la décomposition qui s'opère entre la chaux et le muriate d'ammoniaque mêlé au tabac pour lui donner du montant.

Selon MM. Posselt et Reimann, 10,000 parties de feuilles fraîches du *Nicotiana Tabacum* contiennent :

Nicotine (base alcaline). 6,0
Nicotianine (huile volatile particulière). . 1,0
Extractif faiblement amer. 287,0
Gomme. mêlée d'un peu de malate de
chaux. 174,0
Chlorophylle. 26,7
Albumine végétale. 26,0
Gluten. 104,8
Acide malique. 51,0
Chlorhydrate d'ammoniaque. . . . . ⎫
Chlorure de potassium. . . . . ⎬ 82,2
Nitrate de potasse et quelques autres sels ⎭
Amidon. . . . . des traces
Fibre ligneuse. 496,9
Eau. 8828,0

D'après ces auteurs, 10,000 parties de ces feuilles renfermeraient 16,6 de phosphate de chaux. Les racines du tabac, comme celles du froment, s'emparent donc de ces sels contenus dans le sol; mais M. Liebig dit que cependant le tabac les lui rend, parce qu'ils ne sont pas indispensables à son développement (1).

On peut facilement se rendre compte de ce qui se passe dans le travail manipulatoire que l'on fait subir aux feuilles de tabac pour l'amener à présenter les qualités qu'on recherche en lui : pendant la fermentation dont nous avons parlé, et qui se

---

(1) *Chimie organique appliquée à la physiologie végétale et à l'agriculture.*

trouve singulièrement modifiée et fixée par le sel marin, la matière azotée se décompose en formant de l'ammoniaque. Cet alcali libre se combine aux acides de la plante, les sature et met à nu une certaine quantité de *nicotine* dont la volatilité, augmentée d'ailleurs par celle de l'ammoniaque en excès, communique alors son odeur à la feuille. C'est donc parce que la nicotine est devenue libre en partie que le tabac préparé est odorant; mais cet état n'a pu se produire sans perte d'alcali, de sorte que, malgré cette odeur si forte, le tabac préparé contient beaucoup moins d'alcali que les feuilles sèches (1).

La production d'ammoniaque est très-considérable pendant la fermentation, surtout pendant l'été. Le dégagement de cet alcali volatil est si grand, que si l'on vient à déboucher un flacon d'acide chlorhydrique dans les salles où se fait la fermentation en masse, ou dans celles où se fait la fermentation en cases, on voit se former des vapeurs abondantes, dues à la combinaison de l'acide et de l'ammoniaque pour faire du sel ammoniac. Enfin, un papier de tournesol rougi par un acide est au bout de peu d'instants ramené au bleu, sa couleur naturelle (Fontan).

Cette production d'ammoniaque est si manifeste, qu'elle a donné à M. Schlœsing l'idée de rechercher si elle se trouvait toute formée dans les feuilles de tabac. Ce chimiste a été ainsi conduit à donner une méthode fort simple, à l'aide de laquelle on dose facilement la quantité d'ammoniaque contenue dans le tabac. Nous ne ferons que donner ici un aperçu

---

(1) Guibourt, *Histoire naturelle des drogues simples*, etc. Paris, 1849, 4ᵉ édit., t. II, pag. 454.

des quantités de cet alcali renfermées dans les tabacs en feuilles de diverses provenances. Selon M. Schlœsing, les tabacs de Virginie renferment 0,153 p. 100 ; ceux de Kentucky, 0,332 ; de Maryland, 0,212; de la Havane, 0,870 ; de l'Alsace, 0,630; du Nord, 0,815; du Lot, 0,910.

On doit à MM. Boutron et O. Henri une étude des quantités relatives de nicotine contenues dans mille grammes de feuilles de différentes espèces de tabac, comparées à celles du tabac préparé.

	Nicotine.
Feuilles du Nord	11,28
d'Ille-et-Vilaine	11,20
de Virginie	10,00
de Cuba	8,64
du Lot-et-Garonne	8,20
du Lot	6,48
du Maryland	5,28
Tabac préparé	3,86

Comme on le voit, ce tableau indique la cause de la force comparative des différents tabacs, force qui n'est sans doute pas due seulement à l'espèce de tabac, à sa culture, au sol, mais certainement à la méthode employée pour sa préparation, ainsi qu'aux soins que l'on prend de le faire plus ou moins suer ou fermenter avant de le livrer au commerce.

La réaction chimique indiquée plus haut explique encore pourquoi le tabac, en vieillissant, perd une partie de ses propriétés ou de sa force en perdant de sa nicotine. Aussi, les cigares gardés longtemps deviennent-ils plus doux et meilleurs à fumer pour quelques amateurs.

Nicotine. Depuis longtemps déjà Vauquelin avait retiré du tabac un principe âcre particulier, so-

luble dans l'eau et dans l'alcool, et un principe volatil incolore, qu'il considérait comme la partie active de la plante, parce qu'elle en avait l'odeur
caractéristique. MM. Posselt et Reimann d'abord, et
ensuite MM. Ortigoza et Melsens, ont entrevu le
principe actif (nicotine), mais M. Barral est le premier chimiste qui l'ait obtenu à l'état de pureté.
Voici le procédé qu'il a donné pour l'obtenir.

On commence par hacher les feuilles de tabac et
on les fait digérer pendant trois jours dans de l'eau
légèrement aiguisée d'acide sulfurique. On sépare
le liquide, et les feuilles sont encore soumises à
un nouveau traitement par l'eau acidulée, jusqu'à
ce qu'elles aient perdu leur âcreté. On évapore les
liquides à moitié, et on les distille sur de la chaux.
La nicotine passe avec l'eau distillée; on la retire
en l'agitant avec de l'éther sulfurique. On obtient
ainsi une dissolution brune de nicotine dans l'éther.
On enlève l'éther, l'eau et tous les corps plus volatils que la nicotine, en la soumettant pendant
quinze jours à des températures successivement
croissantes jusqu'à 140°.

La liqueur ainsi concentrée est alors mise en
contact avec de la chaux éteinte, puis distillée dans
une cornue placée dans un bain d'huile, chauffé
à 190° environ, et dont le col, recourbé et effilé,
plonge dans un petit flacon sec. En agissant ainsi,
on préserve la nicotine de l'action de l'air et d'un
excès de chaleur qui l'altérerait. Malgré cette précaution, elle passe légèrement colorée; mais une
nouvelle distillation la donne parfaitement pure.

M. Schlœsing obtient la nicotine de la manière

____

(1) *Ann. de Chimie*, LXXXI, 139, et *Bull. de Pharm.*,
I, 418.

suivante : Il évapore l'infusion du tabac jusqu'en consistance d'extrait. Pendant qu'il est encore chaud, il l'agite avec un volume égal au sien d'alcool à 36°, qui y fait naître un dépôt noir particulièrement formé de malate de chaux. La liqueur surnageante est évaporée en consistance sirupeuse, et traitée une seconde fois par de l'alcool. On filtre, on évapore encore, et l'extrait obtenu est alors traité, pendant qu'il est tiède, par une dissolution de potasse qui met la nicotine à nu. Quand le mélange est refroidi, on l'agite avec de l'éther, qui dissout la nicotine. On sépare la liqueur éthérée, dans laquelle on ajoute de l'acide oxalique en poudre pour transformer la nicotine en oxalate, qui tombe au fond sous la forme d'un liquide sirupeux que l'on lave, à plusieurs reprises, avec de l'éther. Alors on décompose l'oxalate de nicotine par la potasse, et la nicotine, mise à nu, est reprise par de l'éther. La liqueur éthérée, placée dans une cornue, est exposée à la température de l'eau bouillante pour chasser la plus grande partie de l'éther ; puis à la température de 140°, dans un bain d'huile, en y faisant passer un courant d'hydrogène sec. Au bout de vingt-quatre heures, on élève la température à 180°, pour obtenir la nicotine pure et incolore.

C'est une base alcaline qui ne contient pas d'ammoniaque ; car, traitée par une dissolution de chlore, elle ne fournit pas la plus légère trace d'azote. Elle ne contient pas non plus d'oxygène : sa formule $= C^{20} H^{14} Az^2$ (Melsens et Schlœsing). Son équivalent chimique est 1012,5 (1).

---

(1) *Note sur la Nicotine*, par M. Melsens. *Ann. chim. et phys.*, t. IX, p. 465 (1843).

La nicotine se présente sous la forme d'un liquide transparent, incolore, assez fluide, anhydre, d'une odeur âcre qui ne rappelle que très-légèrement l'odeur du tabac, et d'une saveur brûlante. Elle s'altère facilement au contact de l'air ; alors elle s'épaissit et devient brune. Elle se volatilise à 250° environ, en laissant un résidu charbonneux. Exposée à un froid de — 10°, elle n'a pu se congeler. C'est un des plus violents poisons. Aussi, une seule goutte de nicotine mise sur la langue d'un chien de moyenne taille, le tue-t-elle en moins de trois minutes. C'est une base alcaline assez énergique, qui précipite tous les métaux, et même l'alumine, de leurs dissolutions. Elle sature bien tous les acides ; sa capacité de saturation = 5/100, c'est-à-dire qu'il faut 5 parties d'acide sulfurique réel pour saturer 100 parties de nicotine.

Ses sels simples cristallisent difficilement, à cause de leur déliquescence ; les sels doubles qu'elle forme avec divers métaux cristallisent mieux. Ils sont solubles dans l'eau, l'alcool et l'éther, ainsi que dans les huiles fixes et volatiles. Quand on chauffe leurs dissolutions, ils passent à l'état de sels acides, à la manière des sels ammoniacaux, par la perte d'une partie de nicotine. Le tannin en précipite la nicotine, et cette propriété avait été indiquée par M. O. Henry, dans le procédé général qu'il a donné pour l'obtention des alcalis végétaux.

Parmi les caractères chimiques essentiels les plus saillants de la nicotine, nous signalerons les suivantes, qui suffiront à la faire reconnaître. Ainsi, elle précipite les métaux à la manière de l'ammoniaque. Ses dissolutions salines donnent . avec l'acétate de cuivre, un précipité bleu gélatineux qu'*un excès de nicotine redissout en formant un sel bleu,* comme avec l'ammoniaque; avec le chlorure d'or, un précipité jaune-rougeâtre *très-soluble dans un excès de cet alcaloïde;* avec le chlorure de platine, un précipité jaune facilement cristallisable en prismes rhomboïdaux, quadrilatères, d'un jaune assez foncé, insoluble dans l'alcool et l'éther; avec le chlorure de cobalt, un *précipité bleu passant au vert et insoluble dans un excès de base.*

L'acide sulfurique, concentré et froid, *la colore en rouge vineux;* chauffée avec les acides chlorhydrique et azotique, elle prend une couleur *violette avec le premier* et *jaune-orangé avec le second;* à l'ébullition, elle prend une couleur rouge semblable à celle du bi-chlorure de platine. Le chlore la détruit en passant à l'état d'acide en même temps qu'il se forme un *liquide d'une couleur rouge de sang.* Enfin, l'eau iodée y fait naître un précipité jaune *qui se décolore par la chaleur.*

Nicotianine. Cette substance est une sorte d'huile essentielle à laquelle le tabac doit son odeur caractéristique. Elle est solide, d'une saveur amère, insoluble dans l'eau, et, au contraire, très-soluble dans l'alcool et dans l'éther. Chauffée dans une cornue avec de la potasse, elle donne naissance à de la *nicotine;* mais cette substance pourrait bien provenir de la décomposition des sels neutres de nicotine contenus dans le tabac, et qui, par la chaleur, passent à l'état de sels acides, en abandonnant une partie de leur base, laquelle serait entraînée par la nicotianine pendant la distillation. Comme elle est très-volatile, on l'obtient facilement en distillant, à plusieurs reprises, de l'eau sur du tabac. La nicotine vient surnager la liqueur distillée. Analysée par M. Barral, elle a donné les résultats suivants :

Carbone. . . .	71,52
Hydrogène. . .	8,23
Oxygène. . . .	13,13
Azote.	7,12
	100,00

Elle n'est d'aucun usage.

Acide nicotique. — Outre l'acide malique indiqué dans le tabac par Posselt et Reimann, M. Barral y a encore constaté la présence d'un acide organique particulier, auquel il a donné le nom d'*acide nicotique*. Cet acide, dont la formule serait $C^6 H^2 O^3 + H^2 O$, se présenterait sous la forme de lamelles micacées, solubles dans l'eau, donnant un sel de plomb insoluble, des sels d'ammoniaque, de nicotine, de potasse, etc., cristallisables. Il se décompose par la chaleur et l'acide sulfurique en acide acétique et acide carbonique, comme l'indique l'équation suivante :

$$C^6 H^4 O^4 = C^2 O^2 + C^4 H^4 O^2.$$

On l'obtient en faisant digérer les feuilles de tabac dans l'eau et évaporer la liqueur filtrée en consistance de sirop, puis en faisant cristalliser ce sirop, soit à une douce chaleur et à l'air libre, soit dans le vide de la machine pneumatique.

Selon M. Goupil, les tabacs de Virginie et du Lot ne contiendraient pas d'acide nicotique, mais seulement de l'acide malique et de l'acide citrique. Pour obtenir ce dernier acide, M. Goupil traite le jus de tabac par l'acétate plombique, puis il y fait passer un courant d'hydrogène sulfuré. Il filtre la liqueur, la concentre et l'abandonne pendant six semaines, au bout desquelles il s'est formé des cristaux d'acide citrique (1).

M. Barral a reconnu que le *Nicotiana Tabacum* est la plante qui renferme le plus de cendre. Celle-ci se trouve en proportions variables dans ses diverses parties, ainsi qu'il suit :

Racines.	7 centièmes.
Tiges.	10 —
Côtes des feuilles. .	22 —
Portion membraneuse des feuilles. . . .	23 —
Semences.	4 —

Selon M. Barral, tous les tabacs ne donnent pas des cendres ayant la même composition ; mais cependant nulle plante ne peut mieux que le tabac justifier ce principe énoncé par Liebig, savoir : *Que dans la même plante, suivant les circonstances, une base peut être remplacée par un équivalent d'une base différente, mais analogue.* Il résulte, dit M. Barral, que, en exceptant les racines, la quantité d'oxygène renfermée dans les bases des cendres des tiges, des côtes et des feuilles de tous les tabacs, quels que soient les pays d'où ils proviennent, est en moyenne de 13 pour 100.

Enfin, ce chimiste fait remarquer que, dans les douze variétés de tabac qu'il a examinées, la quantité de silice est toujours plus grande dans les feuilles que dans les côtes ; que, pour la chaux et la potasse, il y a lieu également à faire deux observations nouvelles : c'est que la quantité de chaux augmente en allant des racines aux tiges, aux côtes et enfin aux feuilles, tandis que la quantité de po-

---

(1) *Ann. de chim. et de phys.* 1843, t. XVII, p. 503.

tasse, à partir des tiges seulement, diminue lorsqu'on passe aux côtes et enfin aux feuilles.

Un de nos excellents élèves, M. Sarradin (1), a fait l'analyse de la cendre du *Nicotiana rustica,* de laquelle il résulte que 1,950 gr. de plantes fraîches, réduites à 200 gr. par la dessiccation, ont donné 42 gr. 70 c. de cendre.

Cette cendre a fourni :

	Brut.	Rapp. à 100 part.
Sable et charbon.	11,08	
Phosphates d'alumine et de fer.	1,84	2,80
Acide silicique.	4,60	7,00
— chlorhydrique.	4,29	6,61
— sulfurique.	2,58	3,98
— phosphorique.	2,71	4,18
— potasse.	13,76	21,19
— soude.	3,10	4,78
— chaux.	30,07	46,38
— magnésie.	2,00	3,08
— carbonique et perte.	20,97	

L'oxygène de la totalité des bases = 19,28, quantité qui est plus forte que celle qui a été indiquée par M. Barral.

M. Hertwig a aussi calculé l'oxygène des bases carbonatées des tabacs de la Havane et de Hanovre. Le premier, d'après cet auteur, contient 12,43 pour 100 de cendres, et le second 8,30.

Ici figure de la soude que M. Beauchef, dans son *Analyse de la cendre du tabac*, n'indique pas. Le résultat obtenu par M. Sarradin est conforme à celui

---

(1) *Études chimico-physiologiques sur les cendres des végétaux* (Thèse). Paris, 1855.

qu'a obtenu M. Hertwig (1) sur les cendres du tabac de la Havane et celui de Hanovre, en ce qui concerne cette base. Ce chimiste a trouvé 19,4 de carbonate de soude dans le premier, et 1,61 seulement dans le second. MM. Will et Frésénius ont aussi trouvé de la soude, regardée à l'état de chlorure, dans les tabacs de Hongrie. Celui du Banat en contiendrait 11,41.

En 1855, M. Ant. Commaille a fait connaître, dans deux mémoires présentés au ministre de la guerre, que les tiges de tabac brûlent en laissant voir des jets d'étincelles brillantes, nombreuses, qui sillonnent l'écorce et qui indiquent la présence d'une certaine quantité de salpêtre. Il a démontré que l'on en pouvait retirer une excellente potasse ne contenant ni chaux ni magnésie et bien propre à la fabrication artificielle du salpêtre. En effet, 10 kilog. de ces tiges, incinérées, puis lessivées et traitées à la manière ordinaire, ont donné 450 grammes de salin d'un beau blanc. Par une série de pesées, l'auteur a trouvé que, dans un pied de tabac qui donne 59^{gr},12 de feuilles, la tige pèse 49^{gr},62, ce qui établit la proportion 100 : 83,93. Or, comme le rapport de M. Duranton, chef du service des tabacs en Algérie, indique le chiffre de 3,475,780 kilog. de feuilles récoltées en Algérie en 1854 (2), il en résulte qu'il y a eu 2,917,222 kilog. de tiges perdues, ce qui représente une perte de 131,273 kilog. de potasse. On sait de plus que la production du tabac en Algérie a encore augmenté d'un million de kilogrammes en 1855, et que la quantité de cette substance ira longtemps encore, toujours croissant,

---

(1) *Annalen der Pharm.*, t. XLVI.
(2) *Moniteur algérien* du 28 février 1855.

comme la consommation du tabac. Ceci peut donner
une idée de l'importance du travail de M. Commaille
qui, approuvé par la direction de l'artillerie et par
S. Ex. le maréchal Vaillant, a déterminé une ordonnance portant que la potasse retirée du tabac
sera achetée par l'État, pour le service des salpé-
trières du gouvernement.

Enfin, d'après M. Chatin, l'iode serait un des éléments de la constitution des tabacs, particulièrement
celui de la Havane et celui de France, qui contiendraient tous deux une quantité égale de ce métalloïde.
Dans une note publiée dans *le Journal de Pharmacie
et de Chimie* (1), M. Casaseca a exposé le résultat
de ses recherches, tant sur la quantité d'iode que
sur la quantité de cendres contenues dans certains
tabacs de la Havane. Voici brièvement en quoi elles
consistent : 500 grammes de feuilles de tabac à l'é-
tat de sécheresse où il est quand il est employé pour
les cigares, a été arrosé avec 500 grammes d'eau
distillée, contenant 3 grammes de carbonate de potasse exempt d'iode ; puis il a été incinéré au rouge
sombre. Le résidu a été traité par les moyens ordinaires, de façon à concentrer la totalité de l'iode
dans la plus petite quantité de liquide possible. Ce
métalloïde a été recherché et dosé par le procédé de
M. Lucas, basé sur l'emploi du brôme et du chloro-
forme, mais en y apportant quelques modifications
particulières. En opérant sur les tabacs de la *Lena*
(supérieur), de la *Herradura* (inférieur), de *Partidos* (de la plus mauvaise qualité), M. Casaseca a tiré
les conclusions suivantes :

« 1° Le tabac contient d'autant plus de principes

---

(1) **T. XXIX, p. 122.**

volatils qu'il est de meilleure qualité; mais deux tabacs éprouvant la même perte par la dessiccation peuvent cependant être de qualités différentes.

» La première qualité de tabac de la Leña a perdu 25 p. 100 par la dessiccation; la deuxième qualité, 24, et la troisième, 23. Le tabac de la Herradura a subi une perte de 18,16 et 14 centièmes. Enfin un seul échantillon de tabac de Partidos a offert une perte de 16 centièmes.

» 2° La quantité de cendres est en raison inverse de la qualité du tabac; les cendres sont d'autant plus blanches que le tabac est meilleur; mais deux tabacs fournissant la même quantité de cendres peuvent être de qualités différentes.

» Dans la première qualité de tabac de la Leña il a été trouvé 16 p. 100 de cendres; dans la deuxième qualité, 16,4; dans la troisième, 16,8. Le tabac de la Herradura en a fourni 17,8 pour la première qualité; 18,6 pour la seconde, et 19,4 pour la troisième.

» L'iode est accidentel dans le tabac et par conséquent sans influence sur sa qualité. Le tabac de la Leña et celui de Partidos n'en ont pas donné de traces. La proportion d'iode trouvée dans les trois qualités de tabac de la Herradura correspondait à 0,00007.

Le *Nicotiana Tabacum* est aussi celle des plantes analysées jusqu'à ce jour qui s'est montrée la plus riche en azote; car, dans la portion membraneuse de la feuille, l'azote s'y élève jusqu'à 5 ou 6 centièmes. Les racines renferment une grande proportion de silice, qui est au moins huit fois plus grande que dans les autres parties de la plante. Enfin, les

graines contiennent 10 centièmes d'une huile grasse
tout à fait incolore (1).

Pour terminer, enfin, tout ce qui a été fait sur
les recherches de la composition du tabac, nous
ajouterons que M. Schlœsing a donné une méthode
propre à doser la nicotine dans les divers tabacs de
France et d'Amérique et de laquelle il s'est servi
pour établir le tableau suivant, en opérant sur des
feuilles privées de leurs côtes ·

TABACS FRANÇAIS.		TABACS AMÉRICAINS.	
Lot............	7,96 0/0.	Virginie....	6,87 0/0
Lot-et-Garonne..	7,34	Kentucky...	6,09
Nord.........	6,58	Maryland...	2,29
Ille et-Vilaine...	6,29	Havane,	
Pas-de-Calais...	4,94	moins de.	2,00
Alsace........	3,21		

La méthode est très-simple : on épuise 10 grammes de tabac dans un appareil à distillation continue, au moyen d'éther chargé d'ammoniaque. Après
avoir chassé par l'ébullition l'ammoniaque et l'éther,
on apprécie l'alcalinité du résidu, à l'aide d'acide
sulfurique titré, en observant que 500 parties d'a-
cide sulfurique supposé anhydre $(S\,O^3)$, neutralisent
2,025 parties de nicotine (Schlœsing).

De son côté, M. Lenoble, de Montevideo a fait
connaître les proportions de nicotine que contiennent
les tabacs du Paraguay. Ceux-ci forment quatre
classes distinguées ainsi : 1° tabac très-fort; 2· un
peu moins fort; 3° plus suave; 4° plus suave et moins
fort que les autres. Le tableau suivant indique ces

---

(1) *Comptes rendus de l'Académie des Sciences*, décembre
1845, p. 1374.

classes et les proportions de nicotine qu'ils contiennent.

Classes.	NOMS		Prop. de nicot
	Paraguay.	espagnol.	
1re	Petig-Para.	Tabaco overo.	6,70 0/0.
2e	Canela.	Canela.	5,50
3e	Colorado.	Colorado.	2,00
4e	Villa-Rica.	Villa-Rica.	1,80

Le Paraguay possède donc des tabacs forts, comme
ceux de *Virginie* et du *Lot-et-Garonne*, et faibles,
comme ceux de la Havane et du Maryland (1).

Effets physiologiques de la nicotine.

Sous l'inspiration de MM. Loiseleur des Long-
champs et Mélier, M. Bernard de Villefranche a
fait une douzaine d'expériences sur des chiens, des
chats et des lapins, et ces expériences ont prouvé
que la nicotine est un des plus violents poisons
que l'on connaisse. Pour en donner une idée, il
nous suffira de reproduire quelques-unes des expériences qui ont été faites à ce sujet, les bornes de
cet ouvrage ne nous permettant pas de les rapporter
toutes (2).

« *Première expérience* (21 février 1845), *sur un
chien de forte taille, bien portant.*

» On fait une petite incision en dedans de la

---

(1) *Journal de Pharmacie et de Chimie.* 1852, t. XXII,
p. 30.

(2) *Rapport sur un document officiel, adressé à l'Académie par M. le Ministre de l'agriculture et du commerce, touchant la santé des ouvriers employés dans les
manufactures de tabac.* (Comm. MM. Loiseleur des Long-
champs et Mélier, rapporteur.)

cuisse gauche; la peau est soulevée et décollée dans l'étendue de quelques centimètres, en évitant de faire couler du sang, et on y dépose 3 petites gouttes de nicotine. L'impression ne paraît pas douloureuse; l'animal ne s'agite pas au moment du contact.

» Au bout de 2 minutes, la respiration s'accélère tout à coup et devient gênée, anxieuse, pénible; les pupilles sont dilatées.

» Au bout de 3 minutes, on le descend de la table où il était retenu pour l'expérience, et on le met à terre en liberté. Il urine abondamment et semble soulagé; il s'appuie ensuite contre le mur pour éviter de tomber, et reste calme et immobile, les pattes écartées.

» Au bout de 7 minutes, il fait de violents efforts de défécation et rend des matières solides.

» 8 minutes. Il est pris de vomissements et rend des mucosités filantes en bavant.

» 11 minutes. Grande agitation, expression de malaise, tremblement des cuisses, efforts continuels de vomissements qui amènent des mucosités blanchâtres. — Chaque vomissement paraît être suivi de soulagement.

» 12 minutes. L'animal reste calme et tête baissée, puis il essaie de marcher et paraît moins souffrant.

» 15 minutes. La respiration se modère; il se calme. Le pouls est accéléré et fort; les pupilles sont revenues à l'état normal. Il fait quelques tours d'un pas incertain; il se couche dans une attitude assez naturelle, et semble se remettre. On le laisse dans cette position.

» Au bout d'une heure, c'est-à-dire 1 heure 15 minutes environ après l'instant où la nicotine a été

déposée dans la plaie, l'animal est debout, dans un
coin, et semble remis de ce qu'il a éprouvé Tout
indique qu'il survivra à l'expérience.

» Il a survécu, en effet, et s'est complétement
rétabli, de manière à pouvoir être utilisé pour d'autres expériences.

» *Deuxième expérience, sur un jeune chat.*

» A 3 heures moins 1 minute, on dépose sous
la peau de la cuisse, comme dans l'expérience précédente, deux gouttes de nicotine.

Au bout de 30 secondes, l'animal agite les oreilles
avec une vivacité singulière; sa respiration s'accélère. Il est pris d'une roideur générale, comme tétanique, et il tombe sur le flanc. Les pupilles sont
très-dilatées. Des convulsions surviennent de temps
en temps; puis les muscles semblent se relâcher.
L'animal est mort au bout de 3 minutes.

» Sur-le-champ la poitrine est ouverte. Le cœur
présente à peine quelques contractions des oreil-
lettes. — Les muscles de la mâchoire offrent un
léger frémissement.

» Les poumons n'offrent rien de particulier; ils
surnagent.

» Vessie vide.

» Un peu de sang conservé dans une petite capsule n'a présenté, le lendemain, rien de particulier.

» *Huitième expérience, sur un chat.*

» 6 gouttes de nicotine lui sont insufflées dans la
gueule.

» 30 secondes. Souffle, agitation des oreilles.

» 1 minute. Convulsions violentes, roideur, immobilité; puis résolution générale.

» 2 minutes. Mort.

» *Dixième expérience, sur un chien de moyenne taille.*

» 8 gouttes de nicotine sont déposées au centre d'une boulette de chair à saucisse et poussées dans l'œsophage.

» 30 secondes. Roideur générale, convulsions violentes.

» 1 minute 30 secondes. Sur le flanc, immobile, respire à peine.

» 2 minutes. Yeux fixes, insensibles, quelques secousses des muscles.

» 4 minutes. Résolution générale; à peine quelques mouvements des flancs.

» 5 minutes. Plus aucun mouvement. Mort.

» *Onzième expérience, sur un gros chien.*

» Six gouttes de nicotine, étendues dans 20 grammes d'eau, sont portées dans l'estomac au moyen d'une sonde.

» 20 secondes. Souffle et urine.

» 1 minute 30 secondes. Vomit une partie du liquide.

» 2 minutes. Tombe sur le flanc, immobile; on observe seulement quelques mouvements de la mâchoire.

» 3 minutes. Se roidit et s'allonge; salive; roideur tétanique générale.

» 4 minutes. Cherche à se relever et retombe; persistance du tétanos; secousses.

» 5 minutes. Le bruit et les attouchements renouvellent ces secousses.

» 6 minutes. Immobile ; respiration lente et régulière ; état calme.

» 9 minutes. Agitation du tronc ; tortillement, comme des coliques, ronflement de douleurs.

» 12 minutes. Même état.

» 15 minutes. Dressé sur ses pattes, il retombe.

» 20 minutes. Couché, sans mouvement, respiration calme et lente. Rend un peu d'urine.

» Reste dans cet état une heure environ et meurt.

» A l'ouverture, on trouve l'estomac rouge et injecté à l'extérieur et à l'intérieur ; sa muqueuse enflammée ; le cœur, également injecté, contient du sang ; le foie gorgé ; de l'urine dans la vessie. »

Ces expériences suffisent pour établir que la nicotine est un poison violent, d'une énergie singulière, jusqu'à un certain point comparable à celle de l'acide prussique (Mélier), et qui tue à la dose de 6 à 8 gouttes un chien de forte taille, surtout quand elle est portée dans l'estomac. Ces expériences confirment aussi la propriété diurétique du tabac annoncée par plusieurs médecins, et entre autres, Fowler, Fouquier, etc

C'est ici que l'on peut rapporter les observations suivantes, dues aux mêmes commissaires. En général, les fleurs, dont les ouvrières des manufactures de tabac aiment à s'entourer, se conservent fort mal et se fanent promptement. Pour savoir à quoi s'en tenir sur cette action des émanations du tabac, ces messieurs ont fait placer un oranger dans une des salles de fermentation ; la température était égale à 25 degrés centigrades. Six jours après, l'oranger avait perdu ses feuilles, une seule lui restait, et ses

pousses étaient comme séchées; il paraissait mort.
Un pied de chrysanthème placé à côté de l'oranger
a subi le même sort.

Dans une autre expérience, des résultats analogues
se sont présentés. Ainsi un oranger placé dans un
pot, un rosier du Bengale et une primevère de Chine
ont été mis sur une tablette, en face du jour, dans
une salle de fermentation où le thermomètre marquait 14 degrés. Bien qu'on eût eu soin de les
arroser, quatre jours après le rosier parut mort;
feuilles et fleurs étaient fanées; une petite secousse
suffit pour les faire tomber. Il en est de même de
la primevère; l'oranger résiste.

A quoi faut-il attribuer ces effets? se demande
M. Mélier; est-ce à la nicotine? est-ce aux différents gaz qui se dégagent dans la fermentation, et en
particulier à l'ammoniaque? est-ce au défaut d'oxygène? Peut-être à toutes ces causes réunies, jointes
à un défaut de lumière solaire, indispensable à toute
bonne végétation.

Néanmoins, il faut ajouter qu'un lapin et des serins ont pu séjourner pendant longtemps dans les
salles de fermentation, sans éprouver rien d'appréciable. (Mélier.)

Enfin, en 1850, un procès, malheureusement célèbre, celui du comte de Bocarmé, est venu confirmer ces propriétés toxiques; mais cette fois sur
l'homme. Il est résulté des débats et d'expériences
analogues à celles que nous avons rapportées, faites
par M. Stas, professeur de chimie à l'école militaire
de Bruxelles, que véritablement la nicotine est un des
plus violents poisons. Le comte de Bocarmé n'a pas
craint d'affirmer qu'il avait fait une étude spéciale
de la richesse en nicotine des diverses espèces de
tabacs, et qu'il était possible de les classer selon

leur qualité et la plus ou moins forte proportion de nicotine qu'ils fournissent. Nous avons vu que MM. Boutron et O. Henry, ainsi que MM. Schlœsin et Lenoble, avaient fait chacun un travail spécial sur le même sujet.

En résumé, les substances que l'analyse chimique a fait découvrir dans le tabac, sont :

Bases minérales. Potasse, chaux, magnésie, oxydes de fer et de manganèse, ammoniaque.

Base organique. Nicotine.

Acides minéraux. Acides azotique, chlorhydrique, sulfurique, phosphorique.

Acides organiques. Acides malique, citrique, acétique, nicotique? oxalique, pectique, ulmique?

Autres corps minéraux. Silice, sable.

Autres corps organiques Résine jaune, résine verte, cire ou graisse, matières azotées et cellulose (1).

RECHERCHE DE LA NICOTINE DANS LES LIQUIDES ANIMAUX.

La nicotine étant une substance très-vénéneuse, il devient important, à l'aide d'une méthode chimique, de pouvoir parvenir à la découvrir dans le cas où elle aurait été employée comme poison. Pen-

(1) *Traité de Chimie générale*, par J. Pelouze et E. Frémy, 1855, t. IV, p. 418 et suivantes.

dant quelque temps on a pu croire que la nicotine
était une substance que la science ne parviendrait
point à découvrir dans le corps d'un animal empoisonné par elle; mais déjà, en 1851, M. Orfila a lu à
l'Académie de médecine un mémoire dans lequel il
démontre : 1° que la nicotine possède des propriétés
chimiques tellement caractéristiques, qu'elle est aussi
facile à déceler que tout poison minéral; 2° qu'il
est possible de reconnaître cet alcaloïde dans le tube
digestif et affirmer qu'il y existe, alors même qu'il
ne s'y en trouverait que quelques gouttes; 3° qu'il
est facile de constater sa présence dans le foie et
dans les autres organes après son absorption.

Nous allons indiquer le procédé général indiqué
par M. Stas pour la recherche des alcalis organiques,
dans le cas d'empoisonnement, en l'appliquant particulièrement à la nicotine.

Après avoir recueilli le contenu de l'estomac et
des intestins, on l'additionne d'un certaine quantité
d'alcool très-pur et concentré. On y ajoute de l'a-
cide tartrique ou oxalique et l'on chauffe le mélange
dans un ballon jusqu'à 70 ou 75 degrés. On le laisse
refroidir pour le filtrer au moyen du papier de Ber-
zélius; on lave le résidu avec de l'alcool concentré;
on filtre, et les liqueurs réunies sont évaporées dans
le vide ou à l'air libre, mais à une température
inférieure à 35 degrés. Dès que l'alcool est évaporé,
on filtre de nouveau à travers un papier mouillé
pour séparer les matières grasses, après quoi le liquide, ainsi que l'eau de lavage du filtre, est évaporé à siccité dans le vide où sous une cloche, en
présence de l'acide sulfurique concentré. Le résidu
est alors repris par de l'alcool anhydre froid, et l'on
a grand soin de le bien épuiser; la liqueur est ensuite évaporée dans le vide. On dissout le résidu

acide dans très-peu d'eau et l'on met la dissolution dans un flacon-éprouvette ; alors on y ajoute peu à peu du bicarbonate de soude ou de potasse pur, pulvérisé jusqu'à ce qu'il ne se produise plus d'effervescence. Arrivé à ce point, on y ajoute quatre à cinq fois son volume d'éther pur, on agite, puis on laisse reposer. Quand l'éther est devenu bien clair, on en décante une petite quantité dans une petite capsule de verre et on fait évaporer l'éther spontanément et dans un lieu *bien sec*.

Comme la nicotine est liquide et volatile, elle reste sous forme de stries sur la paroi interne de la capsule ; dans ce cas, sous l'influence de la chaleur, le contenu de la capsule exhale une odeur plus ou moins prononcée de tabac, masquée par une odeur animale. Dès que l'indice de la nicotine est découvert, on ajoute alors au contenu du flacon, dont on a décanté une petite quantité d'éther, 1 ou 2 centimètres cubes d'une forte solution de potasse ou de soude caustiques, et l'on agite encore. On laisse reposer ; on décante dans un flacon-éprouvette et l'on épuise le mélange par trois ou quatre traitements par l'éther ; on réunit tout le liquide éthéré dans le même flacon et l'on y verse 1 à 2 centimètres cubes d'eau acidulée par 1/5ᵉ de son poids d'acide sulfurique pur. On agite, on abandonne le mélange au repos, on décante l'éther surnageant et on lave de nouveau le liquide acide par de nouvel éther. Comme le sulfate de nicotine est insoluble dans l'éther, l'eau acidulée par l'acide sulfurique renferme maintenant l'alcaloïde sous un petit volume et à l'état de sulfate pur. On l'extrait de la solution de sulfate acide en y ajoutant une solution aqueuse et concentrée de potasse ou de soude caustiques, agitant et épuisant le mélange par de l'éther pur. On n'a plus qu'à évaporer l'éther spontanément dans le vide ou mieux sous un cloche, à côté d'un vase contenant de l'acide sulfurique concentré, pour obtenir la nicotine à peu près pure ; elle est facile à reconnaître à l'aide des caractères que nous lui avons assignés, p. 217 et 218.

Par cette méthode, M. Stas a pu retrouver la nicotine dans le sang du cœur d'un chien empoisonné par 2 centimètres cubes de nicotine ingérée dans sa gueule. Il a pu constater son état physique, son odeur, sa saveur, son alcalinité, et obtenir du chloroplatinate de nicotine parfaitement cristallisé en prismes rhomboïdaux d'un jaune assez foncé.

FALSIFICATION DES TABACS.

La falsification, cette lèpre qui s'attaque à toutes les denrées sans exception, ne devait guère épargner le tabac, cette substance qui se vend si universellement et qui se trouve entre les mains de tant de marchands. Cette coupable pratique a été la cause déterminante d'un malheur irréparable ; car on sait que, sur une imputation mensongère, le célèbre chimiste Lavoisier périt, ainsi que ses collègues, sous l'infâme prétexte qu'ils avaient fraudé, falsifié ou empoisonné le tabac.

Tabac à fumer. C'est de tous les tabacs celui qui éprouve le moins de manipulations, et il paraît être aussi celui qui est le moins souvent falsifié. Toutefois M. Chevallier dit avoir eu à examiner des tabacs de contrebande qui avaient été fabriqués avec des feuilles ramassées dans les jardins publics et qui contenaient des immondices de toute nature. Pour les faire fermenter, on les humectait avec les liquides les plus sales, sous le prétexte de donner du montant à ce prétendu tabac.

Jusqu'à présent, c'est sous forme de cigares que le tabac paraît être le moins sujet à la falsification, ou du moins si elle a lieu, ce n'est qu'en y introduisant des feuilles de tabac de qualité inférieure. Au reste, si l'on trouve parfois des tabacs falsifiés, c'est le plus souvent à la contrebande qu'on les doit, car on sait que la contrebande fournit à la France un sixième environ de la consommation du tabac.

Tabac à priser. C'est sans contredit celui qu'il est le plus facile de falsifier, en ce qu'étant en poudre, les matières étrangères peuvent y être assez bien dissimulées. Dans le principe, peut-être n'avait-on d'autres vues que de flatter le goût ou le caprice des consommateurs; alors on y mêlait des poudres odorantes ou colorantes pour en modifier la couleur ou l'odeur. Mais parfois il arrivait que non-seulement on le colorait, que non-seulement on en augmentait extraordinairement le poids, mais qu'encore on rendait le tabac d'un emploi qui n'était pas sans dangers pour la santé. Hufeland a parlé (*Art de conserver la vie*) d'une fabrique où l'on avait l'habitude de mêler au tabac d'Espagne une assez forte proportion de minium (bi-oxyde de plomb), dans le but d'augmenter sa couleur et son poids, et le professeur Otto, de Copenhague, a signalé un tabac de Macouba qui contenait seize centièmes de minium. Un botaniste danois fort distingué succomba à une intoxication saturnine, après en avoir fait

usage Cette dangereuse falsification ne fut malheureusement connue qu'après sa mort.

En 1843, M. Chevallier, chargé d'examiner une
poudre de tabac, reconnut qu'elle n'était composée
que de poudres végétales très-ténues, de noir d'os
et de sable de grès. Le même chimiste y a reconnu
aussi l'introduction d'acétate, de carbonate, d'hydro-
chlorate et de sulfate de plomb (1). Par suite d'une
saisie opérée, en 1844, par les commis de la régie,
le nommé C... et la veuve L..., cités devant le
tribunal de police correctionnelle comme accusés
d'avoir fabriqué et vendu un faux tabac fait de sciure
de bois d'acajou, de noir d'ivoire, de sel ammoniac, de couperose, de potasse et d'alun, furent
condamnés à 1,000 fr. d'amende pour la vente de
cette poudre, à 3,000 fr. pour sa fabrication, et à
deux ans de contrainte par corps.

Le nommé L... fut, en 1846, accusé, devant le
tribunal de police correctionnelle, d'avoir composé
une poudre avec du noir animal, des mottes à brûler
et du sel ammoniac, pour être mélée au tabac de la
régie, dans la proportion de 5 p. 100. La confiscation
de tous les objets saisis, 2,000 fr. d'amende et un an
de contrainte par corps, ont été les peines appliquées
à son délit.

Naguère encore, un entreposeur de tabac, en se
donnant la mort, a échappé à une poursuite dirigée
contre lui, pour avoir livré à des débitants un tabac
falsifié avec du tan et du noir animal. Les commissaires de l'administration s'étant rendus à son domi-
cile, ont trouvé une grande provision de ces subs-

---

(1) *Ann. d'hyg. méd. lég.*, t. VI, p. 197.

tances étrangères et les instruments destinés à rendre la falsification plus facile.

Enfin, il y a cinq ans, le tribunal de police correctionnelle a encore condamné à trois mois de prison et 50 fr. d'amende le nommé H..., débitant de tabac, pour avoir mêlé du poussier de mottes au tabac qu'il vendait.

La France n'est pas le seul pays où se produisent ces fraudes. Ainsi le collége de médecine de Saint-Pétersbourg a rencontré, en 1803, un tabac vert qui avait été falsifié avec de la cendre, et d'une telle causticité qu'il *rongeait la lame osseuse qui sépare les narines et y engendrait la carie;* sur son rapport, la fabrication en fut défendue.

Collenbusch a signalé des tabacs qui contenaient de l'opium, et il a observé que la fumée de ceux qui étaient falsifiés par le sulfate de fer, le bois de Campêche, la noix de galle, produisait des vomissements et de l'enflure.

Le professeur Rœmer, de l'université de Kœnigsberg, a également reconnu dans certains tabacs des substances étrangères quelquefois très-dangereuses. Ainsi quelques tabacs à fumer ont été falsifiés avec du sulfate de fer, du bois de campêche, de la noix de galle, de la gomme-gutte, de la cévadille, du marc de café, des feuilles de noyer ou autres, de l'alun et même du chlorure de mercure, de l'oxyde de plomb, etc. A la vérité, nous ne comprenons guère comment le chlorure de mercure a pu être employé comme agent de falsification; car, d'abord, c'est une substance assez chère, et ensuite elle ne se trouve pas entre les mains de tout le monde.

La terre tourbeuse, en particulier celle de Cologne, les poudres brunes que l'on peut se procurer à vil prix, sont les substances qui concourent le plus souvent à cette fraude. La Hollande fait un usage immodéré de terre de Cologne, pour colorer et surtout augmenter le poids de son tabac.

Parmi les falsifications les plus innocentes, nous signalerons celle qui consiste à y introduire de l'eau, et encore cette falsification ne peut-elle se faire que dans de certaines limites sans exposer la fraude à être reconnue. Maintenant qu'en France, par le décret impérial du 29 décembre 1810, l'achat des feuilles, la fabrication et la vente des tabacs fabriqués appartiennent à une administration spéciale et que le gouvernement en a le monopole absolu, ces falsifications sont rendues à peu près impossibles. Des inspections régulières, des peines sévères appliquées à ceux qui s'en rendraient coupables, sont des raisons suffisantes pour empêcher que la santé publique ne soit compromise par de semblables sophistications.

La fraude qui fait la plus grande concurrence à la régie est sans contredit celle que pratique la contrebande. On évalue à environ 3 millions de kilogrammes le tabac étranger qui entre ainsi en France. Les villes limitrophes n'usent, pour ainsi dire, que de ce tabac, et l'on assure que dans l'arrondissement d'Abbeville cette introduction est à peu près les dix onzièmes de la consommation. Cette introduction, qui est, à proprement parler, un état, ou un commerce, se fait par d'excellents marcheurs ou même des chiens dressés à cela; les fraudeurs s'échelonnent et font ensuite filtrer le tabac dans l'intérieur, même jusqu'à Paris, où ils ont des agents intéressés (1).

____

(1) Influence du tabac sur l'homme, par A. Grenet. Paris, 1841. P. 68, notes.

Voilà pourquoi une ordonnance royale du 2 février 1826 a fixé la délimitation des différentes lignes où doivent être vendus des tabacs à prix réduit.

Jusqu'à présent on ne s'est pas assez occupé des moyens de reconnaître avec certitude la falsification des tabacs, probablement parce que ces fraudes ne sont pas fréquentes. En attendant, nous allons indiquer quelques essais qui pourront mettre sur la voie de la sophistication. Quand on jette du tabac sur des charbons enflammés, il se dilate, fume et brûle en répandant une odeur aromatique de tabac en même temps qu'il émet une flamme ordinaire. Une flamme bleue serait l'indice de la présence du soufre; une verte indiquerait un sel de cuivre; une blanche, un mélange de camphre. Voici une mé·thode d'analyse qui n'est pas parfaite, mais qui paraît suffire pour faire reconnaître une falsification. On prend 30 grammes de tabac suspecté et on les traite par 8 grammes d'acide nitrique et 16 grammes d'eau; au bout de quelque temps de contact et après avoir bien agité le mélange, on y ajoute 150 grammes d'eau distillée. On filtre le liquide, que l'on soumet à des essais ultérieurs. Par exemple, en versant un peu de cette liqueur dans un verre à expérience et y ajoutant du carbonate de potasse ou de soude, on obtient un précipité de couleur varia-ble, selon la base insoluble qui constituait le sel servant à la falsification. Mais, nous le répétons, cette méthode est loin d'être parfaite, et connaissant la quantité de cendre que rendent 100 grammes de tabac non falsifié, laquelle est de 22 centièmes environ, d'après les analyses de MM. Barral et Sarradin, il est plus simple de peser 100 grammes de tabac falsifié et de les brûler dans un creuset dont on aura pris le poids. Si, après la combustion, il y avait plusieurs grammes de cendre de plus ou de moins que 22 grammes, on serait averti qu'il peut y avoir fraude, et dès lors des recherches analytiques plus minutieuses seraient indiquées.

Le sel de nitre est quelquefois ajouté au tabac pour qu'il prenne feu plus aisément et qu'il produise sur la langue une impression plus vive. Mais en brûlant, les oxides d'azote qu'il produit peuvent avoir des effets fàcheux sur les poumons. Il est donc utile de reconnaître cette falsification. D'abord, si le tabac projeté sur une pelle rougie fuse ou détone, c'est une indication de la présence de ce sel. Ensuite, le tabac traité par l'eau chaude et la liqueur filtrée sur du charbon animal ne doit pas laisser, après son évaporation, des cristaux de nitre reconnaissables à leurs cannelures. D'ailleurs, mis en contact avec un peu d'acide sulfurique et d'indigo en liqueur, ils ne tarderaient pas à être décomposés et à donner de l'acide azotique, qui possède la propriété de faire disparaître la belle couleur bleue de l'indigo.

La falsification peut avoir lieu le plus souvent en mêlant des sels ou des oxides à base de zinc, de cuivre, de plomb ou d'antimoine. Mais si l'on fait bouillir le tabac dans du vinaigre ou dans de l'acide azotique (nitrique) étendu d'eau, si l'on filtre la dissolution, après l'avoir décolorée par le charbon; ou mieux encore, si l'on incinère une certaine quantité de tabac et si la cendre est traitée par de l'acide azotique qui dissout les oxides à base de zinc, de fer, de plomb et de cuivre, on a dans l'un et l'autre cas une dissolution où il est alors facile de déceler la présence de l'une de ces substances. En effet, si l'on y verse une dissolution d'acide sulfhydrique ou de proto-sulfure alcalin, il se forme un

16

précipité de sulfure du métal, qui est *blanc* si le sel ou l'oxide était à base de zinc; *jaune-orangé*, s'ils étaient à base d'antimoine; *noir*, s'ils étaient à base de cuivre, de plomb ou de fer, parce que ce dernier métal, par l'action de l'acide nitrique, est passé au *summum* d'oxidation : dans le cas contraire, il serait nul. Pour distinguer la dissolution de fer de celles de cuivre et de plomb, l'ammoniaque est un excellent réactif : elle précipite en *jaune-rougeâtre* la dissolution ferrique ; en *blanc*, la dissolution plombique; en *blanc-bleuâtre* de sous-sel, qui *se redissout dans un excès d'alcali en donnant une liqueur limpide d'un très-beau bleu céleste*, la dissolution cuprique. Remarquons que si la dissolution a été faite dans le vinaigre, le fer peut être au *minimum* d'oxidation, et alors, au lieu de précipiter en noir par le sulfure alcalin ou l'acide sulfhydrique, il ne donne même aucun précipité par ce réactif. Dans ce cas, le cyanure jaune de potassium y fait naître un précipité *blanc-verdâtre* qui passe peu à peu au bleu par l'action de l'air, et le cyanure rouge de potassium et de fer y détermine instantanément un précipité bleu. Enfin, si la dissolution a été faite avec de l'acide azotique, l'acide sulfhydrique ou le sulfure alcalin n'accuseront pas la présence du sel ou de l'oxide antimonique, par la raison que le métal en s'oxidant est devenu insoluble et incapable de se combiner avec l'acide azotique; d'où il suit que la dissolution ne contiendrait pas d'antimoine.

FAUX TABAC. C'est ici qu'il convient de placer cette prétendue poudre indigène capable de remplacer le tabac, et que M. Duchatellier, ancien fabricant de tabac, à Orléans, a cherché à préconiser sous le nom de poudre Duchatellier Après avoir assuré ses procédés et la marche de sa fabrication, il ouvrit un atelier, fabriqua une certaine quantité de poudre et eut la prudence d'avertir la régie qu'il allait fabriquer et vendre son nouveau tabac.

La régie intenta un procès au nouveau fabricant; mais ne pouvant être convaincu d'avoir employé les mêmes substances que la régie, M. Duchatellier gagna. Mais sa gloire fut de courte durée. En effet, le faux tabac eut bientôt le sort de toutes les substances qui tenteraient de détrôner le tabac : on n'entendit plus parler du sternutatoire Duchatellier, qui n'était, dit-on, que de la poudre de foin et de choux, et le tabac sortit victorieux de cette lutte.

ORIGINE DE L'USAGE DU TABAC.

Une question qui restera sans doute toujours obscure, est celle de savoir au juste comment les hommes ont été amenés à employer le tabac selon les trois manières connues, savoir : en fumée, en poudre et en masticatoire. Nous ne pourrons donc former sur cet usage que des conjectures ayant un plus ou moins grand degré de certitude.

Tabac à fumer. — Nous avons déjà dit plus haut que Ménandre, dans sa *Tabacologie*, avait consulté un grand nombre d'historiens anciens et contemporains, et qu'il avançait que le tabac était connu des anciens peuples de l'Orient. Il se fonde sur ce que Hérodote et Alexandre de Tyr disent que les Scythes et les Thraces s'enivraient avec la fumée d'une herbe qu'ils brûlaient, et que les Babyloniens se servaient de cette même herbe pour en aspirer la fumée. De cette indication, Ménandre se croit en droit d'assurer que l'herbe que fumaient ces peuples n'était autre que du tabac. Mais ces auteurs ne donnent de la plante aucun caractère qui puisse faire croire à l'assertion de Ménandre, et nous aimons tout autant croire que les Orientaux se servaient de plantes aromatiques tout autres que le tabac.

L'origine de l'usage de la fumée se perd certainement dans la nuit des temps. Le hasard a dû faire reconnaître que certaines plantes, en brûlant, répandaient une odeur aromatique plus ou moins agréable, dont on pouvait se servir utilement, soit pour masquer les mauvaises odeurs, soit pour éloigner les insectes qui abondent dans les pays peu habités. En effet, les sauvages de l'Amérique, pour repousser les insectes, se recouvraient le corps de substances odorantes ou s'entouraient continuellement de fumée. Les Lapons sont aussi dans l'usage, et pour les mêmes raisons, de brûler autour de leurs cases diverses espèces d'agaric ; enfin, les Tungouses marchent toujours accompagnés d'une sorte de cassolette, ou encensoir, suspendue au bras, et dans laquelle ils brûlent sans cesse des herbes sèches

C'est plutôt comme parfum que quelques écrivains anciens, tels qu'Hippocrate, semblent avoir parlé de la fumée de certaines plantes. Toutefois cette fumée était aussi fréquemment employée comme médicament. Ainsi Galien conseille l'usage de la fumée sur tout le corps dans certains cas de grossesse ; Alexandre Trallien la prescrit contre la toux ; Avicenne recommande l'usage de la fumée d'encens contre les ulcères des yeux, etc. Cependant Hérodote, qui vivait quatre siècles avant Jésus-Christ, nous apprend que les Babyloniens s'enivraient avec la fumée, et l'on dit que les anciens Gaulois ou Germains s'enivraient de la fumée du chanvre brûlé sur des pierres rougies au feu, ainsi que les druides ou prêtres devant les féroces idoles de Teutatès et d'Irminsule, qui demandaient le sang des victimes humaines. Enfin, Pline est peut-être le premier auteur qui parle de la manière de fumer les plantes comme nous fumons aujourd'hui le tabac. Il a écrit que la fumée des feuilles et de la racine sèches du tussilage, tirée et humée par le moyen d'un tuyau, guérit, dit-on, la vieille toux. « *Hujus* (*Bechion quæ et tussilago dicitur*) *aridæ cum radice fumus per arundinem haustus et devoratus, veterem sanare dicitur tussim* (1). »

Il y a donc près de deux mille ans que l'on connait la manière de humer la fumée, et cette manière primitive de fumer était à peu près, au temps de Pline, la même que celle que Christophe Colomb a retrouvée chez les Indiens en découvrant le nouveau monde. Toutefois, comme les Portugais paraissent avoir trouvé établi l'usage de la pipe dans les Indes occidentales, et que c'est ainsi que la connaissance en a été apportée en Europe, on ne peut savoir ni à qui est due la construction, ni à quelle époque remonte l'usage de la première pipe.

Néanmoins, si l'on observe que les *tabacos* dont on se servait aussi à la manière des pipes n'étaient autre chose que des tubes faits avec certaines tiges

______

(1) Hist. nat., lib. XXVI, cap. vi.

végétales privées de leur moelle (1), on comprendra
que depuis longtemps les Indiens ont dû s'apercevoir
que ces instruments ne retenaient pas suffisamment
le tabac, qui leur arrivait facilement à la bouche
quand il pouvait être encore enflammé, et qu'ainsi
ils ont dû être conduits à chercher à diminuer le
tuyau d'aspiration, tout en laissant un grand dia-
mètre à la partie où devait se brûler le tabac.

Néander pense que c'est aux Persans qu'il faut
attribuer l'invention des premières pipes. Mais Magnenus suppose que ce sont plutôt les Hollandais ou
les Anglais qui ont les premiers fait connaître ces
instruments: « Inventum esse puto Hollandicum, vel
Anglicum cui ad famam datum est Persici nomen. »
(J.-Ch. Magnenus, loc. cit. p. 80.) Quoi qu'il en soit,
c'est à ces derniers qu'il faut rapporter la fabrication des premières pipes de terre cuite si généralement connues de tout le monde (de Prade). D'après
Mundia, les Anglais, en découvrant la Virginie, en
1595, reconnurent que les habitants se servaient,
pour fumer, de tubes d'argile, qui ont très-certaine-
ment donné la première idée des pipes de terre.

Nous devons à M. Ampère des documents précieux
qui prouveraient que les pipes sont bien plus anciennes qu'on ne le croit communément.

On a trouvé en Amérique, dit-il (2), sur une immense étendue du sol, depuis les grands lacs jusqu'au delà du Mississipi, des fortifications en terre
très-considérables et des tertres contenant une classe
d'antiquités d'un caractère tout particulier et qui

____

(1) Voir la figure de la page 16.
(2) *Promenade en Amérique*, États-Unis, Cuba, Mexique,
par J.-J. Ampère, de l'Académie française. Paris, 1855.

ne ressemble à aucune autre. Les arbres qui les couvraient, d'après l'examen des couches annuelles, comptaient au moins huit cents ans, ce qui suppose au moins mille ans d'existence pour ces fortifications. Ces monuments de même origine, répandus sur plusieurs centaines de lieues à l'ouest des États-Unis, attestent la présence, dans cette immense région, d'une race supérieure aux races indigènes et remontant à une époque antérieure d'au moins six cents ans à la découverte de l'Amérique. Cette race a disparu ; on ne sait pas son nom ; on désigne ceux qui ont élevé ces tertres sous le nom de *Bâtisseurs de tertres* (mound-Builders); on ne trouve aucun signe de leur présence à l'est des Alléghanis.

On peut faire la carte des régions qu'elles ont occupées . . . .
. . . .

M. Ampère pense que cette race est d'origine asiatique et venue par le Nord.

Il a trouvé dans la collection de M. Davies un grand nombre d'objets curieux. Ceux qui y dominent sont les pipes de formes très-diverses. Le fourneau représente un animal, quelquefois une figure humaine. La sculpture en est remarquable et les physionomies bien saisies. Les quadrupèdes et les oiseaux sont reproduits dans une action conforme à leurs habitudes. C'est un faucon déchirant une proie, ou une loutre saisissant un poisson, ou un héron aussi vrai que celui de la Fontaine. On y reconnaît un travail très-fin des articulations de ses longues jambes, des écailles et des ouïes du poisson qu'il a saisi.

Parmi les reptiles dont elles ont emprunté la forme, on y reconnaît la tête du serpent à sonnettes, tant elle est bien faite ; la figure du crapaud, dans la

quelle on constate jusqu'aux moindres rugosités.
Enfin l'écureuil, la tortue, le castor, l'aigle, l'hirondelle, le perroquet, le toucan, le lamentin, etc.,
constituent une vraie ménagerie américaine faite avec
un art bien supérieur à celui des Mexicains.

Cette sculpture ni fantastique ni grossière, se rapprochant de la nature, la rend sans la défigurer.
Parmi ces sculptures, on a constaté la présence de
têtes d'homme d'un travail remarquable, dont l'une
représente un chef au visage tatoué; une autre semble figurer la mort; un troisième, à quatre pattes,
versant des larmes, représentant sans doute un ennemi, « ainsi représenté pour que son vainqueur
pût se donner le plaisir de fumer à travers l'image
de sa personne, en signe de triomphe. »

Ces objets prouvent l'antiquité de l'usage de fumer; elle ne serait pas moins d'un millier d'années.

Cet usage a été chez diverses nations américaines
une cérémonie religieuse, et est encore chez quelques-unes la partie essentielle du cérémonial dans les
assemblées où l'on délibère et ratifie les traités.
D'après plusieurs passages, brûler le tabac était un
hommage à la Divinité; c'était un encens, quoique
cela puisse paraître étrange à certaines personnes.
Ainsi, aujourd'hui encore, quelques peuplades, au
Sud-Ouest, montent le matin, au lever du soleil, sur
un tertre pour lancer une bouffée de tabac au zénith
et une à chacun des quatre points cardinaux. D'autres
tribus prétendaient l'avoir reçu, comme le maïs, du
Grand Esprit; elles lui offraient la fumée de leur
pipe, et cette cérémonie précédait toutes les solennités.

Selon la tradition des sauvages, entre le haut
Mississipi et le haut Missouri, il existe, sur le *Coteau
des Prairies,* une pierre rouge qui sert à faire les

pipes. Toutes les tribus des Sioux, même en temps de guerre, s'y rendent également.

Ils racontent que le Grand Esprit envoya un jour ses coureurs pour convoquer toutes les tribus dans la carrière de la pierre rouge; que là, au milieu d'elles, il en prit un morceau, en fit une pipe, la fuma sur les Indiens rassemblés et leur dit que, même en guerre, ils devaient être en paix en ce lieu, et que tous devaient faire leurs pipes de cette pierre. Puis un immense nuage sortit de sa grande pipe, s'étendit sur leurs têtes, et il disparut dans ce nuage. Il y a, ajoute M. Ampère, plusieurs choses à remarquer dans cette légende : une sorte de trêve de Dieu, un souvenir d'éruption volcanique, enfin un caractère religieux de l'action de fumer, attribuée à la Divinité elle-même. Il n'est donc pas étonnant de rencontrer ces pipes dans les tertres, qui sont des monuments au moins aussi religieux que funéraires, puisqu'on trouve des autels dans un grand nombre d'entre eux, tandis qu'on ne trouve d'ossements humains que dans quelques-uns (1).

Selon M. Ampère, la première nouvelle de la pipe fut apportée en Europe l'an 1498, par un prêtre nommé Romano Pano, que Colomb avait laissé à Haïti lors de son second voyage. (Loc. cit. t. II, p. 210, note.)

Ce dont on est plus certain, c'est que le mot *pipe* tire son origine du mot *pipa*, employé par les chrétiens du Bas-Empire pour désigner un tube de métal à l'aide duquel, communiant sous les deux espèces, ils humaient le vin dans le calice, au lieu d'y boire, comme on l'avait fait avant eux. « *Pipa ad surgendum vinum de calice.* »

____

(1) Ampère (J.-J.), loc. cit. t. I, chap. XVIII et XIX.

Cependant quelques personnes ont cherché à prouver, sans y être parvenues, que ce mot venait du mouvement de succion et du bruit que font les lèvres pour tirer et lancer la fumée.

L'usage du tabac à fumer ne se répandit guère en France que sous le règne de Louis XIII. D'abord on n'employa que de ces longs tuyaux auxquels on avait adapté un foyer en argent, et qui étaient venus de Lisbonne par les soins de Nicot. Plus tard on se procura, quoiqu'à grands frais, les instruments propres à l'usage du tabac à fumer, qui avaient été inventés par les Perses et les Orientaux. Le *houka*, le *cadjan* et l'appareil des Perses nommé *callion*, devinrent à la mode, et ce fut à qui posséderait la plus belle pipe et qui en fumerait le plus chaque jour.

Il est bien difficile de donner à l'usage du tabac une raison bien plausible pour ceux qui n'en ont pas contracté l'habitude ; tous ceux qui fument disent qu'ils ne savent pas pourquoi ils fument, mais qu'y étant habitués, ils ne peuvent plus s'en passer. Cela tient sans doute à ce qu'ils n'ont pas suffisamment analysé leurs sensations et qu'ils ne connaissent pas la cause du plaisir qu'ils éprouvent. Nous croyons avoir donné, en parlant des propriétés du tabac, des raisons suffisantes puisées dans l'étude de ces sensations, et qui très-probablement convaincront ceux qui voudront les analyser. Nous ajouterons néanmoins ici qu'une raison importante a dû présider à l'usage des fumigations intérieures. L'habitude d'employer la fumée non-seulement comme parfum, mais encore comme médicament sur certaines parties extérieures malades, a dû conduire à l'idée de diriger cette fumée dans l'intérieur de la bouche, soit pour dissiper ou calmer les maux de dents, soit pour

guérir des aphtes, des fluxions ou autres altérations
de la muqueuse buccale. Dès qu'une plante était
supposée posséder des vertus ou plus générales ou
plus efficaces, elle était employée sous toutes les
formes; et la fumée étant alors préconisée, on s'em-
pressait de l'employer en fumigation. Mais si par
hasard cette fumigation était agréable à nos sens, si
surtout elle agissait en excitant ou en calmant le
travail cérébral, on n'oubliait plus cette propriété,
et la plante recevait diverses applications selon le but
que l'on se proposait. Quand le hasard a eu conduit
l'homme à la découverte du tabac, l'idée de le fumer
a dû naturellement arriver en même temps que les
autres manières de l'employer, et l'état de bien-être
où il a dû plonger les premiers hommes qui le fumèrent
et qui sans doute étaient habitués à fumer d'autres
plantes, les a déterminés à recommencer souvent.
Bientôt ils en ont contracté l'habitude, puis, la passion s'en mêlant, ils ont dû fumer du tabac alors
même qu'ils n'en avaient plus besoin. Enfin la force
de l'exemple gagnant peu à peu, on en est arrivé
à ne plus se servir du tabac comme médicament,
mais comme une de ces denrées de luxe desquelles
on attend quelque jouissance.

Il se passe, en effet, dans le monde moral et
dans le monde physique, des phénomènes qui ont
tant d'analogie avec cette puissance de l'exemple, que nous n'hésitons pas à les regarder
comme dérivant tous d'un même principe dont
nous ne saurions donner la manière d'agir. Si
nous faisons résonner une note auprès d'une série
de vases, de cloches ou de cordes pouvant donner
le même son, aussitôt, sous l'influence de la note
rendue, les mêmes notes se répètent par commu-
nication. Pour que la même note s'entende à des

distances très-différentes avec la même hauteur de ton, il faut que partout l'oreille soit impressionnée par une longueur d'ondulation égale ; de même que pour qu'une couleur soit perçue par l'œil à des distances très-différentes, il faut que la longueur des ondulations soit semblable ; sans cela l'impression serait différente, et la couleur perçue ne serait plus la même : voilà pour l'ordre physique. Dans le monde moral, nous avons une foule d'exemples analogues à citer qui prouvent que cette tendance à imiter est tout à fait en dehors de notre propre volonté. Ainsi, quand on bâille, rit, pleure, chante, vomit, en entendant ou voyant bâiller, rire, pleurer, chanter ou vomir ; quand on devient triste, gai ou silencieux avec les personnes qui sont dans ces dispositions, il est impossible de n'être pas conduit à admettre un principe inexplicable pour ces phénomènes moraux, mais qui viennent se ranger dans le même ordre que les phénomènes physiques que nous venons de décrire, et que nous faisons tous dériver *du principe des mouvements semblables.*

Cigares. L'origine des cigares n'est sans doute pas moderne, car les Caraïbes des Antilles, au dire de Valmont de Bomare, ne fument le tabac que sous forme de cigares ; voici la description qu'il fait de leur manière de fumer : « Ils enveloppent les brins de tabac dans certaines écorces d'arbres trésunies, flexibles et minces comme du papier ; ils en forment un rouleau, l'allument, en attirent la fumée avec leur bouche, serrent les lèvres, et par un mouvement de la langue contre le palais, ils font passer la fumée par les narines. » Cette manière de fumer est en effet celle qu'emploient certaines personnes, particulièrement celles qui n'usent que de la cigarette.

Strachan (1) dit que les Cingalais se servent de cette méthode pour fumer. Ils prennent du *kapada* ou tabac haché, ils le roulent et l'entourent d'un fragment de feuille sèche d'un arbre nommé *wattukan;* ils l'allument d'un côté, et de l'autre en tirent la fumée jusqu'à ce qu'il soit consumé. Il est possible que du mot *cingalais* les Américains aient fait le mot *cigale,* d'où le mot *cigare,* qui est de création moderne.

Dans les îles de l'Océan oriental et dans les deux presqu'îles de l'Inde, presque tous les peuples idolâtres ont l'habitude de fumer de petits rouleaux de feuilles de tabac qu'ils nomment *chirintes.*

Comme on le voit, des populations entières fument le tabac sous forme de cigares, tandis que d'autres, telles que celles d'Europe, de Turquie, de Perse, d'Afrique, de Chine, etc., se servent plus particulièrement de pipes pour le fumer.

Soins que doivent prendre les fumeurs. Plusieurs personnes ont prétendu que l'habitude de fumer était nuisible aux dents; mais nous pensons qu'elle n'ont pas réfléchi à ce qu'elles disaient, non pas seulement parce qu'elle détermine l'évacuation des humeurs surabondantes qui peuvent les détruire, comme le dit l'auteur du *Manuel du fumeur et du priseur,* mais parce que la fumée, plus ou moins chargée d'huile empyreumatique, peut se déposer sur les dents ou dans les anfractuosités qu'elles offrent, et ainsi former comme une sorte de vernis qui enveloppe les dents de toutes parts et les protége contre l'action de l'air, et surtout de la salive, qui, dans certaines circonstances, est acide

______

(1) De la culture du tabac dans l'île de Ceylan, 1702.

et attaque la substance calcaire et sébacée des dents.

Le reproche est mieux fondé quand on dit que les fumeurs ont une haleine fétide, surtout le matin, quand ils s'éveillent; qu'ils sont imprégnés d'une odeur de tabac qui n'est pas agréable pour tout le monde; que ceux qui fument la pipe, surtout, portent une odeur d'huile empyreumatique de tabac qui est parfois repoussante. Mais cela arrive surtout à ceux qui n'ont pas soin de ne fumer que des pipes souvent nettoyées, ou qui n'ont pas soin de leur personne.

Les fumeurs de bonne compagnie, ceux qui fument le cigare comme ceux qui usent de la pipe, ne doivent pas manquer de se nettoyer les dents et de se rincer la bouche après avoir fumé, afin de détruire autant que possible l'odeur de la fumée. De plus, comme la fumée s'attache à la barbe ou aux cheveux, il n'est pas inutile de passer une éponge chargée d'une eau parfumée sur le visage et sur les cheveux ou les favoris; de cette façon, on enlève la plus grande partie de l'odeur du tabac et l'on n'a plus à craindre qu'elle ne se fasse désagréablement sentir à distance. Ceux qui fument la pipe surtout se trouveront bien de ces précautions, et fumeront avec beaucoup plus de plaisir si elles ont soin de nettoyer leur pipe de temps en temps, et d'autant plus souvent qu'elles fumeront davantage, avec le liquide suivant, qui réussit parfaitement :

Liqueur décrassante à l'usage des fumeurs.

Eau ordinaire.......... 60 grammes.
Vinaigre.............. 60
Alcool du commerce 120

Mêlez. Pour s'en servir, on commence par bien net-

toyer le fourneau de la pipe. Cela fait, avec un fil
de fer, un petit jonc, une paille, ou, mieux' encore,
le pédicelle du sorgho à balais, que l'on introduit
dans le tuyau, on bouche le tube de façon à pouvoir emplir le fourneau du liquide précédent. Alors
on imprime un mouvement de va-et-vient au fil,
qui parcourt tout le tuyau et détache les parties
d'huile empyreumatique qui y sont adhérentes. De
plus, le vinaigre, qui possède la propriété de dissoudre cette huile et de neutraliser la nicotine
libre, favorise le nettoiement ainsi que l'alcool,
qui, lui aussi, peut dissoudre des matières grasses
qui échapperaient certainement à l'action de l'eau
et du vinaigre. On n'a plus qu'à bien essuyer sa
pipe, après l'avoir soumise de la même façon à
l'action d'une nouvelle quantité de la liqueur pré-
citée pour avoir une pipe qui ne conserve plus aucun mauvais goût et qui a la saveur de la pipe qui
n'est plus vierge. Enfin ce moyen est infiniment
meilleur que celui qui consiste à calciner les pipes
pour les faire resservir. Dans ce cas, l'huile empyreumatique, en se carbonisant dans les pores mêmes
de la pipe, les obstrue, ce qui enlève à l'instrument l'une de ses principales qualités, la porosité,
à l'aide de laquelle la fumée se trouve en grande
partie dépouillée de cette huile empyreumatique que
l'on prend tant de soin de séparer de la fumée du
tabac. Au contraire, au moyen du liquide dont nous
avons donné la formule, les pores sont nettoyés et
l'absorption de l'huile empyreumatique recommence
comme si la pipe était neuve. Ces instruments peuvent
ainsi servir indéfiniment sans conserver cette odeur
repoussante qui fait recommander, par les bons fu--
meurs, le rejet des pipes dites *culottées*, comme
obbjets devenus désormais inutiles.

Enfin, l'on a recommandé de se servir de la cendre des cigares pour se nettoyer les dents, et tous les auteurs se sont à peu près copiés pour dire la même chose. Il est certain que la cendre de tabac, comme substance alcaline, est une des meilleures poudres dont on puisse faire usage comme dentifrice, parce qu'étant alcaline, non-seulement elle peut favoriser la séparation du tartre des dents, mais aussi elle sert à neutraliser les acides qui se trouvent quelquefois dans la salive et qui agissent incessamment sur la matière calcaire des dents. Il n'est donc pas rigoureusement nécessaire de conserver les cendres de son tabac, car la cendre du bois ordinaire ou toute autre poudre alcaline naturelle ou artificielle peut remplir le même objet.

TABAC A PRISER. Bien que l'usage des *sternutatoires, ptarmiques* ou *errhins*, soit connu depuis un temps immémorial, cependant il ne paraît pas que l'habitude de priser le tabac ait suivi de près sa découverte, au moins dans le nouveau monde, puisque les premiers Européens qui en revinrent ne signalent en aucune façon la manière d'employer le tabac sous cette forme. C'est certainement aux Européens, probablement aux Espagnols ou aux Portugais, que l'on doit l'origine de cette habitude. En parlant de l'introduction du tabac en France, nous avons dit que Nicot avait envoyé de Lisbonne à Catherine de Médicis, avec des graines de tabac, une petite boîte pleine de tabac en poudre. Cette reine, en ayant pris avec une sorte de passion, se persuada que son fils, Charles IX, se trouverait bien de son usage contre les violents maux de tête auxquels il était sujet. Le remède réussit au delà de ce que l'on en espérait, et l'exemple de la reine suivi à la cour, joint à la propriété qu'on venait de lui reconnaître, contribua prodigieusement à propager l'usage du tabac en poudre, qui fut bientôt un objet de mode et de bon ton.

Le hasard est peut-être encore le père de cette invention. Il est fort possible qu'en Espagne ou en Portugal, par où le tabac pénétra en Europe, on ait remarqué que la préparation du tabac à fumer au moyen de feuilles trop sèches déterminait de violents éternuments (1) chez les ouvriers qui le travaillaient, et qu'ainsi ses propriétés sternutatoires aient été dévoilées. Il est possible aussi que certains ouvriers aient vu disparaître de violentes migraines depuis qu'ils étaient occupés à la confection des tabacs en poudre, et qu'ainsi ses propriétés céphaliques aient été rendues manifestes. On comprend qu'alors l'usage du tabac à priser ait dû prendre naissance.

Toutefois, c'est encore dans l'île de Cuba, selon M. Ampère, que l'on voit paraître l'habitude de prendre le tabac par le nez. « L'usage de priser, dit-il, s'y montre à côté de l'usage de fumer. On

---

(1) Selon plusieurs auteurs : Fabricius, Hoffmann (Fr.), Glaser, Luther, etc., les fréquents éternuments peuvent causer la mort. On suppose que c'est de cette connaissance qu'est venu le souhait populaire : *Dieu vous bénisse !* Il est certain que pendant la secousse de l'éternument, il peut survenir de graves altérations dans l'économie. Ainsi, une hémorrhagie cérébrale, un étranglement herniaire, la rupture d'un vaisseau sanguin dans le cas d'anévrisme, sont des accidents extrêmement possibles. Haller cite le cas d'un changement de direction dans le globe de l'œil produit par un éternument violent. Enfin, depuis Hippocrate, plusieurs médecins se sont servis des sternutatoires chez les femmes en couches, pour faciliter l'expulsion du fœtus. Fabrice de Hilden a même cité un cas de cécité survenu pendant un violent éternument.

se servait, d'après le témoignage d'Oviedo, d'un tube bifurqué ; on insérait dans chaque narine une des deux extrémités de la fourche, et l'on humait ainsi le tabac en poudre. M. le docteur Roulin a vu près du fleuve Méta un Indien faire arriver ainsi dans son nez une poudre appelée *yopo*. »

Quoi qu'il en soit, c'étaient l'Espagne et le Portugal qui, autrefois, nous envoyaient le tabac préparé en carottes et dont ils conservèrent assez longtemps le monopole. Pour l'employer, on était obligé de le réduire en poudre au moyen d'une râpe. Louis XVIII, qui en usait passablement, préparait lui-même son tabac avec une râpe d'ivoire ; et nous lisons dans le décret impérial du 12 janvier 1811 cet article : « La régie commissionnera dans chaque arrondissement, sous le titre de *râpeurs-jurés*, des individus auxquels elle permettra l'usage d'une râpe à table et d'un tamis, et qui pourront se transporter chez les particuliers pour y râper les tabacs en carottes. »

C'est ainsi que pendant assez longtemps on a employé le tabac à priser ; mais plus tard, la mécanique aidant, la régie a pu elle-même faire les tabacs en poudre, et les râpes ont disparu.

Vers la fin du **xviiiᵉ** siècle, on a cherché à rendre le tabac à priser d'un usage plus commode et moins facile à se répandre sur les objets de toilette. Avec des feuilles du Brésil que l'on avait soin de conserver dans des boîtes de plomb pour les tenir fraîches, on faisait des boulettes oblongues que l'on introduisait pendant quelque temps dans les narines. Peu à peu elles agissaient sur la muqueuse, « attiraient beaucoup d'eau et de pituite, déchargeaient la tête, prévenaient les catarrhes et ren-

daient la respiration plus libre et moins gênée (1). »
Il est arrivé que quelques personnes laissaient
les boulettes dans le nez pendant toute la nuit;
mais alors le lendemain matin elles étaient prises
de violents vomissements. (Buc'hoz.)

Dans le compte fait, en 1783, par le ministre
Necker, il est établi que le tabac à fumer n'entrait
que pour un douzième de la consommation du tabac
vendu. Nous verrons plus loin que c'est aujour-
d'hui le tabac à fumer qui l'emporte sur le tabac
en poudre.

Pistolet-tabatière. — C'est ici le lieu de parler
d'un instrument indiqué par le *Manuel du fumeur
et du priseur* (2), et qui porte le nom de *pistolet-
tabatière*, lequel a été inventé par un mécanicien
anglais. « On place, dit-il, l'embouchure du tube
sous la narine, et en appuyant sur la détente, on
reçoit, dans l'intérieur de la protubérance nasale,
une belle et bonne prise de tabac. Par ce moyen,
aussi neuf que piquant, on n'est pas obligé d'avoir
sans cesse les doigts dans une tabatière, ce qui jau-
nit les ongles. Qu'on dise encore, après cela, que
nous ne vivons pas dans le siècle des lumières ! »
Il faut avouer cependant que le siècle n'est pas assez
éclairé pour avoir fait naître l'idée de deux tubes
dans l'instrument, autant qu'il y a de narines dans
les nez les plus universellement connus. Ce progrès
viendra peut-être un jour, et peut-être serait-il déjà
arrivé, si l'ingénieux mécanicien anglais avait eu
connaissance du tube bifurqué dont se servent quel-

---

(1) *Dissertation sur l'utilité et les bons et mauvais
effets du tabac, du café, du cacao et du thé,* par M. Bu-
c'hoz, seconde édition. Paris, 1788.
(2) Par M. C*** G***. Paris, 1828.

ques Indiens pour humer le tabac ou sa fumée par le nez.

Tabac a mâcher. — L'habitude de mâcher le tabac est déjà ancienne, comme nous l'avons vu en parlant des propriétés de cette plante. En effet, les Indiens, qui mâchent ou sucent le tabac lorsqu'ils ont de longs voyages à faire au milieu des déserts où ils savent ne rencontrer aucunes substances alimentaires, ont dû donner aux Européens la première idée de cette mastication. Les marins particulièrement ont dû tous les premiers en faire usage, soit pour se préserver de la faim, ou peut-être encore pour porter directement sur leurs gencives malades du scorbut une substance qui, dans le nouveau monde, était regardée comme un remède qui convenait à bien des maux. Puis, comme on s'habitue à tout et que l'on trouve toujours des hommes prêts à copier ce qu'ils voient faire aux autres, l'usage du tabac à mâcher s'est peu à peu répandu parmi les Européens, à la vérité en très-petit nombre relativement à ceux qui prisaient ou fumaient, et encore cette coutume n'at-elle jamais, en France, pénétré dans les classes élevées de la société. D'ailleurs le besoin d'occuper nos sens ou nos organes a pu aussi contribuer à l'établissement de cet usage.

A une certaine époque, il était d'extrême bon ton, à Londres, de mâcher du tabac, et cette pratique trouva même des imitateurs dans les personnes élégantes de quelques parties de la Hollande et de l'Allemagne. S. G. Schulze assure que même la princesse Caroline d'Angleterre, la patronne des sciences et des arts, avait contracté l'habitude de fumer du tabac de Virginie pendant une demi-heure, tous les matins en se levant.

MM. **Mérat** et Delens émettent l'idée que la chique est le partage des gens abrutis; mais, ainsi que le dit fort bien M. Grenet, « l'abrutissement dans lequel sont plongés les gens qui usent ainsi du tabac ne dépend pas de l'usage en lui-même, mais de l'ivrognerie et de la débauche qui l'accompagnent quelquefois. Or quand les chiqueurs ne sont ni ivrognes ni débauchés, ils ne sont pas plus abrutis que le commun des hommes du peuple; ils chiquent, parce que cela est de leur goût... »

Pour terminer ce qui concerne le tabac à mâcher, nous rapporterons le passage suivant : «Tel individu, dit M. Forget, ne peut digérer le plus maigre repas s'il ne mâche une chique ou brûle une pipe immédiatement après. Cette voix impérieuse (le besoin) dicte des expédients les plus bizarres : je n'oublierai jamais ce matelot de l'*Antigone* qui vint me trouver pour un mal de gorge. Voyant, à la saillie de la joue, qu'il mâchait quelque chose : *Comment,* lui dis-je, *vous avez mal à la gorge, et vous chiquez !* — *Major,* me répondit-il, *depuis trois jours je n'ai plus de tabac !* Et en même temps il tire de sa bouche un peloton d'étoupe goudronnée... Les larmes qui roulaient dans ses yeux humectèrent mes paupières, et je partageai avec lui un peu de tabac qui me restait. (Nous étions depuis près de trois mois en mer.) Il me remercia dans des termes que je ne puis reproduire, et je ne l'ai plus revu... J'ai la conviction que, si la privation du tabac n'a pas causé son mal de gorge, c'est du moins le tabac qui l'a guéri. » (Rapporté par M. Grenet.)

Les conditions d'existence dans lesquelles se trouve l'homme sont souvent une cause déterminante de l'action de mâcher le tabac. Ainsi, sur mer, presque tous les hommes ont contracté l'habitude de mastiquer, même les officiers, qui, pour l'éducation et l'instruction, ne le cèdent en rien à nos officiers de terre. Selon M. Forget, cette prédilection tire son principe : 1º de la facilité qu'elle donne de pouvoir vaquer à toutes les occupations sans interrompre l'acte sensuel; 2º de la commodité, exempte qu'elle est d'attirail; 3º de la facilité avec laquelle on la dissimule, n'altérant que l'haleine, et même assez légèrement, lorsqu'on n'en abuse pas : nous avons vu des officiers chiquer en plein bal, sans que personne s'en aperçût; 4º enfin de son innocuité, n'exposant pas aux accidents d'incendie comme la pipe, qui, de plus, est fragile, difficile par conséquent à remplacer dans beaucoup de cas, et avec laquelle il n'est pas permis de paraître sur le gaillard d'arrière ou de pénétrer dans l'intérieur du vaisseau. Il est d'usage que le marin, en parlant à un officier, mette, par respect, sa chique derrière son oreille, comme le soldat porte le revers de la main à son bonnet de police. (Grenet.)

RÉFLEXIONS GÉNÉRALES. — Si l'on voulait retirer au tabac les propriétés qu'il possède réellement, soit quand il agit sur l'homme malade, soit quand il agit sur l'homme sain, on ne pourrait néanmoins s'empêcher de reconnaître, dans la distraction qu'il procure, un avantage important pour quelques personnes, particulièrement celles qui n'ont aucune occupation ordinaire. Les anciens philosophes ont avancé que *la nature a horreur du vide*, et l'on sait que cette hypothèse n'est rien moins que vraie. Juvénal a dit aussi : *Le cœur de l'homme a le vide en horreur*, ce qui est plus vrai ; mais nous pouvons dire, comme une vérité plus grande encore, que *la nature a horreur du repos*, et c'est en vertu de ce principe que l'on peut assurer que le tabac

a eu la vogue que chacun lui connait. L'auteur de
la *Petite Monographie du tabac* nous semble avoir
parfaitement raison quand il dit que le besoin de
notre nature est d'éprouver des sensations et d'occuper nos sens. Pour les spiritualistes, éprouver des
sensations ou occuper nos sens, c'est mettre l'âme
en mouvement ou en action ; pour les matérialistes,
c'est mettre les organes dans un état d'activité
inaccoutumée. Il suffit en effet de remarquer que
plus l'usage d'une chose occupera de sens, plus elle
aura de chances pour réussir. S'il nous était donné
d'en trouver une qui pût occuper les cinq sens ou
même quatre de nos sens, nous pourrions prédire
que cette chose détrônerait l'usage du tabac, à la
condition, bien entendu, qu'elle ne ferait que les
occuper sans les altérer. Or remarquons que le
tabac est peut-être la seule substance qui puisse
à la fois, sous forme de fumée, occuper trois de
nos sens, savoir : le *goût*, l'*odorat* et la *vue ;* que
sous forme de poudre, elle ne peut occuper que
l'odorat et le goût ; que sous forme de masticatoire,
elle n'occupe que le goût ; et l'on comprendra pourquoi le nombre d'individus qui forme chacune des
catégories d'hommes qui font usage du tabac est en
rapport avec les sens qui sont mis en action, de
telle sorte que, pour un chiqueur, il y a au moins
deux priseurs et trois fumeurs (1).

Pour le fumeur, le plaisir des yeux entre pour la
plus grande part dans la somme des sensations qu'il
éprouve ; au moins assure-t-on que l'on n'a jamais
vu fumer d'aveugles de naissance ; à cela on pour
rait opposer que n'ayant pas perçu l'exemple par les

---

(1) *Petite Monographie du tabac.* Paris, 1856, p. 92.

yeux, il n'a pas pu y être invité à l'égal de ceux qui possèdent le sens de la vue. Mais on s'est convaincu, dit-on, que les militaires qui avaient pris l'habitude de fumer et qui étaient devenus aveugles, avaient complétement cessé de fumer, et, au contraire, avaient contracté l'habitude de priser.

Quoiqu'il y ait un grand fonds de vérité dans cette appréciation, nous ne la croyons pas seule capable de déterminer l'homme à préférer l'usage de la pipe. En effet, le temps que dure la sensation entre pour beaucoup dans le choix de la forme, abstraction faite de toutes les autres circonstances. Or, dans l'emploi de la prise, la sensation produite est instantanée, non parce que le tabac qui tapisse la muqueuse nasale cesse immédiatement son *effet dynamique,* mais parce que la sensation qui y est déterminée par un *effet mécanique* ne tarde pas à disparaître sous le contact, absolument comme cela arrive quand une chose légère vient impressionner, par le contact, une partie de notre peau, qui bientôt ne sent plus cette chose, bien qu'elle reste encore au lieu même où a été reçue cette impression. C'est bien à tort, selon nous, que M. Giacomini a avancé que l'on pouvait regarder comme nulle l'action mécanique du tabac chez les fumeurs. Nous pensons exactement le contraire, et pour nous l'action dynamique est presque nulle, tandis que l'action mécanique est pour ainsi dire ménagée pour prolonger le plus possible la sensation qui lui est due. La preuve, d'ailleurs, qu'il en doit être ainsi, c'est que pendant la combustion du tabac, une grande partie de la nicotine est ou décomposée, ou volatilisée, ou déposée avec l'huile empyreumatique dans les tuyaux qui servent à diriger la fumée dans la bouche. D'un autre côté, on peut employer sans inconvénients des doses de tabac

infiniment plus fortes sous forme de fumée que sous
toute autre forme. On sait, en effet, qu'il y a des
hommes qui fument 90 grammes de tabac par jour
sans en être incommodés, et l'on cite des exemples
de fumeurs qui en usaient de cette façon 155 et
même 250 grammes (1). Lentilius rapporte que le
médecin Fleck, exerçant avec succès en Courlande,
fumait quatre-vingts pipes par jour. S'il agissait
comme le dit M. Giacomini, ces hommes auraient
été mille fois empoisonnés.

Il ne paraît pas que la sensation mécanique soit
la seule raison qui ait conduit les nations américaines à fumer le tabac, et l'idée religieuse qui s'attache à cette action peut avoir une grande part dans
cette coutume, si l'on en croit divers auteurs. Voici
à ce sujet, indépendamment de la légende du grand
esprit dont nous avons parlé plus haut, quelques
autres documents que nous empruntons au livre
plein d'intérêt de M. J.-J. Ampère (2).

. . . . . « L'usage du tabac semble avoir été
général parmi les nations américaines ; les antiquités
de l'Ohio nous ont prouvé qu'il existait dans la vallée
du Mississipi au moins cinq cents ans avant la découverte du nouveau continent. Jacques Cartier le
trouva en vigueur au Canada, et Cortez au Mexique.
C'est à Haïti et dans l'île de Cuba qu'on l'a observé
pour la première fois, et, chose remarquable! les
naturels de cette île prédestinée connaissaient déjà
le cigare, car ils fumaient des feuilles de tabac
roulées.

» Les Mexicains fumaient, après le dîner, la pipe

---

(1) Barthélemy, *Art de fumer*, page 95.
(2) *Promenade en Amerique*, Etats-Unis, Cuba, Mexique.
Paris, 1855.

et le cigare; ils se pinçaient le nez pendant cette opération, apparemment pour ne rien perdre de la fumée, qu'ils avalaient souvent. La fumée du tabac était chez les peuples de race mexicaine, comme chez les sauvages de l'Amérique septentrionale, une chose sacrée. Elle joua un rôle dans les cérémonies du sacre de Montézuma, et sur un bas-relief du Yucatan; on voit deux hommes offrant à une sorte de croix la fumée d'un cigare, comme le major Long a vu les Omahwas dans la vallée du Mississipi, quand ils ont rencontré et tué des bisons, fumer en action de grâces avant d'y toucher, disant : « Maître de la » vie, voici de la fumée. »

» Les Indiens de la Virginie croyaient que le *Manitou* (l'Esprit) résidait dans la fumée du tabac. Chez les Natchez, le prêtre, marchant à la tête du peuple, allait sur un tertre attendre le lever du soleil, et alors il lançait une bouffée de tabac en l'honneur de l'astre que ces peuples adoraient. Encore aujourd'hui, certains sauvages, s'ils rencontrent un serpent à sonnettes, animal qu'ils appellent leur *grand-père*, dirigent tout à coup vers lui la fumée de leur pipe. Peut-être est-ce dans l'intention de l'engourdir.

» La pipe, ou, comme disent tous ceux qui croient faire de la couleur locale en employant un vieux mot français, le *calumet*, ne figure pas seulement dans les conseils indiens et dans leurs assemblées pacifiques : il y a le calumet de la guerre aussi bien que le calumet de la paix. Quand on prépare une expédition, on fait circuler la pipe rouge; chacun en tire une gorgée, et par là s'enrôle dans l'expédition. Outre cet emploi du tabac dans les cérémonies religieuses et les délibérations politiques, les naturels de l'Amérique s'en servaient encore soit comme remède, ce que pratiquaient les Mexicains, soit pour rendre à la vie les noyés, ainsi que Diereville l'observa chez les Indiens de l'Acadie. »

La coutume de fumer ne paraît pas être ancienne en Orient; car, ainsi que le fait observer M. Ampère, dans les *Mille et une Nuits*, dont la dernière rédaction paraît être du xvie siècle, et où les mœurs orientales sont peintes avec une merveilleuse fidélité, il n'est jamais fait mention de la pipe, pas plus qu'il n'est question de l'usage du café. Ces deux substances sont aujourd'hui pour eux d'un si impérieux besoin que pendant le jeûne du Rhamadan, dès que le canon a annoncé le coucher du soleil, ces hommes, qui n'ont rien pris depuis son lever, commencent par allumer une pipe et prendre une tasse de café avant de toucher à aucun aliment. Il paraît impossible d'admettre qu'une semblable coutume eût pu passer inaperçue à l'auteur, et n'être indiquée nulle part dans le livre précité, si l'usage de ces deux substances avait été établi en Orient à l'époque de sa publication.

Quoi qu'il en soit, l'habitude de fumer porte avec elle un plaisir, un bonheur même que ne peuvent comprendre ceux qui n'ont jamais fumé ou qui n'ont pu s'y accoutumer. Nous comprenons donc qu'un illustre poëte ait chanté la pipe et le tabac dans les vers suivants que nous nous plaisons à rapporter :

« And what was he wo bore it? — I mag err.
» But deem him sailor or philosopher.
» Sublime tabacco! Which from east to west
» Cheers the tar's labours or the Turkman's rest;
» Which on the Moslem's ottoman divides
» His hours, and rivals opium and his brides;
» Magnificent in Stamboul, but less grand
» Though not less loved, in Wapping or the Strand;

» Divine in kookas, glorious in a pipe,
» When tipp'd with amber, mellow, rich and ripe;
» Like others charmers, wooing the caress
» More dazzing'y when daring in full dress;
» Yet thy true lowers more admire by far
» Thy naked beauties — Give me a cegar (1). »

« Et quel était le porteur de cette pipe ? Je puis me tromper ; mais, selon moi, ce devait être un matelot ou un philosophe (2). Tabac sublime, qui, du couchant à l'aurore, charmes les fatigues du marin ou le repos du Turc ; qui, sur l'ottomane du musulman, partages ses heures et rivalises avec l'opium et ses femmes ; toi qui règnes dans toute ta splendeur à Stamboul, et qui, bien que plus modeste, n'en es pas moins chéri dans Wapping et dans le Strand (3) ; tabac divin dans les oukas, glorieux dans une pipe garnie d'ambre d'un jaune doré, comme d'autres beautés qui nous charment, c'est en grande toilette surtout que tes attraits vainqueurs nous éblouissent ; mais tes adorateurs véritables admirent plus encore tes appas dans leur nudité ! — Qu'on me donne un cigare (4). »

---

(1) Lord Byron, *The Island*, canto the second, 19.

(2) Hobbes, le chef de la doctrine philosophique qui eut Locke et d'autres philosophes pour sectateurs, était un fumeur passionné. Le nombre de ses pipes était incalculable.

(3) Quartier et rue de Londres.

(4) Lord Byron, traduction de M. Benjamin Laroche, 3ᵉ édition, 1838.

RECHERCHES CHIMIQUES SUR LA FUMÉE
DU TABAC.

Il n'était pas sans intérêt, pour l'explication des phénomènes physiologiques dont nous avons parlé, de connaître la composition de la fumée du tabac, afin de savoir si la nicotine, cette substance si vénéneuse, ne se décomposait pas ou ne se transformait pas en d'autres produits plus ou moins actifs. Unverdorben est le premier qui paraisse s'être occupé de ce genre de recherches, mais les résultats qu'il avait obtenus laissaient beaucoup à désirer. Plus tard, M. W. Zeize, par des recherches faites sur les produits de la distillation sèche du tabac, nous a appris que cette fumée était constituée par une huile empyreumatique particulière, de l'acide butyrique, du butyrate d'ammoniaque, de l'ammoniaque, de la paraffine, des composés résineux, et de l'acide carbonique; mais il ne parle nullement de la présence de la *nicotine,* substance qu'il était pourtant intéressant de rechercher.

C'est M. Melsens qui le premier, en 1843, a pu retirer la nicotine de la fumée du tabac, en même temps qu'il établit la véritable formule de cet alcaloïde; mais il se borne à constater la présence de cette base organique, sans faire une analyse complète de la fumée du tabac.

M. Malapert, dans un travail complet sur ce sujet,

est venu confirmer le résultat des recherches de M. Melsens, concernant la nicotine. Il s'est surtout proposé de se rendre compte de la quantité de nicotine qui passe par la bouche d'un fumeur pendant la combustion d'un poids donné de tabac. A cet effet, il s'est servi d'une série de trois flacons communiquant les uns avec les autres au moyen de tubes recourbés. Au premier flacon est adapté un creuset percé à sa base, portant une ouverture à laquelle est ajusté un tube qui plonge au fond du flacon; le second est vide, et le troisième contient une petite quantité d'eau acidulée par de l'acide sulfurique. L'appareil se termine par un grand vase en fer-blanc ou un tonneau plein d'eau portant à sa base un robinet destiné à l'écoulement du liquide pendant lequel doit se faire l'aspiration : l'appareil étant parfaitement luté, on voit que l'air ne peut y entrer que par le creuset. On place une petite toile métallique au fond du creuset, on met le tabac par-dessus, on ouvre le robinet du vase aspirateur et l'on enflamme le tabac avec un charbon incandescent.

Sans rapporter ici les détails de l'opération, nous dirons que d'après ce chimiste, 200 grammes de tabac brûlés ont laissé pour résidu 36 grammes de cendres; donc, il s'était vaporisé ou fait 164 grammes de fumée. Le tiers de cette quantité s'était condensé dans le premier flacon; le second flacon ne contenait que quelques matières pyrogénées, et la vapeur, en passant par le troisième flacon contenant l'eau acidulée, avait une odeur désagréable qui ne rappelait plus celle du tabac sortant de la pipe.

Dans le liquide du premier flacon, M. Malapert a trouvé de l'eau, du goudron, de l'huile empyreumatique, du carbonate d'ammoniaque et 17 grammes de nicotine $= \dfrac{8,5}{100}$ du tabac employé. Il a évalué à 30 et 40 centigrammes la quantité de nicotine contenue dans le troisième flacon. En admettant que le contenu du deuxième flacon, qu'un accident ne permit pas d'analyser, renfermât environ 60 à 70 centigrammes de cette base végétale, ce qui ne paraît pas exagéré, on aurait 18 grammes de nicotine $= \dfrac{9}{100}$.

M. Malapert s'est encore servi pour tout appareil d'une pipe ordinaire, au tuyau de laquelle était adapté un petit récipient, portant lui-même un tuyau servant d'embouchure. 300 grammes du liquide recueilli dans le récipient ont fourni 30 grammes de nicotine pure et anhydre.

Enfin, plus récemment encore, M. Schlœsing, par d'autres expériences, a pleinement confirmé les résultats de MM. Melsens et Malapert.

Les recherches précédentes ont conduit M. Malapert à donner aux fumeurs les conseils suivants. 1° ne pas fumer le tabac trop humide ; 2° se servir de pipes munies d'une *pompe* ou réservoir pour condenser la nicotine ; 3° ne fumer la pipe ou le cigare qu'à moitié et rejeter la portion excédante, imprégnée de nicotine.

Il est probable que la quantité de nicotine trouvée dans les produits de la combustion, dépend surtout de l'état de sécheresse du tabac. Les fumeurs de cigarettes, qui ne se servent que de tabac très-sec, fument toute la journée sans en paraître le moins du monde incommodé, et, cependant, les produits empyreumatiques doivent se condenser dans la bouche, tandis que dans la pipe ils se condensent en grande partie dans le tuyau. D'un autre côté, il n'est aucun fumeur qui ne se soit aperçu que le tabac très-humide, même fumé dans la pipe, était plus âcre et plus fatigant que le tabac plus sec. Tous ces phénomènes peuvent aisément s'expliquer. Il suffit, en effet, d'observer que le sel naturel de nicotine, qui est neutre, se dédouble, à une chaleur de 100°, en sel acide et en nicotine libre plus volatile qui se retrouve dans les produits gazeux de la combustion du tabac. Or plus le tabac est humide, plus on favorise ce dédoublement, qui a peine à se produire quand le tabac est bien sec. D'un autre côté, nous avons dit, page 70, que l'oxyde de carbone, à notre avis, entrait pour une assez grande part dans les phénomènes d'intoxication produits par la fumée de tabac. Dans la combustion *active* du tabac sec, il se produit plutôt de l'acide carbonique peu délétère; tandis que dans la combustion *lente* du tabac humide, c'est plutôt de l'oxyde de carbone qui se forme. On conçoit, dès lors, comment le tabac sec doit avoir une action bien différente du tabac humide (1).

LÉGISLATION.

FERME, MONOPOLE. COMMERCE ET ADMINISTRATION DES TABACS.

L'usage du tabac ne devant pas être considéré

---

(1) Notre collègue, M. Réveil, sans connaitre, sans doute, notre opinion à cet égard, a émis à peu près la même idée, le 11 août 1856, dans sa thèse inaugurale intitulée : *Recherches sur l'opium*, pag. 92 ; mais notre idée se trouvait exprimée dans le numéro du *Globe industriel, agricole et commercial*, le 22 juin 1856, pag. 395.

comme un objet de première nécessité, la consommation allant du reste toujours croissant, on a pensé qu'il était juste de l'imposer plus que toutes les autres denrées. Mirabeau a dit « *qu'il n'y avait pas d'impôt qui fût plus doux ni plus équitable.* » C'est en vertu de ce principe que le gouvernement français, sous Richelieu, a le premier imposé le tabac en le frappant d'abord d'une taxe de 40 sous le cent pesant. (Ch Renier.) Bientôt les divers États l'imitèrent et trouvèrent dans l'impôt sur le tabac un moyen d'augmenter leurs revenus.

A. LÉGISLATION FRANÇAISE.

L'emploi journalier du tabac ne fit d'abord en France que des progrès peu rapides, et la consommation en était si bornée qu'à partir de 1674, où le commerce du tabac commença à être soumis à un privilége exclusif, jusqu'en 1680, cette denrée ne rendit au gouvernement que 500.000 livres les deux premières années, et 600,000 livres les quatre dernières, bien que pourtant l'on eût joint à ce privilége le droit de marque sur l'étain. Ce résultat fut cause sans doute que cette ferme a été confondue dans les fermes générales jusqu'en 1691, mais comprise pour une somme de 1,500,000 livres par an ; néanmoins en 1697 elle redevint une ferme particulière aux mêmes conditions jusqu'en 1709, où elle reçut une augmentation de 100,000 livres jusqu'en 1715. Cette ferme ne fut alors renouvelée que pour trois années, dont les deux premières ne durent rendre que 2 millions de livres, tandis que la troisième rendit 2,200,000 livres.

A cette époque, la ferme fut portée à 4,200,000 livres par an; mais cette disposition ne fut continuée que du 1er octobre 1717 au 1er juin 1720. Alors le tabac, devenu marchandise, s'étendit dans tout le royaume et resta sur ce pied jusqu'au 1er septembre 1721.

La culture du tabac fut interdite alors, excepté dans l'Alsace, la Flandre et la Franche-Comté, où il était permis de le cultiver, de le fabriquer et de le vendre. A part cette exception, la ferme fournissait toute la France de tabac fabriqué dans huit manufactures situées à Paris, Tonneins, Dieppe, Morlaix, le Havre, Cette, Toulouse et Valenciennes. Pour sauvegarder les droits de la ferme, l'État avait établi des lois sévères contre ceux qui seraient reconnus coupables d'avoir récolté du tabac en contrebande, et la peine de mort pouvait même être prononcée en cas de récidive. Mais alors les particuliers en avaient fait de telles provisions que lorsque l'on voulut rétablir cette ferme, on ne put le faire qu'à un prix très-modique. C'était le onzième bail, et il devait durer neuf ans, à commencer du 1er septembre 1721 et à finir au 1er octobre 1730. Les fermiers donnaient pour les treize premiers mois 1,300,000 livres; 1.800,000 livres pour la deuxième année; 2,560,000 livres pour la troisième, et 3 millions de livres pour chacune des six dernières. Mais cet arrangement n'eut pas lieu, parce que la Compagnie des Indes demanda la ferme du tabac, qui lui avait été alors aliénée à perpétuité et dont les événements particuliers l'avaient empêchée de jouir. Sa requête fut trouvée juste, et on lui adjugea ce qu'elle sollicitait avec la plus vive instance.

Cette ferme fut donc régie par la Compagnie des Indes depuis le 1er octobre 1723 jusqu'au dernier septembre 1730. Pendant cet espace de temps, le produit fut de 50,083,967 livres, ce qui fait par an à peu de chose près, 7,154,852 livres, desquelles il fallait déduire annuellement 3,042,964 livres pour les frais d'exploitation.

En présence de frais aussi considérables, on jugea que l'exploitation serait mieux conduite par les soins des fermiers généraux, qui pourraient y employer des commis déjà utilisés à d'autres ouvrages. La Compagnie leur en fit un bail pour huit années, moyennant la somme annuelle de 7,500,000 livres les quatre premières années, et de 8 millions de livres pour les quatre dernières. Ce bail fut continué sur le même pied jusqu'au mois de juin 1747. A cette époque, le roi réunit la ferme du tabac à ses autres droits.

Depuis 1758, il s'est vendu annuellement dans le royaume plus de 20 millions de livres de tabac à un écu la livre, bien qu'il n'eùt coûté d'achat que 27 livres le 100 pesant.

Vers la fin du siècle dernier, les produits de la ferme générale s'élevaient annuellement à 166 millions de livres, et le tabac y était compris pour 32 millions de livres.

L'assemblée nationale décréta, le 24 février 1791, que désormais toute personne serait libre de cultiver, fabriquer et débiter du tabac ; mais en même temps, pour remplir le vide que la suppression de l'impôt occasionnerait au trésor, elle prohiba les tabacs étrangers fabriqués et frappa d'un droit d'entrée aux frontières, de 25 fr. par quintal, les feuilles de tabac étranger. Voyant que ces moyens ne rendaient presque rien, un décret fut rendu le 5 septembre

1792, où les droits d'entrée étaient diminués; mais en l'an V on les rétablit. Le 22 brumaire an VII, une nouvelle loi fut rendue, par laquelle la culture, la fabrication et le commerce du tabac sont reconnus libres; seulement tout fabricant est tenu de payer une taxe de 4 décimes par kilogramme pour le tabac en poudre et en carotte, et 2 décimes 4 centimes pour le tabac à fumer et le tabac en rôle. L'importation du tabac fabriqué ou simplement préparé est prohibée, et le tabac en feuilles étranger assujetti à un droit d'entrée de 30 fr. par quintal pour les navires étrangers, et 20 fr. pour les navires français.

On confia aux administrations municipales la surveillance de la fabrication et la vente du tabac, espérant augmenter le chiffre de l'impôt, mais à peine augmenta-t-il, ce qui fit supposer que la surveillance n'était pas faite avec la rigueur nécessaire. Alors, par la loi du 10 floréal an X, on transféra cette surveillance à la régie de l'enregistrement en même temps que l'on augmenta les droits de fabrication. Malgré tout ce que l'on fit, le chiffre de l'impôt ne s'éleva pas à 5 millions, ce qui constituait une énorme différence avec celui de 32 millions qu'il avait produit avant 1791.

Deux ans plus tard, la culture du tabac, qui depuis 1791 avait été libre, fut grevée, et l'on imposa des licences aux fabricants et aux débitants, auxquels on fit payer des vignettes au prix d'un centime; enfin les droits d'entrée des tabacs étrangers furent successivement élevés à 80, 180 et 396 fr. pour ceux apportés par les navires français, et 100, 200 et 440 fr. pour tous ceux amenés par les navires étrangers.

Par un décret du 1er germinal an XIII, tous les

marchands de tabac non pourvus de licence devaient
voir confisquer les tabacs trouvés dans leurs boutiques ou leurs magasins, et s'attendre à la peine
d'une amende qui devait être égale à dix fois le prix
de la licence qu'ils auraient dû prendre. Malgré ces
mesures, l'impôt atteignit à peine, la première année,
le chiffre de 9 millions, qui s'éleva à 12 millions
l'année suivante, et à 16 millions en l'an XIV. Ce
chiffre resta sans augmentation les années suivantes. Mais alors, deux décrets impériaux relatifs au
tabac parurent le 29 décembre 1810, ordonnant, le
premier, l'achat au comptant, par la régie, et la
prise en livraison avant le 1er mars 1811 de tous
les tabacs en feuilles qui se trouveraient tant chez
les fabricants, négociants et débitants que chez les
cultivateurs, et qu'à partir du 1er juillet de la même
année, le tabac ne pourrait plus être vendu que par
les agents de la régie commis à cet effet ; le second
décret attribua à la régie le droit d'acheter des tabacs en feuilles, la fabrication et la vente des tabacs fabriqués.

On reconnut alors à la fabrication et à la vente
des tabacs une telle importance, que l'on jugea
nécessaire de séparer des autres revenus perçus par
la régie cette partie des revenus publics. C'est ce
qui motiva le décret impérial du 12 janvier 1811,
par lequel il est dit qu'un maître des requêtes serait attaché à la régie des droits réunis pour être
spécialement chargé, sous les ordres d'un conseiller
d'État, directeur de la régie, de diriger et surveiller
les achats, ainsi que la fabrication et la vente des
tabacs. Ce fut M. Helvoët, maître des requêtes, qui
fut le premier chargé de cette importante fonction,
en vertu d'un décret impérial rendu le 13 janvier 1811.

Parmi les articles du décret du 12 janvier 1811, et pour se conformer au goût des particuliers relativement à la grosseur de la poudre du tabac à priser qu'ils désiraient, l'art. 44 dit que la régie instituera dans chaque arrondissement des *râpeurs-jurés* chargés de se transporter chez les particuliers, avec râpe de table et tamis, pour y râper les tabacs en carottes.

Les débitants de tabacs jouissaient, comme rétribution, de l'augmentation de prix qu'ils avaient le droit d'exiger des consommateurs auxquels ils le vendaient, et d'une remise en nature pour le trait de balance.

Le régime du monopole des tabacs eut les plus heureux résultats, puisque, dès la première année de son établissement, le chiffre de l'impôt s'éleva à 32 millions, le même que celui qu'il avait atteint avant 1791.

Une ordonnance du roi, datée du 17 mai 1814, supprime les directions générales des douanes et les droits réunis; mais leurs attributions sont réunies sous le titre de *Direction générale des contributions indirectes*. Une autre ordonnance de la même date fixe au prix réduit de 4 fr. le kilogramme, y compris la remise de 50 centimes, le *tabac de troupes* ou *tabac de cantine*. Enfin, par la loi du 24 décembre 1814, le monopole exclusif de l'achat, de la fabrication et de la vente des tabacs est formellement attribué à l'État.

Le 28 avril 1816, parut une loi sur les finances qui détermina le *maximum* du prix des tabacs fabriqués que la régie devait vendre aux consommateurs. Elle fut en même temps autorisée à leur vendre des tabacs étrangers de toute espèce, et aux pharmaciens, aux vétérinaires et aux propriétaires

de bestiaux, des feuilles de tabac indigène au prix du
tabac de cantine. La même loi porte que les pré-
posés aux entrepôts et à la vente des tabacs qui
seront convaincus d'avoir fraudé les tabacs des manufactures royales par l'addition ou le mélange de
matières étrangères, seront destitués, sans préjudice
des peines portées par l'art. 178 du Code pénal.

Le 2 février 1826, parut une ordonnance du roi
où se trouvent plusieurs dispositions relatives à la
vente aux prix réduits de différentes qualités de
tabacs, et à la délimitation des *lignes* où cette vente
est autorisée. Ces prix, qui paraissent avoir pour
but d'empêcher ou de diminuer les profits illicites de
la contrebande, sont applicables seulement à quatre
lignes comprenant les départements de l'est et du
nord de la France. Cette délimitation fut modifiée le
24 août 1830 par une ordonnance du roi Louis-
Philippe.

En prorogeant le régime du monopole jusqu'au
1er janvier 1841, la loi du 12 février 1835 chargea
le ministre des finances de la répartition annuelle
du nombre d'hectares à cultiver en tabac et de la
demande aux départements où la culture est autorisée, des quantités de tabacs suffisantes pour assurer
aux tabacs indigènes, au plus les quatre cinquièmes
des quantités nécessaires aux manufactures royales.

Une loi du 23 avril 1836 fixe à 50 fr. l'amende
par 100 pieds de tabac planté sans autorisation
sur un terrain ouvert, et de 150 fr. pour le même
nombre planté en terrain clos. (Art. 181 de la loi
du 28 avril 1816.)

En vertu de la loi du 23 avril, les tabacs dits de
cantine ne peuvent circuler en quantités supérieures
à 1 kilog., même sous marques et vignettes, à

moins d'être accompagnés d'un acquit-à-caution ou d'une facture délivrée par l'entreposeur.

Par la loi du 24 juillet 1843, il est établi que les lieux où la vente des tabacs à prix réduit, dits de *cantine*, est autorisée, nul ne pourra avoir en provision plus de 3 kilog. de ce tabac, alors même qu'ils seraient revêtus des marques et vignettes de la régie. Les contrevenants à cette mesure seront punis conformément à l'art. 218 de la loi du 28 avril 1816. Or les art. 217 et 218 portent que « nul ne peut » avoir en sa possession des tabacs en feuilles, s'il » n'est cultivateur dûment autorisé.

» Nul ne peut avoir en provision des tabacs fabri- » qués autres que ceux des manufactures royales, » et cette provision ne peut excéder 10 kilog., à » moins que ces tabacs ne soient revêtus des mar- » ques et vignettes de la régie.

» Art. 218. Les contraventions à l'article précé- » dent seront punies de confiscation et en outre » d'une amende de 10 fr. par kilogramme de tabac » saisi. Cette amende ne pourra excéder la somme » de 3,000 fr., ni être au-dessous de 100 fr. »

Le 22 octobre 1843, une ordonnance est rendue qui fixe le prix des cigares fabriqués à la Havane, dits *réyalias*, à 25 centimes la pièce, et celui des cigares nommés *quartas*, fabriqués à Manille, à 15 centimes. La même ordonnance porte autorisation de vente de cigarettes composées avec des tabacs étrangers, aux prix de :

50 centimes le paquet de 10 cigarettes à enveloppes simples ;

75 centimes le paquet de 10 cigarettes à bouts en bois.

Une ordonnance du 16 juin 1844 porte l'autorisation de vente au détail de deux espèces de cigares fabriqués à la Havane et désignés sous le nom de *panetelas;* la première sorte à 50 centimes pièce, et la deuxième à 40 centimes.

Un décret du gouvernement provisoire, rendu le 2 mai 1848, tout en maintenant le prix du tabac ordinaire en poudre et à fumer établi par l'ordonnance du 27 août 1839, élève à 25 cent. par kilogramme le prix que les débitants doivent payer à la régie.

Un décret rendu par Louis-Napoléon Bonaparte, le 21 décembre 1849, apporte des modifications aux délimitations dès premières et secondes lignes (département des Ardennes) où les tabacs sont vendus à prix réduits.

Le 4 janvier 1851, le président de la république rend un arrêté qui fixe le prix de vente des diverses espèces de cigares de la Havane, tout en maintenant le prix de vente des autres espèces de cigares mentionnés en l'arrêté du 4 mai 1849. (Voir plus loin le tableau indiquant le prix des cigares de la Havane.)

Par le décret du 11 décembre 1851, indépendamment de la prorogation jusqu'au 1er janvier 1853 de l'attribution exclusive à l'État de l'achat, la fabrication et la vente des tabacs, le même décret porte que le tarif d'entrée des cigares et cigarettes importés comme provision de santé ou d'habitude, déterminé par la loi du 7 juin 1820, sera modifié et établi de la manière suivante : Cigares et cigarettes importés comme provision de santé ou d'habitude, jusqu'à concurrence de 10 kilog. par destinataire, par les bureaux de douanes ouverts au transit, 24 fr. le kilog. (sans décimes).

Le 20 janvier 1852, un décret est rendu qui fixe à 10 fr. par kilog. le droit d'entrée sur les tabacs autres que les cigares et les cigarettes fabriqués à l'étranger, et autorise l'importation de ces tabacs, comme provision de santé ou d'habitude, par les bureaux des douanes ouverts au transit, jusqu'à concurrence de 10 kilog. par destinataire.

La loi du 3 juillet 1852 porte que le monopole de l'achat, de la fabrication et de la vente du tabac dans toute l'étendue du territoire sera continué jusqu'au 1er janvier 1863.

L'accroissement incessant de la consommation des tabacs à fumer, sur la demande des habitants de trois départements, a fait rendre deux décrets qui les autorisent à cultiver du tabac, mais seulement les espèces de tabacs légers propres à la fabrication des tabacs à fumer. C'est ainsi que le décret impérial du 26 juillet 1852 autorise cette culture dans les départements des Bouches-du-Rhône et du Var à titre de nouvel essai, attendu que l'autorisation de cultiver le tabac dans ces endroits avait été retirée en 1835, parce que, dit-on, ils fournissaient des produits trop inférieurs; c'est encore ainsi que le décret impérial du 17 novembre 1854 permet la culture du tabac dans le département de la Gironde.

Deux autres décrets impériaux, du 29 juin et du 10 août 1853, le premier pour l'armée de terre et le second pour l'armée navale, autorisent la livraison aux troupes du *tabac de cantine* à fumer au prix de 1 fr. 50 c. le kilog. et à raison de 10 grammes par jour pour chaque ayant-droit, d'après l'effectif dûment constaté, aux sous-officiers et soldats pour les troupes de l'armée de terre; aux maîtres, quartiers-maîtres et matelots, aux sous-officiers et soldats d'infanterie, d'artillerie et de gendarmerie de marine, ainsi qu'aux ouvriers d'artillerie et aux gardes-chiourmes, lorsqu'ils seront en activité de service soit dans la rade, soit dans les ports.

Enfin un décret impérial, du 31 mai 1854, porte que des entrepôts de tabacs fabriqués dans les manufactures de France sont établis en Algérie ; ces entrepôts de tabacs, établis dans les villes de l'Algérie où il existe des entrepôts de poudres à feu, sont gérés par les entreposeurs de poudres à feu. En voici le prix de vente par kilogramme :

		aux entreposeurs.	aux consommateurs.
Tabacs ordinaires	en poudre, à fumer,	5 fr. 50 c.	6 fr. »
Tabacs étrangers	en poudre, à fumer,	7 30	8

Ces tabacs ne peuvent être introduits et consommés en France sans être considérés comme importation frauduleuse et punie comme telle. Ils seront d'ailleurs vendus dans les entrepôts par paquets fermés de 1 kilog. à 2 hectog. au moins, revêtus d'étiquettes spéciales et des vignettes de la régie.

Pour avoir une idée à peu près exacte de l'importance de ce monopole, nous extrayons des tableaux annexés à la loi du 28 mai 1853, portant règlement définitif du budget de l'exercice 1850, les renseignements relatifs aux recettes et aux dépenses totales du monopole des tabacs.

EXERCICE DE 1850. — EXPLOITATION.

	fr.	c.
Personnel.	898,843	47
Matériel.	5,680,773	14
Achats et transport des tabacs.	22,562,966	69
Dépenses diverses.	232,880	11
Total des dépenses. . .	29,375,463	41
Total de la vente des tabacs.	122,068,401	66
Bénéfice net.	92,692,938	25

Voici maintenant le tableau indiquant le prix de vente des cigares de la Havane, fixé par l'arrêté du 4 janvier 1851 :

CIGARES FABRIQUÉS A LA HAVANE.	PRIX DE VENTE PAR KILOG. DE 250 CIGARES,		PRIX de chaque CIGARE.
	aux DÉBITANTS.	aux CONSOMMATEURS.	
	fr. c.	fr. c.	fr. c.
Impériales. . . . . Panetelas, 1re sorte, et espèces analogues.	92 »	100 »	0 40
Cazadores. . . . . . Panetelas, 2me sorte, et espèces analogues.	80 »	87 50	0 35
Regalias extra et espèces analogues. .	68 »	75 00	0 30
Vegueros.	56 »	62 30	0 25

Ce tableau indique les bénéfices que l'État accorde aux débitants sur les tabacs étrangers.

Nous donnons aussi un tableau où l'on trouvera les prix de revient et de vente, aux débitants et aux consommateurs, des différents tabacs, ainsi que les bénéfices de la régie (1).

______

(1) Ch. Renier, *Encyclopédie moderne.*

DÉSIGNATION des TABACS.	PRIX DE REVIENT du kilog.		PRIX DE VENTE au débitant.		PRIX DE VENTE au consommat'		BÉNÉFICE DE LA RÉGIE par kilog.	
	fr.	c.	fr.	c.	fr.	c	fr.	c.
Supérieurs.								
Tabac à priser. . .	2	09	11	10	12	»	9	01
— à fumer. .	2	47	11	10	12	»	8	63
Rôles à mâcher. .	2	63	9	80	11	»	7	17
Carottes à râper. .	2	03	9	50	10	»	7	47
Cigares à 10 cent.	7	42	22	»	25	»	14	58
— à 8 cent.	3	45	11	»	12	50	7	55
Ordinaires.								
Tabac à priser. . .	1	44	7	25	8	»	5	81
— à fumer. . .	1	98	7	25	8	»	5	27
Rôles à mâcher. .	»	92	7	25	8	»	6	33
Carottes à râper. .	1	93	7	25	8	»	5	32
De cantine.								
Tabac à priser. . .	1	36	5	55	6	50	4	19
	1	06	3	40	4	»	2	34
	»	95	2	55	3	»	1	60
	»	90	2	15	2	50	1	25
Carottes, gros rôle et tabac haché. .	1	92	5	55	6	50	3	63
	1	69	3	40	4	»	1	71
	1	45	2	55	3	»	1	10
	»	95	2	15	2	50	1	20
	»	90	1	70	2	»	»	80
Cig. de la Havane.								
Cigares à 20 cent.	32	47	44	»	»	»	11	53
— à 10 cent.	20	21	22	»	»	»	1	79

Enfin, on verra par le tableau suivant, d'une part, les bénéfices de la régie pour les années in-

diquées, et de l'autre, que l'usage du tabac a été
sans cesse croissant depuis 1815.

Années.	Bénéfices de la régie.
1815.	32,123,303 fr.
1820.	42,619,604
1825.	44,393,057
1830.	45,632,490
1835.	51,700,181
1840.	70,111,157
1845.	78,659,277
1850.	92,692,938
1851.	95,713,271
1855.	107,000,000

La consommation annuelle, pour la France, se
rapproche actuellement de 20 millions de kilog. de
tabac de toutes sortes, fabriqués dans les manufactures de la régie. Mais si l'on tient compte des
quantités importantes de tabac achetées en fraude,
on reconnaîtra que cette consommation est encore
beaucoup plus grande. Abstraction faite de ces dernières quantités, on a calculé que le chiffre de la
consommation donne annuellement, en France,
511 grammes pour chaque individu. La Russie en
consomme dans la même proportion. En Hollande
et en Allemagne, la consommation est triplée; on
la dit quadruple en Belgique, et en Italie la moitié
environ de celle de France. Mais il faut bien tenir
compte de la liberté de culture, de fabrication et de
vente des tabacs dans les divers États que nous
venons de signaler. Ainsi, par exemple, de ce que
ces opérations ne sont pas libres en France, tandis
qu'elles le sont dans la Belgique, il doit résulter
que le Français est censé dépenser moins et le
Belge plus de tabac, qu'ils ne le font réellement. à

cause des quantités qui se passent en fraude du pays où cette liberté existe dans celui où elle n'existe pas.

L'observation a démontré que, sur ces 511 grammes de consommation française, 198 sont en tabac à priser, et 313 en tabac à fumer (1). Or, si l'on établit la proportion :

$$198 : 313 :: 100 : x$$

$$\text{on a } x = \frac{313 \times 100}{198} = 158{,}08, \text{ ou } 158$$

en supprimant la fraction, c'est-à-dire que la quantité de tabac à fumer est à celle de tabac à priser comme 158 : 100.

Or nous avons déjà dit qu'en 1783 ce rapport était de 320 à 375 ; d'où il faut conclure que l'usage du tabac à fumer gagne sur le tabac à priser, et ce qu'il est intéressant de constater, c'est que, pour les départements qui en consomment le plus, c'est le tabac à fumer qui l'emporte de beaucoup sur celui à priser, tandis qu'au contraire, pour les départements qui en consomment le moins, c'est le tabac à priser qui se consomme le plus ; ceux-ci sont pour ainsi dire en retard d'un siècle sur ceux-là.

Nous devons au professeur Johnson l'estimation suivante relative à la consommation des divers narcotiques ; estimation qui donnera un aperçu de l'immense importance que présente le tabac, comparé même à l'opium et aux autres substances usitées par les hommes pour se procurer artificiellement des sensations qu'ils aiment à éprouver. Selon cet auteur, il y a environ 800 millions d'hommes qui

____

(1) Ch. Renier (loc. cit.).

usent du tabac; tandis que l'*opium* ne s'adresse qu'à 400 millions; le *chanvre* et le *haschisch* (1), qu'à 2 ou 300 millions; le *bétel* (2), à 100 millions, et le *coca* (3) à 10 millions.

---

(1) Ce mot, qui signifie *herbe par excellence* dans le langage des Orientaux, est appliqué au *cannabis indica*, plante très-analogue à notre chanvre ordinaire, et que l'on nomme aussi *herbe des fakirs* (haschischat alfokara). En Perse, on nomme *churrus* ou *cherris* la résine molle qui recouvre la plante, et qui possède à un haut degré ses propriétés enivrantes. Sous les noms de *gauja*, *gunjah* et de *bang*, on entend parler de la plante séchée et destinée à être fumée. On nomme *extrait gras* ou plus simplement *haschisch*, un corps gras, particulièrement le beurre, chargé par coction du principe actif du chanvre indien; mais la préparation la plus recherchée est ce que l'on appelle le *dawamesk*, sorte d'électuaire fait avec de l'extrait gras, du sucre, du miel, des amandes, des noisettes et des pignons doux réduits en pâte et auquel on ajoute quelques gouttes d'essence de roses et quelques autres aromates, telles que cannelle, girofle, gingembre, etc. Enfin le *madjoure-tchrouri* n'est autre qu'un mélange de miel et de chanvre en poudre, cuit au bain-marie pendant deux heures.

(2) Le *bétel* (Piper bétel, Lin.) est une plante dont les feuilles sont employées dans l'Inde à faire un masticatoire d'une extrême violence, mais qui passe pour stomachique. Les hommes, les femmes, les vieillards et les enfants, tout le monde mâche le bétel à toute heure. Il a l'inconvénient de déterminer assez promptement la chute des dents. Voici comment se compose ce masticatoire :

R.   Noix d'arec (*Areca bétel*). . . . . . . 2 parties.
Chaux vive retirée des écailles d'huîtres.⎫ aa 1 parties.
Feuilles du poivre bétel . . . .⎭

On coupe la noix par tranches; on la saupoudre de chaux, puis on l'enveloppe avec quelque aromate dans une feuille de poivre bétel. On emploie aussi au même usage le *piper dichotomum*.

(3) Le *coca* (Erythroxylum coca, Lam.) est un arbrisseau du Pérou, dont les feuilles sont célèbres par leurs propriétés toniques et excitantes, qui paraissent être analogues à celle

En France, la culture du tabac est autorisée dans neuf départements : ce sont ceux du Nord, du Pas-de-Calais, du Bas-Rhin, du Lot, du Lot-et-Garonne, de l'Ille-et-Vilaine, des Bouches-du-Rhône, du Var et de la Gironde, mais dans ces trois derniers à titre de nouvel essai. Le plus souvent, la jouissance du privilége de planter du tabac ne peut s'effectuer que sous le contrôle actif des employés de la régie. C'est d'ordinaire le préfet du département qui accorde les autorisations de cultiver le tabac. Il est d'ailleurs, par la loi du 28 avril 1816, chargé de toutes les mesures réglementaires relatives à cette culture.

Selon le terrain, le climat, le mode de culture et l'espèce de tabac cultivé, on obtient des produits bien différents. Là, les plants sont de trop grande dimension ; ici, ils sont plus petits, et chaque pied occupe une moins grande place. Il est des départements dont le produit, lourd et épais, dû à une vigoureuse végétation, n'est bon que pour fabriquer le tabac à priser. Tels sont les tabacs cultivés dans le Lot, le Lot-et Garonne, le Nord et l'Ille-et-Vilaine. Au contraire, les départements où la végétation est moins active produisent des feuilles minces et légères, beaucoup plus propres à la fabrication des tabacs à fumer ; tels sont le Pas-de-Calais et le Bas-

---

du vin. Mâchées en petite quantité, les voyageurs et les ouvriers mineurs peuvent soutenir leurs forces et supporter la faim et la soif pendant une journée. Mélangées avec des feuilles de tabac et mâchées, elles procurent une ivresse dont les effets sont assez semblables à ceux du chanvre indien (Guibourt). M. Macaglan a à peu près constaté dans le coca, l'existence d'un alcaloïde volatil ayant de l'analogie avec la *Nicotine*. Cette substance est, au Pérou, l'objet d'un commerce considérable.

Rhin. Dans ce cas, on a soin d'amender moins fortement les terres et de rapprocher un peu plus les plants. C'est en présence de ces données que la régie s'est déterminée à diviser la culture du tabac en deux catégories : pour la première elle ne permet que 10,000 pieds pour chaque hectare, et 8 feuilles seulement par pied ; pour la seconde, elle permet 40,000 pieds par hectare, et 15 feuilles par pied. Mais la loi et les dispositions réglementaires laissent au planteur la latitude du cinquième en plus ou en moins du nombre 'de pieds signifié dans leurs permis. Les tableaux suivants, que nous empruntons à la publication de M. Barral, rendent compte de l'importance relative des six premiers départements où s'est faite la culture du tabac.

Tabacs indigènes récoltés en 1839 et livrés en 1840.

DEPARTEMENTS.	NOMBRE		QUANTITÉS		
	des planteurs.	d'hectares	demandées à la culture.	donnant lieu à paiement.	exportées
			kil.	kil.	kil.
Bas-Rhin. . . .	4,628	2,149	3,800,000	3,163,312	331,888
Nord.	1,668	665	1,890,000	1,518,028	150,108
Ille-et-Vilaine. .	1,069	504	950,000	668,383	»
Pas-de-Calais. .	1,439	442	630,000	598,916	3,490
Lot.	6,245	1,780	1,240,000	1,131,262	»
Lot-et-Garonne.	4,788	2,787	1,900,000	1,172,340	»
	19,837	8,327	10,410,000	8,252,241	485,486

Revenus de la culture du tabac en 1839.

DÉPARTEMENTS.	SOMMES PAYÉES.	PRIX MOYEN par 100 kil.	PRODUITS DE L'HECTARE	
			en KILOGRAM.	en ARGENT.
	fr.	fr. c.	kil.	fr. c.
Bas-Rhin. . . .	1,371,985	43 37	1,621	684 92
Nord.	1,133,058	74 64	2,508	1,771 51
Ille-et-Vilaine. .	399,971	59 84	1,326	792 88
Pas-de-Calais. .	443,450	59 16	1,589	936 37
Lot.	980,755	86 68	647	550 98
Lot-et-Garonne.	874,842	74 62	427	314 22
Total. . . .	5,174,061	398 31	»	»
Produit moyen. . . .		66 38	1,653	841 81

Nous avons dit autre part que le tabac se fabriquait en France dans 10 manufactures qui n'emploient pas moins de 7 à 8,000 ouvriers. De ces manufactures, il y en a 9 qui fabriquent les tabacs
ordinaires à fumer et à priser, du prix de 7 fr. le
kilogramme, et les tabacs supérieurs à fumer, du prix
de 11 fr. 10 c. Celle de Marseille ne fabrique que des
cigares, soit en raison du peu d'étendue des bâti-
ments, soit parce qu'avant le régime du monopole,
ce genre de fabrication avait pris dans cette ville un
grand développement. Les manufactures de Morlaix
et Tonneins font plus spécialement des tabacs en
carotte ; celles de Lille et de Strasbourg ne préparent
que des tabacs dits de cantine, qui sont des tabacs à
priser ou à fumer de prix inférieur. Enfin, il n'y
a que Paris qui fabrique du tabac supérieur du prix
de 10 fr. 10 c. A lui seul il occupe près de 3,000

ouvriers, dont les 5/6es sont des femmes. (Demondésir.)

Les produits de toutes ces manufactures s'élèvent
à plus de 16 millions de kilogrammes, quantité supérieure à celle qui est annuellement consommée; de
cette façon, il n'est aucun accident qui puisse venir entraver la consommation. Pour produire ces
quantités de tabac, il y a toujours à peu près
11,500,000 kilog. de feuilles, et près de 18 millions de
matières en voie de fabrication, quantité supérieure
à celle de la consommation et qui doit être prête à
être livrée l'année suivante, afin de répondre aux
exigences d'un besoin plus grand, s'il avait lieu.

Pour éviter les encombrements qui causeraient
des pertes et rendre les fournitures aux différents
entrepôts plus faciles; pour faire aussi, comme
nous l'avons déjà dit, que l'écoulement des produits de chaque manufacture soit toujours assuré,
l'administration s'attachant d'ailleurs à maintenir
partout le même mode et la même perfection de
fabrication, la régie a imposé aux divers départements l'obligation de tirer leur tabac ordinaire, du
prix de 7 fr., de la manufacture qui est désignée
pour les desservir. M. Barral a dressé le tableau
suivant, qui fera connaître les départements que
chaque manufacture doit desservir, en même temps
que l'importance relative des diverses manufactures.

MANUFACTURES.		Tabac expédié
Paris . . .	Aube, Cher, Côte-d'Or, Eure-et-Loir, Indre, Indre-et-Loire, Loir-et-Cher, Loiret, Haute-Marne, Maine-et-Loire, Nièvre, Orne, Sarthe, Seine, Seine-et-Marne, Seine-et-Oise, Yonne. — En tout 17 départements, dont la population est de 6,504,018 âmes.	3,758,813 k. en outre 94,428 cigares de la Havane.

Strasbourg.	Doubs, Meurthe, Meuse, Moselle, Bas-Rhin, Haut-Rhin, Haute-Saône, Vosges. — 8 départements, comprenant 3,448,801 âmes.	1,988,178
Lille. . . .	Aisne, Ardennes; Marne, Nord, Oise, Pas-de-Calais, Somme. — 7 départements = 3,821,619 âmes.	3,572,439
Le Havre. .	Calvados, Eure, Manche, Mayenne, Seine-Inférieure. — 5 départements = 2,603,209 âmes.	1,035,848
Morlaix . .	Côtes-du-Nord, Finistère, Ille-et-Vilaine, Loire-Inférieure, Morbihan. — 5 départements = 2,620,278 âmes.	1,553,304
Bordeaux. .	Charente, Charente-Inférieure, Gironde, Landes, Basses-Pyrénées, Deux-Sèvres, Vendée. — 7 départements = 2,624,731 âmes.	816,903
Tonneins. .	Dordogne, Gers, Lot-et-Garonne, Hautes-Pyrénées, Vienne, Haute-Vienne. — 6 départements = 1,971,967 âmes.	593,307
Toulouse. .	Ariége, Aude, Aveyron, Cantal, Corrèze, Creuse, Haute-Garonne, Hérault, Lot, Lozère, Pyrénées-Orientales, Tarn, Tarn-et-Garonne. — 13 départements = 3,787,691 âmes.	720,470
Lyon et Marseille, où l'on ne fabrique que des cigares.	Hautes-Alpes, Basses-Alpes, Ain, Ardèche, Allier, Bouches-du-Rhône, Drôme, Gard, Isère, Jura, Loire, Haute-Loire, Puy-de-Dôme, Rhône, Saône-et-Loire, Var, Vaucluse. — 17 départements = 6,109,915 âmes.	2,165,078
	Total.	15.837,482 k.

La Corse ne figure pas dans ce tableau, parce que le régime du monopole n'y est pas encore appliqué.

Les quantités portées sur ce tableau, publié en 1843, ne sont plus la représentation fidèle de la consommation du tabac qui a considérablement augmenté, puisque nous avons vu qu'elle était à peu près de 20 millions de kilogrammes; de sorte que le calcul donné par M. Barral, qui établit une consommation individuelle de 190 grammes de tabac à priser, et de 287 grammes de tabac à fumer, en tout 477 grammes, juste en 1843, est aujourd'hui au-dessous de la vérité, puisque nous avons établi autre part que cette consommation était de 511 grammes, consommation qui, à l'heure qu'il est, s'est peut-être encore un peu augmentée.

Cette consommation est d'ailleurs très-variable selon les départements, ainsi qu'on peut le voir dans les deux tableaux publiés en 1843 par M. Barral. Les départements où cette consommation est la plus grande sont les suivants :

CONSOMMATION DE TABAC.

Départements.	En poudre.	A fumer.	Toute espèce.
Nord.	130 gr.	1,666 gr.	1,796 gr.
Pas de-Calais.. .	168	1,398	1,566
Haut-Rhin. . . .	269	909	1,178
Seine.	551	644	1,195
Bouches-du-Rhône	300	733	1,033

Ceux où elle est la plus faible sont :

Départements.	En poudre.	A fumer.	Toute espèce.
Lozère. . . . . _	106 gr.	38 gr.	144 gr.
Haute-Loire. . .	79	72	151
Charente	126	35	161
Tarn	128	35	163
Lot..	143	28	171
Gers.	126	43	167
Ariége	127	47	174

On peut remarquer que dans les départements où la consommation individuelle est la plus forte, la consommation du tabac à fumer l'emporte de beaucoup sur celle du tabac à priser, et réciproquement que ceux où cette consommation est la plus faible, c'est le tabac en poudre qui l'emporte sur le tabac à fumer. « C'est que l'usage du tabac à priser, dit M. Barral, est celui que l'on prend le plus facilement, et doit, par conséquent, dominer dans les contrées où la passion du tabac n'a pas encore pénétré. Lorsqu'au contraire on a vaincu le premier effort que demande l'usage de la pipe, le goût du tabac à fumer ne tarde pas à devenir dominant. D'autre part, l'usage du tabac à priser est en quelque sorte le privilége de la vieillesse, et dès lors cet usage prend très-peu d'extension. L'usage du tabac à fumer, adopté par la jeunesse et l'âge mûr, se répand beaucoup plus et s'accroît surtout dans les départements industriels, où se trouvent réunis un grand nombre d'hommes voués aux travaux des manufactures. C'est à peine si, dans ces huit dernières années (1835 à 1843), la consommation du tabac à priser s'est accrue de 600,000 kilog., tandis que celle du tabac à fumer s'est accrue de près de 3 millions de kilogrammes.

En parlant de la culture, nous avons dit un mot de l'importance que prend chaque jour davantage la culture du tabac de l'Algérie.

B. LÉGISLATION ÉTRANGÈRE.

La législation relative au tabac est connue dans vingt-neuf États différents, savoir : deux en Amérique, et vingt-sept en Europe.

Aux États-Unis, l'industrie du tabac se borne particulièrement à la culture, à la dessiccation, à la vente et à l'exportation des feuilles de tabac. Cependant on en fabrique aussi, mais seulement pour

la consommation intérieure du pays. La fabrication
et la vente sont parfaitement libres pour cette consommation ; mais il en est autrement pour les tabacs destinés à l'exportation. Dans ce cas, des *ins-
pecteurs-jurés* visitent les *boucauts* de manière à
constater la qualité et le bon état du tabac. A la vérité, cette vérification ne se fait pas toujours exactement dans la Virginie; tandis qu'au contraire,
dans le Maryland, non-seulement les tabacs sont
sévèrement inspectés, mais encore ils sont réellement classés, et les types, détachés des boucauts,
servent à conclure les marchés. Tous les tabacs qui
ne sont pas reconnus suffisamment bons ou beaux
sont réservés pour la consommation du pays ou
pour les expéditions qui se font en Hollande et aux
villes hanséatiques. L'exportation du tabac n'est, au
reste, soumise à aucun droit.

Voici, d'après M. Barral, auquel nous devons un
excellent travail sur le monopole des tabacs (1), un
aperçu général sur la culture du tabac dans les
États-Unis. Le nombre d'hectares que chaque année
on cultive en tabac s'élève environ à 60,000, répartis de la manière suivante :

Virginie.	26,000
Maryland.	14,000
États de l'Ouest (principalement le Kentucky).	20,000
	60,000

La récolte s'élève à 65 millions de kilog., sur lesquels il en est consommé 13 millions dans l'inté-

---

(1) *Du Monopole des tabacs.* Paris, 1843, p. 16.

rieur des États et exporté 52 millions, au prix moyen de 61 fr. les 100 kilog., ce qui fait monter à 32 millions de francs environ la valeur totale de l'exportation annuelle. Les tabacs exportés se répartissent ainsi :

<table>
<tr><td></td><td colspan="4" align="center">TABACS DE</td></tr>
<tr><td></td><td>Virginie.
Kil.</td><td>Maryland.
Kil.</td><td>États de l'Ouest.
Kil.</td><td>Totaux.
Kil.</td></tr>
<tr><td>Angleterre. . . .</td><td>13,600,000</td><td>226,667</td><td>2,992,000</td><td>16,818,667</td></tr>
<tr><td>France. . . . . .</td><td>3,400,000</td><td>226,667</td><td>272,000</td><td>3,898,667</td></tr>
<tr><td>Hollande. . . . .</td><td>2,720,000</td><td>7,253,333</td><td>1,904,000</td><td>11,877,333</td></tr>
<tr><td>Brême. . . . . .</td><td>2,720,000</td><td>7,480,000</td><td>1,904,000</td><td>11,704,000</td></tr>
<tr><td>Italie et Espagne.</td><td>1,360,000</td><td>»</td><td>2,720,000</td><td>4,080,000</td></tr>
<tr><td>Pays divers. . . .</td><td>3,400,000</td><td>»</td><td>»</td><td>3,400,000</td></tr>
<tr><td>Totaux. . .</td><td>27,200,000</td><td>15,186,667</td><td>9,792,000</td><td>51,778,667</td></tr>
</table>

Nous ne parlons ici que du tabac en feuilles. Quant au tabac fabriqué, les principales exportations consistent en tabac à mâcher, très-répandu dans toute l'Amérique, et surtout dans la Virginie, qui a la réputation de le bien fabriquer. Au reste, il est fort difficile de connaître la quantité de ces tabacs que chaque année l'on exporte, non plus que celle des cigares faits ou en tabacs indigènes ou en tabacs importés de la Havane et de Cuba.

Une liberté plus grande encore de culture, de fabrication et de vente règne dans les Antilles. L'exportation, d'ailleurs facultative, est seule soumise à un droit de sortie de 6 fr. 50 cent. les 46 kilog. ou le millier de cigares. Il serait à désirer qu'un contrôle fût exercé, dans ces îles, sur la fabrication des cigares, qui est concentrée entre les mains de gens dont la mauvaise foi est devenue proverbiale. (Barral.)

Le nombre des cigares qui se fabriquent dans l'île de Cuba est extrêmement considérable. C'est elle et surtout la Havane qui fournissent la majeure partie des cigares consommés dans toutes les parties du globe. Il se récolte chaque année, à la Havane, à peu près 3 millions de kilogrammes de tabac en feuilles, sur lesquels 250,000 kilog. sont exportés. De plus, il sort de ses fabriques au moins 200 millions de cigares, savoir :

Pour les États-Unis.	100,000,000
l'Angleterre	50,000,000
l'Espagne	20,000,000
la France.	10,000,000
les villes hanséatiques et autres contrées d'Europe. .	20,000,000

La récolte des autres parties de l'île de Cuba s'élève annuellement à 1,840,000 kilog. de tabac en feuilles, dont les quatre cinquièmes sont exportés, indépendamment d'une quantité considérable de cigares qui ne sont pas aussi estimés que les cigares de la Havane. Porto-Rico et la Terre-Ferme cultivent aussi une assez grande quantité de tabac, dont la plus grande partie est exportée; mais les cultivateurs sont de plus mauvaise foi encore qu'à Cuba; car ils refusent toujours de faire droit aux nombreuses réclamations nécessitées par leurs envois, et l'on ne saurait prendre trop de précautions dans les marchés que l'on passe avec eux. Le tabac dit de *Varinas* provient particulièrement de la Terre-Ferme.

La culture et l'importance commerciale des tabacs à Cuba paraissent avoir subi, depuis la publication de la brochure de M. Barral, quelques modifications que nous devons signaler.

La récolte annuelle de toutes les parties de l'île s'élèverait à 10 millions, sur lesquels le tabac de la

Vuelta de Abajo figurerait pour environ 6 millions et demi, répartis de la manière suivante :

	Libra.	70,000
	Injuriado 1ª. . .	330,000
Tabac de Vuelta	Id. 2ª. . .	600,000
de Abajo.	Id. 3ª. . .	1,300,000
	Id. 4ª. . .	2,000,000
	Capaduras	2,200,000
	Total.	6,500,000

Tabacs de Partidos et de la Tierra Adentro	3,500,000
Total général. . . .	10,000,000

On peut distribuer ainsi qu'il suit la consommation de cette quantité de tabac :

Tabac en feuilles *officiellement* exporté, environ.	2,000,000
Tabac en feuilles *non officiellement* exporté.	1,000,000
Tabac en feuilles confectionné en cigares.	7,000,000
Total	10,000,000

L'importance de la confection des cigares à la Havane, il y a une dizaine d'années, était à peu près de 400 millions, répartis ainsi :

Quantités exportées *officiellement* .	140,000,000
— *non officiellement*.	110,000,000
— consommées par les indigènes.	150,000,000
Total	400,000,000

La France entre pour la plus grande part dans les demandes de cigares qui sont faites à la Havane

Il est peu probable que cette fabrication ait pris un grand accroissement depuis cette époque, en raison de ce que la quantité de bonnes feuilles récoltées dans l'île est toujours limitée, et aussi parce que les principales fabriques, surtout celles qui tiennent à leur réputation, ne sont pas disposées à répondre à toutes les commandes qu'on leur fait, soit parce qu'elles craignent de gâter la main de leurs ouvriers, en les forçant à produire davantage, soit parce que n'ayant qu'une quantité prévue de tabac de qualité, elles préfèrent refuser de fabriquer que de s'exposer à donner des produits de qualité inférieure.

Pour terminer ce qui concerne les tabacs d'Amérique, nous allons rapporter quelques considérations présentées, en l'an VIII, par J. Peuchet, sur la culture, le commerce, l'impôt et l'exportation du tabac aux États-Unis.

Il est peu de contrées où le tabac ait été cultivé avec plus de succès que dans l'Amérique anglaise, surtout dans la Virginie et le Maryland. Leurs premiers colons en firent leurs occupations particulières, et l'étendue des plantations a été en raison du développement du goût des Européens pour cette plante.

La culture du tabac, dans l'Amérique anglaise, a pris une grande extension, surtout depuis la dissolution de la Compagnie d'Afrique, la liberté rendue à ce commerce ayant donné aux Virginiens et aux Marylandais les moyens de se pourvoir de nègres plus abondamment et à meilleur marché. Ce sont eux qui sont d'ordinaire employés à cette culture. Pour cela, ils sont réunis par bandes de sept ou huit, ayant en tête un inspecteur. Chaque nègre a une part du produit, et l'inspecteur une et demie ou même deux.

En 1777, la Virginie comptait 140,000 nègres.
Dans le Maryland, un nègre, pouvant faire chaque
année 600 livres et même jusqu'à 3,000 livres pesant de tabac quand il y emploie tout son temps, ne
coûtait alors à son maître d'entretien que 40 livres,
argent de France.

Dès le commencement du xviiie siècle, la quantité de tabac exportée a été véritablement considérable. Dans son rapport présenté au parlement, le
docteur Davenant l'a évaluée, année commune, de
dix ans finissant en 1709, à 28,856,666, qui, à
raison de 800 livres pesant par *hogshead* (muid ou
barrique), donnent environ 35,000 hogsheads. Cette
quantité s'est encore trouvée augmentée, vers 1736,
car on voit que le commerce de la Virginie et du
Maryland employait alors 200 vaisseaux et expor-
tait 45,000 hogsheads. On a constaté qu'il était
sorti, en 1740, de la baie de Chésapeak, 70,000
boucauts de tabac.

Nous ne considérons ici que la quantité de tabac
exporté annuellement des anciennes colonies anglaises en Angleterre, négligeant d'y comprendre
ce qui s'en consomme dans l'Amérique anglaise et
ce qui s'en exporte aux îles anglaises d'Amérique,
quantité dont on n'a aucune estimation.

Depuis l'indépendance des États-Unis, il n'est
pas probable que cette production ait augmenté, par
la raison que beaucoup d'États qui tiraient du tabac
d'Amérique par l'Angleterre le cultivent ou en tirent d'ailleurs, et que, de plus, le commerce que
les Américains eux-mêmes font de cette substance
ne lui offre pas un débouché aussi étendu que lorsque l'Angleterre le faisait exclusivement.

Selon M. Anderson, quand il fut question du bill
qui, en 1748, devait imposer le tabac, les mar-

chands publièrent un grand nombre de pamphlets contre ce projet. Ils citèrent à cette occasion les livres de la douane pour les années 1744, 1745, 1746, par lesquels, dirent-ils, il paraîtrait qu'il aurait été importé en Angleterre 40 millions de livres pesant ou 50,000 hogsheads de tabac.

Selon quelques auteurs, en 1750, l'exportation du tabac de la Virginie et du Maryland fut portée à 100,000 boucauts.

Douglass écrivait, en 1760, qu'en moyenne, on importait chaque année de la Virginie dans la Grande-Bretagne 35,000 hogsheads de tabac, et environ 30,000 du Maryland.

Enfin l'auteur de l'*Histoire des deux Indes* prétend que le commerce de tabac de la Virginie et du Maryland occupe 250 navires formant 30,000 tonneaux qui tirent des deux États 100,000 barriques ou hogsheads de tabac.

Au dire de quelques écrivains, en 1774, la France tirait tous les ans des colonies anglaises 30,000 tonneaux ou barriques de tabac du poids chacune de 9 à 1,100 livres, évaluées en somme à 250,000 livres sterling ou 6 millions de livres tournois.

La France et l'Angleterre consomment particulièrement le tabac de la Virginie, tandis que celui du Maryland passe plutôt en Hollande et en Allemagne.

La plus grande partie du tabac à fumer que les Anglais exportent se vend à Archangel. Aujourd'hui on y en débite moins qu'autrefois.

Les états d'exportation du 1er octobre 1796 jusqu'au 30 septembre 1797 font voir qu'il a été exporté en tabac des États-Unis, savoir :

Tabac en feuilles, 58,167 futailles de 12 à 15 quintaux chacune;

Tabac en poudre, 73,257 livres en poids;

Tabac en rouleaux ou haché, 12,805 livres en poids.

D'après M. Alf. Demersay (loc. cit.), la culture du tabac augmente sensiblement au Paraguay. L'exportation du district de Villa-Rica, qui, en 1814, n'était que de 16 arrobes et même moins encore sous l'influence de l'interdiction du commerce, s'élevait déjà, en 1846, à 60,000 arrobes, grâce aux débouchés ouverts par l'intervention anglo-française dans la Plata, et l'on prévoyait que l'année suivante l'augmentation ne s'arrêterait pas là.

Voici, d'après le même auteur, le tableau par localités du tabac récolté au Paraguay en 1829 :

	Arrobes (1)		Arrobes
Assomption.	1,200	*Report.*	37,300
Lambare.	400	Mamanbi.	400
San-Lorenzo	200	Urundy-Yuru.	1,500
Capiata	400	Catigua	2,000
Itagua.	2,000	Ypuita.	3,000
Ipane	500	Guarepoti	2,000
Guarembare	500	Piribebuy	2,500
Ita	400	Cariy	3,000
Angostura	300	Valenzuela.	1,600
Yaguaron	2,000	Arroyos	1,200
Paraguary.	1,000	Ajos.	1,000
Ybimbire.	600	Hyatai.	2,000
Carapuega	3,000	Villa-Rica.	6,000
Acaay.	3,000	Itape	2,000
Tobapy	2,000	Acanguazu.	4,000
Ybieni.	1,000	Caazapa.	1,000
Caapucu.	800	Yuti.	1,000
Quiquio	6,000	Villa-Réal	8,000
Agatafe	400	Neembucu.	4,000
Remolinos	300	San-Miguel.	1,200
Pirayu.	2,000	Santa-Maria-da-Fé.	1,200
Curupayti	700	San-Ignacio-Guazu	3,000
Caacupe.	400	Santa-Rosa	3,000
San-Roque	300	Santiago	4,000
Ipacaray.	300	San-Cosme.	2,000
Atira	2,000	Itapua.	3,000
Babati.	3,000	Trinidad.	600
Altos	1,000	Jesus	400
Aregua.	700	Bobi.	3,000
Limpio.	400	San-Pedro	2,000
Penon.	200		
Emboscada.	300	Total général.	106,900
A reporter	37,300		

(1) 12 kilog. 1/2.

Vers le même temps, chaque année, il sortait 45,000 arrobes de tabac, par la voie d'Itapua, comptoir ouvert aux seuls trafiquants Portugais. De 1831 à 1845, 2,050,000 kilog. de tabac ont été exportés. M. Alf. Demersay suppose que le Paraguay en produit aujourd'hui 450,000 arrobes, sur lesquels 200,000 environ sont versés dans le commerce.

Le prix du tabac a beaucoup varié. Celui de bonne qualité coûte depuis quelques années, à Villa-Rica, en moyenne, de 8 à 10 réaux l'arrobe; il peut atteindre 2 piastres si la récolte est mauvaise.

Les frais de transport sont considérables dans le pays, et les négociants étant d'ailleurs obligés de se soumettre à une longue série de formalités qui s'étendent jusqu'aux plus petits chargements, il en résulte que le tabac est comme frappé d'une véritable prohibition. (Demarsay.) Les droits d'exportation sont de 10 0/0. Ils sont acquittés en argent, à la douane, sur une taxe arrêtée d'après le cours de la place.

« A la marche que prennent les choses sur les bords de la Plata, dit M. Demersay, on peut croire que de longtemps encore la navigation des rivières ne sera point libre. C'est donc à Buénos-Ayres que la France devrait demander le tabac du Paraguay. Il devient dès lors intéressant de connaître le prix du fret à différentes époques, depuis l'Assomption jusqu'au siége du gouvernement des provinces argentines.

» Avant l'avénement du dictateur, il était de 1 réal 1/2 à 2 réaux par arrobe.

» Sous son règne, les expéditions n'avaient lieu qu'à de très-longs intervalles, et presque toujours pour le compte des propriétaires des navires.

» En 1844, l'arrobe se payait jusqu'à une piastre.

» Enfin, en 1846, lorsque le transport fut placé sous la protection des deux puissances médiatrices, les prix de l'arrobe variaient de 4 à 6 réaux 1/2.»

Dans le Danemark, la Suède, la Norwége, la Russie, la Hollande, la Belgique, le duché de Bade, le Wurtemberg, le grand-duché de Hesse, le grand-duché de Nassau, la Saxe, la Suisse (le Valais excepté) et la Hongrie, l'industrie du tabac est abandonnée à la libre concurrence. Aucun contrôle, aucunes mesures spéciales, n'entravent la culture, la fabrication et la vente des tabacs ; de sorte que, pour ces États, l'impôt du tabac ne consiste uniquement que dans les droits d'importation et les droits de patente de profession que paie chaque industrie, et, pour quelques-uns, dans le droit d'exportation ou de sortie. Dans le Danemark, et surtout la Suède et la Norwége, la culture du tabac est totalement libre ; mais la basse température de ces pays la rend à peu près insignifiante. Il est difficile de dire au juste quelle est la consommation individuelle dans ces États ; on présume qu'elle est dans le Danemark de 1 kilog. 030, et en Norwège de 0 kilog. 530 (Barral.)

Il y a quelques années, en Russie, il se récoltait à peu près 10 millions de kilogrammes, et il en était importé 2 millions ; ces quantités étaient entièrement consommées dans l'intérieur de l'empire, particulièrement comme tabac à fumer. Il est probable qu'aujourd'hui la consommation est plus considérable, car l'usage du tabac s'étend beaucoup en Russie.

Vers la fin du siècle dernier ou au commencement de celui-ci, il venait en Crimée, selon J. Peuchet, plusieurs sortes de tabacs, dont voici le détail, la qualité, la quantité et le prix :

Tabac de Yenidjé, 4,000 ocques, à raison de 2 piastres à 2 piastres et demie l'ocque (1).

Tabac dit *boktcha-tutun*, 4,000 ocques, en petites balles de 40 à 45 paras l'ocque.

Tabac kerdjalu, 10,000 ocques de 20 à 22 paras l'ocque.

Aba-tutun, 15,000 ocques de 30 à 35 paras l'ocque.

Tabac de Romélie à grandes feuilles, nommé *Roumelie-tutun* et *petridje-tutun*, 25,000 ocques de 14 à 15 paras.

Dizi-tutun, 20,000 ocques de 10 à 12 paras.

Tabac de Russie ou *kasak-tutun*, 30,000 ocques. Il y en a de deux espèces : l'une appelée *mariabache*, de 6 à 7 paras ; l'autre, *ouzun-sobac*, de 4 à 5 paras ; ces deux dernières viennent de Zapporowie et de l'Ukraine, par chariots de bœufs qui portent environ 1,000 ocques. Quant aux autres espèces de tabacs, ils viennent par mer de Varna, Bourgaz et Constantinople.

Tabac de Tombassar ou Dubossar, 10 à 12,000 ocques, à raison de 8 à 10 paras l'ocque ; il vient aussi par chariots du poids de 7 à 800 ocques.

Nous avons vu dans la magnifique collection de M. F. Delessert un paquet de tabac préparé dans la Tartarie de Crimée et rapporté par M. le docteur Léveillé. Ce tabac, dit d'*Alouchta,* paraît avoir été simplement desséché et rassemblé en plaques d'une vingtaine de feuilles. Nous disons plaques, parce que les feuilles sont étalées et superposées les unes aux autres ; elles paraissent avoir subi une

---

(1) L'ocque = 400 drachmes = 3 livres 2 onces ;
La piastre = 2 francs ;
Le para = 1 sou.

pression plus ou moins forte qui les a fait adhérer ensemble.

La Hollande récolte 2,500,000 kilog. de tabac, et en reçoit 13,500,000 kilog. de l'Amérique; mais comme elle exporte 2 millions de tabac cultivé dans le pays, et 11,500,000 de tabac exotique, il ne reste plus que 2,500,000 kilog., représentant le chiffre de sa consommation annuelle. Les tabacs y sont soumis à des droits d'importation, d'exportation et de transit; cependant comme la culture, la fabrication et la vente y sont libres, il en résulte que non-seulement il existe 24 fabriques importantes qui emploient 10,000 ouvriers et produisent à peu près 3,000,000 de kilogrammes, mais encore un nombre infini de petits fabricants qui débitent en même temps et se font concurrence.

Quant à la Belgique, elle ne récolte guère plus de 500,000 kilog. de tabac chaque année; mais l'importation lui en fournit environ 7 millions. Indépendamment d'un très-grand nombre de petits fabricants qui livrent surtout leurs tabacs aux contrebandiers qui le passent en France, on y compte 400 fabriques principales de tabac. Ainsi qu'en Hollande, ils paient des droits d'importation, d'exportation et de transit; mais les fabricants ont soin de soustraire à l'impôt une certaine partie de leurs produits. La consommation individuelle est en Belgique plus forte que dans les autres pays; mais il faut dire que la contrebande intervient pour une certaine part dans cette dépense; elle atteint le chiffre de 2 kilog. En Hollande, elle n'est plus que de 1 kilog. 310 par individu; dans le duché de Nassau, elle est de 1 kilog. 260; dans le royaume de Wurtemberg, elle est de 0 kilog. 706, et dans le duché de Bade, elle tombe à 0 kilog. 680.

En Angleterre, en Prusse et dans la Hesse électorale, l’industrie, bien qu’étant livrée à la libre concurrence de tous les fabricants, commence cependant à être le sujet d’impôts particuliers et de lois propres à assurer la levée de ces impôts. En effet, en Prusse et dans la Hesse électorale, indépendamment des droits d’importation et de patente de profession, il a été établi, par hectare, un droit de culture assez élevé. Dans la Hesse électorale, ce droit de culture est en moyenne de 60 fr. par hectare; on y récolte près de 500,000 kilog. de tabac dans 370 hectares, appartenant à environ trois mille planteurs. De plus on y importe à peu près la même quantité de tabacs étrangers; mais une certaine quantité des tabacs en sort pour aller dans les États de la Confédération germanique, et cette réexportation se fait moyennant une prime consistant dans la remise d’une partie des droits d’entrée payés par les tabacs étrangers.

Dans la Prusse, l’impôt des tabacs a été bien souvent modifié. C’est ainsi que Frédéric le Grand, en 1766, institua une régie des tabacs qui fut abolie en 1787; toutefois le privilége de la culture du tabac ne fut d’abord donné qu’à un petit nombre de cultivateurs. En 1798, cette culture a été reconnue entièrement libre; mais, en 1819, elle fut soumise à un droit établi d’après la quantité de tabac récoltée. Par cette mesure, l’impôt sur la culture du tabac se trouvait être de 1,875,000 fr. par an. Enfin, en 1828, le droit de culture a été établi sur la classe et la quantité de terre mise en culture. De cette façon, la perception des droits a été rendue plus facile, et l’on ne peut plus, comme par l’ancien système, en la cachant, soustraire à l’impôt une partie de la récolte. Le nombre d’hectares employés à la culture du tabac est de 10,100, produisant une moyenne de 12,500,000 kilog. Les droits de culture s'élèvent à 600,000 fr., ce qui fait environ 60 fr. par hectare. Le chiffre du tabac importé s'élève à 5,400,000 kilog. La consommation totale est de 17,320,000 kilog., qui représentent une moyenne de 1 kilog. 310 de consommation individuelle. Le produit total de l'impôt est de 2,950,000 fr., somme bien inférieure à celle de 6,750,000 fr. qu'il donnait sous Frédéric le Grand, et pourtant la Prusse s'est considérablement développée au point de vue de son territoire, de sa population et de l'usage que l'on y fait du tabac.

Malgré l'interdiction expresse de la culture et la liberté de concurrence, de fabrication et de vente du tabac, l'Angleterre retire chaque année des revenus considérables sur cette substance. En effet, outre un droit d'importation fort élevé, il existe des droits de licence, de fabrication et de vente qui élèvent à 80 millions de francs le revenu que produit cette matière. Voici comment on est arrivé à la forme législative qui régit les tabacs en Angleterre.

Le commerce du tabac, sous Jacques Ier, fut d'abord frappé de quelques droits de douane. Ce fut Charles Ier qui établit le monopole par l'État; mais bientôt, en raison de guerres civiles qui eurent lieu sous son règne, ce régime fut aboli et remplacé par des droits sur l'importation, la fabrication et la vente. « Ce système, dit M. Barral (1), donna naturellement lieu à un accroissement considérable dans la culture des tabacs indigènes qui avait été introduite dans les îles Britanniques sous Jacques Ier et qui

______

(1) *Du Monopole des tabacs*, p. 19.

n'avait pas encore pris une importance suffisante pour attirer l'attention du gouvernement. Mais à l'abri d'un impôt considérable établi sur les tabacs exotiques, la culture du tabac devient lucrative et menace les intérêts du trésor. Pour les garantir, le gouvernement républicain a recours immédiatement à une mesure énergique, et par un décret de 1652, il prohibe la culture d'une manière absolue. Cette mesure fut confirmée par Charles II lors de la restauration. Cependant l'Ecosse échappa à cette prohibition par une interprétation subtile, mais pourtant fondée de son union à l'Angleterre, et George III dut, par un statut de 1783, la rendre commune à cette partie du royaume britannique. Restait encore l'Irlande, qui, jusqu'en 1830, eut le droit de planter du tabac et de l'exporter ensuite dans la Grande-Bretagne aux mêmes conditions que le tabac des colonies, grevé de droits moins considérables que ceux qui pesaient sur les tabacs étrangers. Vers 1824, la culture de l'Irlande, qui d'abord était peu considérable malgré le tarif protecteur, prit un grand accroissement, et il en résulta pour le fisc un préjudice qui attira l'attention du gouvernement. Après une enquête du parlement, l'Irlande rentra, en 1830, sous la loi commune du Royaume-Uni. »

L'Angleterre consomme annuellement 10,506,160 kilogrammes de tabac, d'après une moyenne officielle de 14 ans, ce qui fait environ 0 kilog. 433 par individu. Cette quantité est à peu près entièrement fabriquée dans l'intérieur du pays par 741 fabriques employant ensemble 20,000 ouvriers. On y compte 156,850 débitants. Les droits d'importation sont de 7 fr. 66 c. par kilog. pour les tabacs en feuilles des possessions britanniques, et de 8 fr. 12 c. pour les tabacs en feuilles des autres provenances. Il entre en Angleterre chaque année 8,478,985 kilog. de feuilles produisant net 78,474,085 fr., et qui par l'introduction d'ingrédients étrangers pendant la fabrication, augmentant de 25 0/0, porte à environ 11 millions de kilog. la quantité de tabac qui se consomme annuellement. Les droits de licence pour la fabrication varient d'ailleurs avec l'importance de la manufacture, de 126 à 756 fr., et produisent net 156,318 fr. Les licences de débit sont de 6 fr. 14 c. par an et produisent net 1,067,134 fr. De sorte que le revenu net monte à la somme de 79,697,537 fr., près de 80 millions.

Dans le Portugal, la Toscane, le royaume de Naples, la Pologne et le Valais, l'industrie du tabac est affermée, comme autrefois elle l'était en France. Absolument interdite en Toscane et en Portugal, la culture est seulement restreinte à Naples et en Pologne, et permise dans le Valais, mais à la ferme seulement; l'importation, la fabrication et la vente sont complétement interdites, excepté à la ferme, dont le prix de bail forme la totalité de l'impôt. Dans le Portugal et le Valais il y a en plus un droit d'importation.

Le Portugal ne possède que trois manufactures; mais employant 1,600 ouvriers, elles produisent chaque année 1,300,000 kilog. de tabac, dont les deux tiers sont importés du Brésil. L'impôt total s'élève à 8,550,000 fr., comprenant 7,500,000 fr. que paie la ferme et 1,050,000 fr. montant du droit d'importation. La ferme est autorisée à livrer son tabac aux îles adjacentes et Macao; mais la fraude, qui se fait sur une assez grande échelle, lui enlève une partie de ses bénéfices.

Une seule manufacture, située à Florence et employant 361 ouvriers, alimente toute la Toscane. Cha-

que année il sort 402,300 kilog. de tabac, qui se
consomme dans le pays, ce qui fait 0 kil. 290 par
individu. L'État retire de la ferme 1,394,400 fr.

Le royaume de Naples récolte annuellement
500,000 kilog. de feuilles de tabac provenant de
400 hectares de terrain en culture. Outre cette quantité, l'importation en fournit 400,000 kilog.; la
réexportation n'en enlève au plus que 70,000 kilog.
Deux fabriques occupant 1,278 ouvriers produisent
750,000 kilog.; mais comme une contrebande active en introduit une grande quantité, on peut aisément augmenter d'un quart la consommation de ce
pays. Bénévent, la Sicile et Malte font particulièrement les frais de cette contrebande, Malte fournissant la majeure partie des cigares consommés par
les classes supérieures. Afin de réduire la fraude
autant que possible, la ferme a eu soin d'établir à
Naples deux magasins de vente uniquement destinés aux tabacs étrangers. Mais l'État participe aux
bénéfices qu'ils donnent, lesquels s'ajoutent aux revenus que la ferme paie annuellement et qui s'élèvent au chiffre de 4,048,000 francs.

En Pologne, la ferme paie chaque année une
somme de 1,200.000 fr. au gouvernement. La récolte s'élève à environ 1,200,000 kilog. de tabac
qui sont travaillés dans cinq fabriques, desquelles
sortent à peu près 1,600,000 kilog. de tabacs entièrement consommés dans le pays, ce qui porte la
consommation individuelle à 0 kilog. 331.

Quant au Valais, il ne paie au gouvernement
que 6,800 fr. pour 24,000 kilog. seulement que la
ferme fabrique chaque année.

Dans l'Espagne, le duché de Parme, les États
sardes (terre ferme et île de Sardaigne), les États
romains, l'Autriche, moins la Hongrie, l'industrie

du tabac est soumise au régime du monopole appartenant à l'État. La culture, expressément interdite en Espagne, dans les États sardes et le duché de Parme, est seulement restreinte dans l'île de Sardaigne, les États romains et l'Autriche. L'impôt est constitué par le bénéfice du prix de vente fait sur le prix de revient de la fabrication.

« On conçoit, dit M. Barral, que durant ces dernières années, les circonstances politiques ont dû considérablement diminuer en Espagne les revenus de l'impôt sur le tabac. En 1805, l'impôt produisait 42 millions et cependant, en 1834, une Compagnie de banquiers de Madrid ne proposait que 21 millions pour prendre en ferme le monopole. Il est probable que l'impôt est loin d'atteindre ce dernier chiffre aujourd'hui. Malgré le grand nombre de douaniers chargés de réprimer la fraude, on peut affirmer que la plus forte partie de la consommation est alimentée par la contrebande; on ne saurait donc déterminer la consommation individuelle d'après les ventes légales, les seules que l'on connaisse. »

Le duché de Parme ne possède qu'une seule fabrique, mais elle produit annuellement 150,000 kil., représentant un revenu brut de 600,000 fr. La consommation individuelle est assez forte, car elle est de 0 kilog. 800 à peu près.

Les États sardes de terre ferme possèdent trois manufactures, qui sont placées à Turin, Gênes et Nice. Elles produisent 1,500,000 kilog. de tabac qui sont entièrement consommés dans le pays. Les tabacs d'Espagne et de l'île de Sardaigne sont les seuls que l'on y importe ainsi que des cigares de la Havane. Le revenu net est de 7 millions de francs, tous les frais et les remises aux marchands déduits. La consommation individuelle ne s'élève qu'à 0 kilog. 380.

La culture du tabac est permise dans l'île de Sardaigne. Parmi les produits de la récolte, qui s'élève à 170,000 kilog., 80,000 sont d'ordinaire envoyés à la manufacture de Turin; le reste se consomme dans le pays, où il n'est importé que fort peu de tabac étranger.

. La culture dans les États romains produit à peu près 550,000 kilog. de tabac en feuilles; mais cette quantité est loin de suffire aux besoins de la régie. En effet, la consommation annuelle est de 900,000 kilog., ce qui fait 0 kilog. 295 par individu. De plus, en vertu d'un traité conclu avec le gouvernement, 200,000 kilog. de tabac récolté dans la province de Bénévent sont, tous les ans, livrés à la ferme de Naples. Rome, Bologne et Chiavadella possèdent chacune une manufacture, qui ensemble produisent un grand nombre d'espèces de tabac dont les prix sont assez variés et élevés. Nous ne possédons presque aucune donnée sur le chiffre de l'impôt que le gouvernement tire de cette industrie; mais le prix élevé du tabac doit faire supposer qu'il est considérable.

A l'exception de la Hongrie, qui jouit de la faveur spéciale de cultiver librement le tabac, ce qui constitue une grande partie de la richesse du pays, la culture de cette plante est restreinte dans les divers États autrichiens. Néanmoins cette culture produit en Autriche à peu près 20 millions de kilogrammes de qualité inférieure qui nécessite son mélange avec des feuilles importées de Hongrie, du Levant et d'Amérique pour en faire des tabacs fabriqués d'espèces très-variées et dont quelques-unes ne sont pas sans réputation. Le revenu que cette industrie produit au gouvernement autrichien est absolument inconnu.

ADMINISTRATION DES TABACS.

En France, l'administration des tabacs ressort du
ministère des finances ; elle y forme une division
sous la direction supérieure d'un directeur général.
Celui-ci a sous ses ordres un chef spécial ou administrateur dont la division comprend trois bureaux.

Cette administration a été séparée de celle des
contributions indirectes dont elle dépendait. A partir
de ce moment où elle a acquis ainsi une vie propre,
elle s'est occupée de la fabrication avec un redou-
blement de soins. Les tabacs à priser, déjà de bonne
qualité, sont devenus meilleurs. On a fait entrer dans
le scaferlati une plus forte proportion de tabac étranger qui coûte moins cher, et le tabac à fumer s'est
ainsi amélioré ; on s'est conformé au goût du con-
sommateur en lui fournissant des cigares de la Havane et de Manille achetés soigneusement. En ce moment, l'habile administrateur qui est à la tête de la
régie s'apprête à livrer à la consommation des cigarettes dont le trésor aura le monopole, et qui
seront ployées dans un papier particulier fabriqué par
la régie elle-même avec les côtes des feuilles de
tabac. Ce produit nouveau de l'industrie de l'État
a figuré à la vente de la reine pour les victimes de
la Guadeloupe. Mais de tous les perfectionnements
introduits dans la régie, aucun n'a eu de plus
grands effets que la création d'une école des tabacs
recrutée à l'École polytechnique. Les habitudes d'a-

nalyse et de précision qui ressortent de l'enseignement de cette école s'introduisent de plus en plus
dans la fabrication des tabacs, qui déjà comptait
parmi ses régisseurs des hommes distingués, et assurent aux produits de la régie une supériorité incontestable (1).

Un conseil supérieur est chargé de décider toutes
les questions qui se rattachent aux achats à faire
et à la fabrication. Il y a dix manufactures établies
en France : à Paris, à Lille, au Havre, à Morlaix, à
Bordeaux, à Tonneins, à Toulouse, à Strasbourg, à
Lyon et à Marseille. Chacune d'elles est dirigée :
1° par un régisseur responsable de tous les travaux
qui s'y exécutent; 2° par un inspecteur chargé de
présider à la fabrication; 3° par un contrôleur auquel est attribuée une surveillance active sur toutes
les opérations; mais il n'a le pouvoir de rien faire
exécuter.

Ces trois fonctionnaires, presque toujours pris,
depuis 1831, parmi les élèves de l'école polytechnique, composent un conseil supérieur de la manufacture, ayant droit de trancher toutes les questions
de service intérieur.

On a établi trois cent cinquante-sept entrepôts
auxquels les tabacs qui sortent des manufactures
sont vendus et expédiés sur les demandes des entreposeurs. Ceux-ci ne doivent s'adresser qu'à une
seule manufacture pour les tabacs ordinaires. Cette
précaution est utile, afin que de cette façon toutes
les manufactures soient assurées d'écouler toujours

---

(1) Tiré d'un rapport adressé au ministre des finances par
M. le vicomte Henri Siméon, et reproduit dans un article du
Journal des Débats à la date du 4 juin 1843.

leurs produits à mesure qu'ils se fabriquent ; sans
elle, il arriverait certainement, quoique le même
mode de fabrication soit partout le même, que, par
suite de préjugés, il y ait encombrement des produits de certaines d'entre elles. Enfin, c'est aux entreposeurs que les débitants s'adressent pour tout le
tabac qu'ils livrent en détail à la consommation.

« D'un autre point de vue, dit l'article des *Débats*
déjà cité, l'administration des tabacs est non moins intéressante à observer. Comment organiser le travail,
comment inspirer de la sécurité à cette foule
d'hommes dont les bras sont employés dans les manufactures royales, sans compter 350 employés à la
culture et aux bureaux, et 29,000 débitants qui relèvent de l'administration des contributions indirectes? La régie occupe 5,100 ouvriers. Ils sont pater-
nellement gouvernés. Au lieu de mener une vie
nomade, comme les ouvriers de l'industrie privée,
qui vont d'un atelier à l'autre, obéissant tous les
jours à de nouveaux maîtres, exposés chaque jour à être
privés du salaire qu'ils recevaient la veille, ils forment une population fixe, sédentaire, recevant une
rétribution suffisante, qu'on ne renvoie jamais tant
qu'ils se conduisent bien. Leur hygiène est l'objet
d'une attention soutenue qui porte ses fruits. Dans le
nombre sont 400 enfants. On n'avait pas attendu la
loi sur le travail des enfants pour régler leur la-
beur ; tous ces enfants reçoivent l'éducation primaire
et religieuse. En cela, l'administration des tabacs donne
depuis quelque temps l'exemple le plus consolant et
fait beaucoup d'honneur au gouvernement. Le directeur actuel a pris des soins particuliers pour qu'à
cet égard les fabriques de tabac fussent dignes d'ê-
tre citées comme modèles. Le service de salubrité
lui est redevable pareillement de plusieurs perfectionnements. »

VENTE DES TABACS.

Nous empruntons au travail de M. Barral (1) les détails suivants sur la vente des tabacs :

« La vente des tabacs est actuellement confiée à 29,000 débitants spéciaux, soumis à un cautionnement fixé à raison de la population et s'élevant, du minimum de 50 fr. dans les petites localités, au maximum de 1,500 fr. à Paris. Il leur est fait une remise totale de 15 millions ; de telle sorte que chaque débitant fait un bénéfice moyen de 480 fr. La garantie certaine de la bonne foi mise dans la vente des tabacs fabriqués par l'État repose tout entière sur le mode qui consiste à en charger des agents commissionnés et révocables. Il faut, en effet, que les débitants vendent tous au même prix une marchandise qui ait la même qualité ; il faut qu'on puisse s'assurer que le tabac, substance qui se détériore au simple contact de l'air, soit toujours dans un bon état de conservation, reste pur de tout ingrédient étranger, comme argile ou chicorée, matières que la fraude y mêle souvent, et ne soit pas humecté ; il faut aussi empêcher que les débitants puissent vendre du tabac de contrebande. C'est en vain que l'on chercherait à obtenir la réalisation de ces conditions préservatrices des droits des consommateurs et des droits du Trésor, si

____

(1) *Du Monopole des Tabacs*. Paris, 1848.

l'on accordait le droit de vendre du tabac à quiconque présenterait certaines conditions de solva-
bilité et de bonne foi, et paierait une licence, car
la fraude présenterait trop d'avantages, pour qu'on
ne fût pas encouragé à lutter contre une pénalité
peu rigoureuse, quand on considère surtout qu'on
ne saurait plus aujourd'hui employer ces barbares
moyens de répression d'autrefois, qui ne parvenaient
cependant pas à arrêter la contrebande. C'est à
peine si l'on pourrait soumettre les débitants libres
aux visites des agents du contrôle ; bientôt ces visites passeraient pour vexatoires et inquisitoriales,
deviendraient odieuses ; et, en supposant qu'elles
pussent amener la constatation du délit de fraude,
les magistrats ne sauraient appliquer une peine bien
grave au marchand coupable d'avoir ajouté quelques grammes d'eau à une substance aussi peu nécessaire que le tabac. La régie, au contraire, pouvant révoquer ses agents, en cas d'infidélité ou d'in-
fraction aux règlements, et leur ôter ainsi leurs
moyens d'existence, exercera une surveillance tout
à fait efficace. »

On est dans la coutume de ne donner les bureaux
de tabac qu'au fur et à mesure de leurs vacances,
et à d'anciens employés sans fortune ou à des veuves
de militaires sans ressources. Le titulaire précédent
n'a aucune influence sur la transmission de sa
charge. Paris seul fait une exception à cette règle ;
car tout débitant peut se démettre de ses fonctions
en faveur d'un acquéreur, à la condition que celui-ci apportera deux démissions. Cette mesure permet au Gouvernement de disposer d'un bureau en
faveur d'une personne qui mérite sa bienveillance.
Cette faculté, spéciale à Paris, n'y est établie que
parce que, en général, la vente du tabac n'y est, le

plus souvent, qu'un accessoire à un autre commerce, en raison du prix élevé des loyers et des
frais que nécessiste l'établissement. Sans approuver
les trafics électoraux que l'on a pu faire des bureaux de tabac et des bureaux de poste, on doit
avouer que c'est un moyen de récompense placé
très-justement entre les mains du pouvoir. (Barral.)

CONSIDÉRATIONS GÉNÉRALES SUR LA CULTURE DU TABAC EN FRANCE.

M. de Truchet a fait paraître, en 1816, un
mémoire intitulé : *Sur la nécessité d'étendre la
culture du tabac en France*, et qui mérite de fixer
l'attention de la régie, si toutefois il n'a pas déjà été
une des causes de l'autorisation de cultiver le tabac,
accordée aux départements des Bouches-du-Rhône,
du Var et de la Gironde, en vertu des deux décrets
impériaux du 26 juillet 1852 et du 17 novembre
1854. Il faut en effet remarquer, d'une part, que la
consommation va sans cesse croissant, sans que l'on
puisse prévoir la limite à laquelle s'arrêtera cette
consommation ; de l'autre, que les tabacs deviennent chaque jour plus rares sur les marchés et sur
tous les points du globe ; de sorte que si l'on veut
répondre à la consommation à venir, il faudra bien
de toute nécessité arriver à augmenter le nombre
des permis de culture de cette plante.

Nous avons dit ailleurs que le tabac pouvait être cultivé dans une foule de localités et donner des produits différents. Nous avons dit aussi qu'il n'était pas impossible de saisir les circonstances qui font que certains tabacs étrangers ont des qualités supérieures qui les font préférer. D'un autre côté, nous savons que la manière de cultiver le tabac entre pour une grande part dans les propriétés qu'il acquiert en mûrissant : que, par exemple, quand on étête avec soin les plants en n'y laissant que peu de feuilles, la séve, au lieu de se porter sur les organes de la reproduction, se concentre dans les feuilles, qui deviennent plus amples, plus charnues, et donnent un *tabac gras*, doux au toucher, très-propre à la fabrication du tabac à priser; qu'au contraire, si l'on abandonne la plante à elle-même, ou si on lui laisse une plus grande partie de ses feuilles, celles-ci sont plus minces, plus sèches et d'une couleur plus claire; qu'en un mot, elles donnent un *tabac maigre* beaucoup plus propre à la fabrication des tabacs à fumer. Nous savons encore que les feuilles de tabac des pays chauds et secs ont un aspect, un goût et une odeur balsamique que ne possèdent pas les feuilles du même tabac récoltées dans des lieux plus froids et plus humides. Or la France, qui possède la Corse et l'Algérie, est, sous ce rapport, assez admirablement partagée pour qu'il lui soit possible de cultiver tous les tabacs dont elle a besoin, sans qu'il soit utile d'avoir recours aux tabacs étrangers, qui peuvent un jour venir à manquer. Si, en 1788 déjà, Letrône se croyait en droit d'avancer que nos bons crus étaient supérieurs à ceux de la Virginie, quelle serait donc sa manière de penser à l'égard des tabacs de l'Algérie? Le tabac des cantons riverains du Lot, dit

M. Berton, avocat (1), ceux des bassins de la Dor-
dogne, de Bretenoux à Souillac, occupent le premier
rang ; ils rivalisent avec le Virginie. Ceux de Tonneins
et de Clérac se rapprochent davantage du Maryland.
Nous pensons, en conséquence, qu'avec les tabacs
de l'Algérie ou de la Corse, ou même ceux de nos
départements du Midi, et les tabacs des autres pays
plus septentrionaux, on peut faire à peu près tous les
tabacs qui sont aujourd'hui livrés à la consommation.
Et Napoléon nous semble avoir parfaitement compris
ces idées dans son décret du 29 décembre 1810,
lorsque après avoir signalé, entre autres abus résultant
de la liberté de fabrication, celui d'une sorte de monopole parmi le petit nombre de grands fabricants,
il ajoute · « Nous avons jugé que toutes les considérations, même les intérêts de l'agriculture, veulent que la fabrication du tabac ait lieu par une
régie au profit du trésor. La culture se trouvera
suffisamment garantie et protégée lorsque nous im-
poserons à la régie l'obligation *de ne fabriquer ses
tabacs qu'avec les produits du sol français...* » C'est
donc avec raison que M. de Truchet déduit de sa
dissertation la conclusion suivante :

« Tout nous démontre que les tabacs français
(bien appropriés), surtout les méridionaux vieillis,
peuvent suffire à une excellente fabrication ; que
non-seulement ils ne doivent pas être considérés
comme inférieurs à aucuns de ceux du continent,
mais que même ils peuvent égaler ceux de Hongrie,
surpasser ceux de Hollande, effacer les meilleurs de
l'Europe, à l'exception de ceux de Latakié et
du Levant ; que, loin de restreindre sa culture,

---

(1) *Du Régime des tabacs dans ses rapports avec les intérêts de leur culture en France.* Paris, 1844, p. 16.

qui la mettrait à la dépendance de l'étranger,
la France doit au contraire l'étendre par le besoin
qu'a le peuple de profiter de toutes les industries et
d'occuper ses bras, par la nécessité d'ouvrir de nouveaux débouchés au commerce pour remplacer ceux
des colonies, du Levant, qu'elle a perdus; que le
décret du 10 décembre 1810 doit rigoureusement
être interprété, quant au mot *exotique*, pour les
seuls tabacs d'Amérique ou du Levant, lorsque les
tabacs méridionaux auront vieilli, et que ceux du
Bas-Rhin seront rectifiés à la cueillette et à la dessiccation. Une considération non moins importante,
qui n'est que trop sentie, c'est d'empêcher l'expor
tation du numéraire. »

Si, en 1810, Napoléon entrevoyait la possibilité
d'arriver à ne fabriquer les tabacs qu'avec les produits du sol français ; si, en 1788, Letrône formulait
une aussi bonne opinion de nos tabacs ; si, en 1816,
M. de Truchet avait à peu près les mêmes idées, bien
que plus modestes ; si, en 1844, M. Berton assure
que nos tabacs du midi de la France peuvent rivaliser avec ceux de Virginie et du Maryland, nous
pouvons avancer que ce qui était reconnu possible à
ces différentes époques est à plus forte raison bien
plus possible encore aujourd'hui que nous avons un
des meilleurs tabacs du monde, celui de l'Algérie, et
tout fait supposer qu'un jour nous serons complète-
ment affranchis du tribut de 11 millions environ que
nous donnons à l'Amérique, et de celui de près de
4 millions que nous payons à diverses parties de
l'Europe ; en tout, près de 15 millions pour les tabacs étrangers, et n'étaient les avantages que le
trésor trouve à acheter les tabacs d'Amérique, il est
probable que la quantité achetée à cette partie du
monde serait bien moins forte. Au reste, le tabac

du Paraguay, transporté dans des latitudes plus
tempérées, y garde ses caractères et ses qualités.
Les essais tentés par la régie dans nos départements
de l'Est ne laissent aucun doute à cet égard.
(Demersay.)

D'ailleurs la culture du tabac n'a sans doute pas
dit son dernier mot, et nous sommes toujours étonné
des différences du résultat que l'on obtient dans les
deux pays d'extrêmes températures qui, chez nous,
fournissent le tabac. Quand, par exemple, en
jetant un coup d'œil sur l'un des tableaux précédents, nous comparons le chiffre de 2,503 kilog.,
d'une valeur de 1,771 fr. 51 c., produit par 1 hectare de terrain dans le département du Nord, avec
celui de 427 kilog., d'une valeur de 314 fr. 22 c.,
produit également par 1 hectare de terrain dans le
département de Lot-et-Garonne, nous devons nous
demander pourquoi il existe une aussi grande
différence entre les revenus que donne tel ou tel
hectare. Nous comprenons qu'une même étendue
de terrain rende moins dans la proportion d'un
dixième, d'un huitième ou même d'un quart; mais
la proportion d'environ cinq sixièmes est tellement
différente qu'il y a lieu de s'en étonner et de rechercher, pour le cas spécial qui nous occupe, quelles
sont les causes de cette énorme disproportion. Peut-
être n'a-t-on pas suffisamment étudié, pour ces pays
méridionaux, les circonstances utiles à une plus
grande production, tout en conservant au produit les
qualités qui le font rechercher. De ce que le pays
est plus chaud et plus sec dans le Midi, il en résulte
que chaque pied de tabac doit être plus maigre et
que par conséquent chaque hectare doit contenir un
plus grand nombre de pieds sans se nuire réciproquement. De ce que les chaleurs sont plus grandes

et plus longtemps continuées, c'est-à-dire commençant plus tôt et finissant plus tard, il en résulte que
le tabac peut mieux mûrir et qu'il peut être été
plus tard. Ces considérations, qui devraient conduire
la régie à permettre dans le Midi un plus grand
nombre de pieds à planter dans chaque hectare et de
feuilles à conserver sur chaque plant, semblent
avoir été prises par elle au contre-pied de la lettre.
En effet, tandis que l'hectare de terrain ne doit recevoir que 10,000 pieds rendant 10 quintaux métriques
dans l'arrondissement de Cahors, 8.12 dans celui de
Figeac, 6.76 dans celui de Gourdon, d'après la statistique officielle de la France ; au contraire, la régie accorde un plus grand nombre de pieds par
hectare et plus de feuilles par pied, rendant en
quintaux métriques, à Strasbourg, 19.87 ; à Schelestadt, 15.52 ; à Béthune, 22.52 ; à Hazebrouck,
19.45 ; à Lille, 27.33. A Aiguillon, le rendement
par hectare descend à 4.62 et même à 3.83 dans
la région de Tonneius, d'après la statistique générale
agricole. (Berton, *loc. cit.*)

Par ces observations, il nous semble démontré
que l'on ne sait pas au juste quelle est la limite
exacte où il faut s'arrêter pour tirer le meilleur
parti d'un hectare de terrain et d'un pied de
tabac. Ainsi, bien que l'obligation imposée aux cultivateurs de se renfermer, pour la culture du tabac,
dans les termes de leurs permis, soit utile, il n'en
faut pas moins reconnaître qu'elle peut être une véritable entrave aux progrès de cette culture.

On conçoit, d'après ce qui vient d'être dit seulement, comment M. Michel Berton, dans son mémoire
adressé au conseil général du département du Lot, a
été conduit à proposer les conclusions suivantes :

« 1° Rentrer dans l'esprit de la loi du 28 avril

1816, qui impose à la régie l'obligation de demander au sol français les cinq sixièmes des tabacs qu'elle fabrique. Toutefois la proportion des cinq sixièmes serait trop forte comme minimum de la culture française, vu le grand accroissement de consommation survenu depuis vingt-huit ans. Ce premier vœu ne tend qu'à changer un mot dans l'art. 2 de la loi de 1835 sur les tabacs, et à le modifier ainsi : *Le ministre des finances est autorisé à répartir le nombre à cultiver*, *de manière à assurer* **AU MOINS LES QUATRE CINQUIÈMES** *des approvisionnements des manufactures royales en tabacs indigènes ;*

» 2° Essayer dans nos contrées la culture des tabacs légers, propres au scaferlati et aux cigares et similaires du *Maryland;*

» 3° Relever le tarif des prix à un taux qui offre au propriétaire, main-d'œuvre payée, un revenu net proportionnel aux prix des terrains de choix consacrés à la plantation ;

» 4° Rentrer pour le classement des tabacs dans le texte des lois de 1810, 1814 et 1816, qui n'admet que trois qualités ;

» 5° Faire élire par les principaux planteurs les experts qui les représentent, et le tiers expert, par le préfet en conseil de préfecture. »

Dans la troisième partie de son travail (1), M. E. Larrieu s'élève fort contre la culture du tabac en France, et tandis que quelques auteurs dissertent pour prouver qu'il est nécessaire d'étendre cette culture, il s'évertue à prouver le contraire. Voici ses raisons principales · en abolissant la culture du tabac,

______

(1) *De la Question du tabac*. Paris, 1845.

1o On achèterait la matière première moins cher, et on augmenterait conséquemment le revenu en proportion de l'accroissement inévitable de la consommation ;

2o On éviterait les inconvénients d'une culture partielle, qui ne peut qu'entretenir la fraude, et qui a, en outre, le grand tort de ne favoriser que quelques propriétaires privilégiés;

3o On restituerait à l'agriculture des terres qui, avec notre climat, ne sont nullement propres à la culture du tabac, et qui, dès lors, n'en peuvent produire que du plus détestable ;

4° On ferait une économie de 10 millions de francs environ;

5° On augmenterait l'importance de notre navigation marchande en lui fournissant un nouvel et puissant aliment dans les tabacs exotiques;

6o Enfin on trouverait, pour les produits réellement propres à notre sol et à notre climat, une nouvelle source de débouchés.

Ces considérations sont basées sur la déposition que M. Baude, membre de la Chambre des députés, fit en 1837 devant la commission d'enquête.

Nous rapportons textuellement la réponse de M. Baude à une question qui lui fut faite à l'occasion des idées qu'il avait émises en 1835 sur la suppression de la culture du tabac en France comme devant procurer au trésor un bénéfice annuel de 10 millions.

« La culture du tabac dans huit de nos départements impose au trésor des charges ou des pertes de bénéfices dont la somme est très-supérieure à celle des profits qu'elle peut apporter aux planteurs. Ceux-ci ne gagnent pas sur le tabac plus de 1,200,000 fr. au delà de ce qu'ils pourraient gagner sur toute autre culture; c'est la valeur du privilége ; le reste est la compensation des entraves dont l'exercice de la régie charge les cultivateurs. Quant aux 10 millions que la suppression de la culture procurerait au trésor, voici comment ils se composeraient :

« D'après les comptes de l'administration des finances, les frais et traitements payés dans les départements où la culture est autorisée s'élèvent, pour la surveillance spéciale des planteurs, à . . . . Fr.   250,527
Les expertises des feuilles, à . . .   116,403
Les vérifications, à   38,813
La répression de la fraude, à . . .   406,369
————
812,112

» Il est incontestable que si ces huit départements étaient mis sur le même pied que les soixante-dix-huit autres, ces 812,112 fr. disparaîtraient du budget.

» Les frais de magasin sont de 1,076,000 fr.; ces établissements, différents des manufactures, sont placés dans les pays à tabac; on y recueille les feuilles fournies par la culture, et leur dissémination est une cause de dépenses considérables. Dans le système d'approvisionnement extérieur, on le réduirait aux magasins des manufactures; les frais généraux n'en seraient point augmentés pour cela, et certainement c'est porter très-haut les frais de détail dont ces magasins seraient grevés, que de les évaluer à 376,000 fr.; on obtiendrait donc une économie de .   700,000

» Des magasins les feuilles de tabac indigène sont transportées aux manufactures; il coûte pour cela 1,017,636 fr. Aucun de nos départements ne fournit une nature de tabac qui puisse, seule ou en très-grande partie, fournir la matière d'une bonne fabrication. La régie est obligée de faire des mélanges très-compliqués, et, à cet effet, elle répartit entre toutes les manufactures les produits de chaque pays de culture ; il en résulte un enchevêtrement de transport fort dispendieux. Nos manufactures, hors celles de Paris, de Toulouse et de Lyon, sont toutes voisines de la frontière ; des tabacs exotiques y arriveraient en masse par mer ou par des rivières, et la réduction probable des frais de transport serait de . . . 600,000

» Les achats annuels de tabacs indigènes sont de 8,109,000 fr. ; la régie avoue, dans ses comptes rendus, qu'ils sont inférieurs en qualité et supérieurs en prix aux tabacs étrangers. M. Humann, qu'on ne saurait soupçonner d'être défavorable aux planteurs, a déclaré qu'en Alsace le monopole de la culture avait élevé le prix du quintal de 36 à 44 fr., c'est-à-dire de 22 0/0. Les tabacs d'Alsace sont les derniers de tous, et je crois que dans d'autres parties de la France le renchérissement a été plus fort. Mais ce n'est pas chez nous, c'est chez l'étranger qu'il faut chercher des termes de comparaison entre les deux

systèmes, et d'après le cours du commerce, je n'hésite pas à porter à 30 0/0
la différence des prix ; elle constitue,
au désavantage de l'approvisionnement
à l'intérieur, une différence de . . .   2,432,700

» De l'infériorité de qualité de nos
tabacs indigènes résulte la nécessité de
les relever, dans la fabrication, par le
mélange de tabacs d'une qualité supérieure, et l'exagération de la demande
de ces qualités donne aux prix une
hausse artificielle. Des tabacs exotiques,
moins chers que les nôtres, n'auraient
pas besoin de ces additions dispendieuses, et les qualités que nous recherchons exclusivement retomberaient à
leurs prix naturels. La combinaison
actuelle paraît coûter annuellement
1,500,000 fr. qu'on pourrait économiser ; ci   1,500,000

» Les plus grandes pertes qu'éprouve
la régie proviennent de la fraude, et la
fraude est de deux espèces : l'une
s'exerce sur les tabacs indigènes et
l'autre à la frontière. La première est
la plus difficile à évaluer, même approximativement ; cependant, si l'on
considère que les départements à culture sont ceux où l'on fume le plus,
et si l'on en compare la consommation
à celle des départements placés dans
des circonstances analogues et où le
produit des ventes est beaucoup plus
considérable, on ne peut s'empêcher de
reconnaître que cette fraude est fort

étendue. Si, lorsque la vente moyenne
de tous les départements de la France
est de 175 grammes à fumer par individu, elle est dans le Lot de 15 grammes, et dans le Lot-et-Garonne de
31 grammes ; si, dans le Bas-Rhin, on
vend par tête 327 grammes de moins
que dans le Haut-Rhin, la fraude est
sans doute pour beaucoup dans ce résultat : un planteur se croirait désho-
noré s'il achetait son tabac, et la régie
a beau compter les feuilles sur la plante
et dans le séchoir, il lui est impossible
de tout voir et de tout constater. Au
nombre des preuves qu'on pourrait en
donner, je me bornerai à remarquer que
sur 68,450 fr. de primes pour la répression de la fraude sur le tabac à l'intérieur, 41,487 fr. 88 c. ont été distribués
dans les départements de culture. Quant
à la contrebande, s'il est vrai que les
saisies atteignent un sixième des mar-
chandises introduites, elle ferait entrer
3 millions de kilogrammes de tabac,
ou, en d'autres termes, la matière im-
posable de 11 millions de droits ; elle
est excitée par la différence des qualités
plus encore que par celle des prix, et
porte principalement sur des tabacs à
fumer ; c'est la branche la plus nécessaire de notre fabrication ; l'amélioration
de qualité qui résulterait de l'emploi
des tabacs exotiques réduirait de beaucoup la prime de contrebande, et par
conséquent son activité. Je ne crois pas

exagérer en portant à 2,855,188
la fraude dont la suppression de la culture intérieure tarirait la source.

» Enfin il est difficile de penser que
la supériorité de qualité des tabacs n'é-
lèverait pas les produits de la régie de 1,000,000

c'est à peine un cinquième. C'est ainsi
que je suis arrivé au chiffre de . fr. 10,000,000
qu'a remarqué la commission. »

M. Larrieu, qui n'a fait qu'exagérer l'opinion de
M. Baude relativement à la suppression de la culture du tabac en France, insiste particulièrement
sur la mauvaise qualité de nos tabacs. Malheureusement, pour l'opinion de ces auteurs, tout le
monde ne partage pas leurs idées sur nos *si mauvais tabacs indigènes,* puisque, au contraire, nous
avons cité la manière de les juger par MM. Letrône,
Truchet, Berton et d'autres encore, qui n'ont pas
craint de les estimer à l'égal des tabacs étrangers.
Il y a mieux : c'est que Napoléon, qui ne faisait les
choses qu'après avoir reconnu qu'il y avait avantage
sous tous les rapports à les faire, n'aurait jamais eu
la pensée *d'imposer à la régie l'obligation de ne
fabriquer ses tabacs qu'avec les produits du sol
français,* s'il avait pu supposer que les produits
eussent dû être de si mauvaise qualité. Or tout le
monde connaît la manière juste et prompte dont ce
puissant génie jugeait toutes choses. Nous pensons
donc, jusqu'à preuve contraire, que l'on doit avoir
autant de confiance dans la manière de voir des
hommes que nous venons de citer que dans celle
de MM. Baude et Larrieu.

D'un autre côté, si l'on excepte les cigares, il est
reconnu que les autres tabacs sont d'excellente

qualité; que notre tabac à fumer, dit *caporal*, est celui que préfèrent les vrais fumeurs, et que notre tabac en poudre est un des meilleurs du monde. Tous les amateurs sont d'accord sur ce point.

Or voici d'ailleurs une opinion qui exprime parfaitement nos idées sur le tabac à fumer français. Nous la reproduisons sans changement : « Mais je descends des régions élevées de la régie pour prendre corps à corps mon sujet, et fraterniser avec le *caporal*. Ce mot, je l'avoue, est tant soit peu ambitieux; le tabac, qui n'est pas plus fier que le grand homme dont j'ai promis de ne pas parler, l'accepte, et, en dépit des aristocrates de Maryland, de Virginie, de Varinas, de Porto-Rico, du Levant, etc., le *caporal* est le roi de tous les tabacs. Il ne sent pas le musc, c'est vrai, mais il sent le tabac, tandis que ses frères bâtards exhalent une odeur de convention; il parfume nos corps de garde, et fait la force de notre milice citoyenne. Il est aux autres tabacs, mais avec moins de modestie, ce que la violette est à la tubéreuse. Ceux qui s'en plaignent ne seront jamais que de mauvais soldats, citoyens ou non citoyens (1). »

Plus loin, en parlant des diverses espèces de tabac, l'auteur précité continue ainsi : « Nous avons dit notre avis sur ce que l'on appelle les tabacs de qualité supérieure, les tabacs étrangers. Tout fumeur qui se respecte les laissera dormir en paix; tout au plus permettrons-nous aux poitrines moins robustes le Maryland mélangé d'un tiers de caporal. Le Virginie, qui vous prend à la gorge; le Varinas, qui sent la poussière; le tabac du Levant, dont le goût indécis vous laisse la bouche inquiète, ne méritent

---

(1) *Physiologie du fumeur*. Paris, Ernest Bourdin, éditeur.

pas de nous occuper longtemps. C'est par genre le plus souvent qu'on les adopte, et parce que le tabac du peuple ne paraît pas assez cher. »

Et plus loin encore : « Dans le cours d'une vie orageuse dont les accidents m'ont jeté sur tous les rivages, j'ai traversé bien des pays, vu bien des hommes et fumé bien des tabacs. Je le déclare, le tabac français est encore le meilleur ; et j'ai pour moi tous nos matelots, dont l'avis est ici de quelque poids, qui vous diront d'une voix unanime que le caporal n'a de rivaux nulle part. »

Il y aurait donc à rechercher si les tabacs uniquement faits par les mêmes procédés, avec des feuilles étrangères, seraient meilleurs que les tabacs uniquement faits avec les feuilles indigènes bien choisies. Nous en doutons ; mais en admettant même que l'avantage soit du côté du tabac étranger, il faut convenir que le tabac indigène est indispensable à la confection d'un bon tabac, puisque dans sa composition il y entre pour les trois quarts, et nous venons de voir que nos tabacs fabriqués étaient supérieurs aux autres tabacs. De sorte que pour être logique, il faudrait se poser la question de savoir si c'est bien réellement un quart de feuilles étrangères qui relève la qualité des tabacs, ou bien si ce n'est pas plutôt les trois quarts de feuilles indigènes qui sont nécessaires pour donner au tabac ce montant et les autres qualités qu'on y recherche. Il ne nous paraît donc pas raisonnable de chercher à déprécier autant nos feuilles indigènes, et sous ce rapport il ne semble pas suffisamment démontré que la culture doive être nécessairement supprimée.

Si maintenant on veut bien observer que nous avons établi autre part que les tabacs étrangers devenaient de plus en plus rares sur les divers marchés, et que l'on peut être menacé d'un moment à l'autre de ne pas y trouver les quantités nécessaires à la consommation, on sera plus que jamais convaincu qu'il serait imprudent de s'opposer à la culture du tabac, et que même il peut y avoir nécessité de l'augmenter et de la favoriser.

Nous ne pensons point avec M. Baude que la fabrication des tabacs à fumer uniquement faits avec des feuilles étrangères soit de nature à détruire la contrebande, qui, quoi qu'il en dise, s'exerce bien plus par économie que par la différence de qualité, puisque nous venons de reconnaître que les tabacs à priser et celui à fumer dit caporal étaient supérieurs à ceux qui pouvaient nous venir par voie de contrebande. Cette fraude est plutôt due à la différence considérable qui existe entre les prix élevés de la régie et ceux beaucoup plus modestes que la liberté d'exploitation permet à nos voisins d'établir.

Conséquemment, c'est près de 3 millions de francs qu'il faut supprimer du chiffre de 10 millions signalé plus haut. De plus, se fondant toujours sur ce que nos tabacs sont inférieurs, M. Baude termine son exposition en comptant 1 million comme revenu probable que ferait en plus la régie. Peut-être serait-il plus juste de faire le contraire, c'est-à-dire d'admettre que les tabacs fabriqués uniquement avec des feuilles étrangères feraient baisser les produits de la régie de plusieurs millions. Tout le monde sait, par exemple, que les feuilles de Maryland, du Levant et du Kentucky font de fort détestables tabacs à fumer, que l'on ne peut plus employer dès que l'on a goûté au tabac ordinaire de la régie.

Le poëte Barthélemy, qui peut à juste titre passer pour un excellent juge en pareille matière, les qualifie ainsi : « Non-seulement l'*odieux Maryland*, mais l'*infâme Kentucky* et l'*exécrable Levant,* tabacs destinés à la poudre et non au cigare , sinon pour les qualités inférieures..... (1) »

Si l'administration achète les tabacs indigènes plus cher que les tabacs exotiques, c'est que probablement, indépendamment des avantages qu'elle fait aux planteurs , elle y trouve aussi les siens en faisant des tabacs qui se vendent mieux. De sorte que tout bien considéré, on peut reconnaître qu'il serait facile de faire une exposition qui serait l'exacte contre-partie de celle que M. Baude a faite. Enfin, s'il est vrai que nos feuilles indigènes coûtent plus cher à la régie que les feuilles étrangères, quand on n'en emploie environ que 4 millions de kilogrammes, il est plus que probable et même certain que du moment où la France, par défaut de culture, ne lui ferait plus concurrence, et alors qu'au lieu de 4, ce serait 15 ou 16 millions de kilogrammes qu'il faudrait demander à l'étranger, il est certain, disons-nous, que la différence de prix qui existe entre nos tabacs et ceux d'Amérique disparaîtrait complétement, si même il ne s'opérait pas une différence en sens inverse.

Nous ne pouvons raisonnablement reprocher à l'administration que les inconvénients qui résultent des cultures partielles autorisées par priviléges ; mais la liberté de culture serait la destruction d'un monopole qui produit à l'État, et de la manière la moins onéreuse pour le peuple, la principale partie de ses revenus.

____

(1) *L'Art de fumer.* Bruxelles, 1844, notes, p. 112.

TABLE DES MATIÈRES.

D

E

F

I

O

P

T

FIN DE LA TABLE.

IMPRIMERIE CENTRALE DE NAPOLÉON CHAIX ET Cⁱᵉ, RUE BERGÈRE, 20. — 2418.

www.ingramcontent.com/pod-product-compliance
Lightning Source LLC
Chambersburg PA
CBHW061303030726
47595CB00001B/194